Band 2 Verhandlungen der
Gesellschaft für Lungen- und Atmungsforschung

Tagung 13./14. Dezember 1968

Lungenkreislauf

Physiologie und Pathophysiologie funktioneller Abschnitte

Herausgegeben von Wolfgang T. Ulmer, Bochum

Springer-Verlag Berlin Heidelberg GmbH 1969

ISBN 978-3-662-38849-5 ISBN 978-3-662-39770-1 (eBook)
DOI 10.1007/978-3-662-39770-1

Inhaltsverzeichnis

Vorstand- und Mitgliederverzeichnis *5*

Bericht über die 2. Mitgliederversammlung *10*

Kassenbericht *10*

Autorenverzeichnis *11*

Sachverzeichnis *12*

Referate und Diskussionen zum Hauptthema Lungenkreislauf

Morphologisch-funktionelle Differenzierung der einzelnen Lungengefäßabschnitte
R. Backmann, Münster 1

Dynamik der Lungenzirkulation: Druckübertragung und direkte Strömungsmessungen
R. Zeilhofer, Erlangen 14

Lungenkreislauf und Austausch der Atemgase
G. Thews und *H. R. Vogel*, Mainz 27

Ursachen pulmonalen Hochdrucks
G. Reichel, Bochum 45

Die Klinik der gestörten Lungenzirkulation
N. G. M. Orie, Groningen 62

Intrapulmonaler Rechts-Links-Shunt bei Lungen- und Herzerkrankungen
R. Mürtz, Düsseldorf 71

Das Druckverhalten im Lungenkreislauf bei arterieller Hypertonie
Th. Ockenga, *K. Pabst*, *F. H. Hertle* und *H. G. Just*, Mainz 82

Zur Genese des Cor pulmonale beim Pickwick-Syndrom
E. Doll und *W. Kuhlo*, Freiburg 88

Die Lungenzirkulation bei der Mitralstenose während der Arbeit und Lungenarterienblockade
J. Widimský, *V. Staněk* und *J. Hurych*, Prag 93

Funktionsstörungen bei primären Gefäßerkrankungen der Lunge
F. Witek, Wien 99

Die Lungenzirkulation während der Arbeit bei den Patienten nach der Pneumonektomie
J. Widimský, *V. Staněk* und *J. Hurych*, Prag 109

Eine unblutige Methode zur kontinuierlichen Bestimmung des Perfusionsvolumens der Lunge
K. Muysers, *U. Smidt*, Moers und *O. Nishida*, Bonn 117

Die Lungenzirkulation während der akuten Hyperkapnie und hyperkapnischen Acidose
S. Daum, *K. Krofta*, *K. Dráb*, *L. Nikodýmová*, *C. Švorčik* und *J. Jáhn*, Prag 122

Pharmakologische Untersuchungen zur Therapie der pulmonalen Hypertonie beim Menschen
D. W. Behrenbeck und *A. Schaede*, Bonn 126

Experimentelle Ergebnisse und Aussichten der Funktionsszintigraphie in der Pulmonologie
W. E. Adam, *G. Weimann*, *H. Schlehe* und *W. J. Lorenz*, Ulm 132

Ergebnisse quantitativer Auswertungsverfahren von Perfusions-Lungenszintigraphien
G. Weimann, *W. E. Adam*, *F. Bitter* und *P. Milewski*, Ulm 139

Nachweis von Verteilungsstörungen durch Doppel-Szintigraphie der Lungen
D. Nolte, S. Grebe und *H. Schraub*, Gießen 147

Die Atmungsfunktion des Blutes nach akuter schwerer Hämorrhagie
Ch. Bauer, K. Knorpp und *H. Bartels*, Hannover 153

Die Blutkomponente der „Gesamt-Diffusionskapazität" und die kapillare Lungen-Strombahn
S. Daum und *L. Tlustý*, Prag 156

Verteilungsungleichmäßigkeiten von $\dot{V}_A/\dot{Q}$ und $D_L/\dot{Q}$
J. Heidenreich, W. Schmidt, H. R. Vogel und *G. Thews*, Mainz 159

Einfluß von Aminophyllin auf das Ventilations-Perfusionsverhältnis bei obstruktiven Ventilationsstörungen
H. Fabel und *R. Wettengel*, Hannover 164

Zur klinischen Bedeutung der reaktiven Polyglobulie
H. H. Marx und *F. Struck*, Stuttgart 169

Protection Tests on Allergen Challenge with Disodium Cromoglycate
H. Booij-Noord und *K. De Vries*, Groningen 173

Durch präcipitierende Antikörper verursachte Reaktionen bei Aspergillosepatienten
E. Stevens und *C. Hilvering*, Groningen 174

Die Auswirkung einer therapeutischen Röntgenbestrahlung, einer heißen Lymphangiographie und einer Kombination beider auf die Lungenfunktion
K. Kröpelin und *E. Doll*, Freiburg 177

Das Verhalten von Oberflächenfilmen unter verschiedenen Spreitungsbedingungen
R. Rüfer und *E. Lingelbach*, Göttingen 186

Untersuchungen über die Wirkung von Aptin® und Dociton® auf die Bronchomotorik bei Gesunden und bei Patienten mit obstruktiven Atemwegserkrankungen
R. Wettengel und *H. Fabel*, Hannover 190

Der Einfluß von Thorax- und Zwerchfellstellung auf das mittels Ganzkörper-Plethysmographie bestimmte intracorporale Gasvolumen
R. Ferlinz, H. J. Stadeler, Bonn und *F. Kummer*, Wien 196

Bodyplethysmographisch kontrollierte Broncholyse 200
R. Schindl, Linz

Mitgliederverzeichnis der Gesellschaft für Lungen- und Atmungsforschung

Vorsitzender der Gesellschaft 1968 und 1969

Professor Dr. *W. H. Hauss*, Münster

Vorstand 1968 und 1969

Professor Dr. *W. Giese*, Münster
Professor Dr. *W. H. Hauss*, Münster
Professor Dr. *W. Schoedel*, Göttingen
Professor Dr. *W. T. Ulmer*, Bochum

Vorsitzender der Gesellschaft 1970/1971

Professor Dr. *W. Schoedel*, Göttingen

Ständiger Geschäftsführer der Gesellschaft

Professor Dr. *W. T. Ulmer*, Bochum

Wissenschaftlicher Beirat

Professor Dr. *H. Bartels*, Hannover
Professor Dr. *J. Hamm*, Remscheid
Professor Dr. *W. Hartung*, Münster
Professor Dr. *C. W. Hertz*, Malente
Professor Dr. *H. Herzog*, Basel
Professor Dr. *G. Könn*, Bochum
Professor Dr. *H. H. Loeschcke*, Bochum
Dr. *F. Muhar*, Wien
Professor Dr. *J. Piiper*, Göttingen
Priv.-Doz. Dr. *R. Zeilhofer*, Erlangen

Mitglieder

Albers, Prof. Dr., Claus, Bad Nauheim, Kerckhoff-Institut d. Max-Planck-Gesellschaft
Arzt, Dr., Gerard, Wintermoor ü. Soltau, Hamburgisches Krankenhaus Wintermoor
Auer, Dr., Reinhart, München 90, Städt. Krankenhaus Harlaching

Backmann, Priv.-Doz. Dr., Rupert, Münster/Westf., Pathol. Inst. d. Univ., Westring 17
Bartels, Prof. Dr., Heinz, Hannover, Physiol. Inst. d. Med. Hochschule, Podbielskistraße 380
Bauer, Dr., Christian, Hannover, Physiol. Inst. d. Med. Hochschule, Podbielskistraße 380
Beck, Dr., Bruno, Bad Nauheim, Kardiol. Abt. d. Kerckhoff-Instituts d. Max-Planck-Gesellschaft, Sprudelhof
Beckenkamp, Priv.-Doz. Dr., Hermann, Saarbrücken, Inst. f. Arbeitsmedizin, Malstetter Straße 17
Behrenbeck, Dr., Dieter-Wilhelm, Bonn, Med. Univ.-Klinik, Venusberg
Bernsmeier, Prof. Dr., A., Kiel, I. Med. Klinik d. Univ., Schittenhelmstraße 12
Bieber, Dr., Rudenz, Berlin 22, Städt. Klinik Havelhöhe, Kladower Damm 221
Blümcke, Dr., Sigurd, Münster/Westf., Pathol. Inst. d. Univ., Westring 17
Böhlau, Prof. Dr., V., Bad Soden/Taunus, Taunus-Sanatorium d. LVA Württemberg, Rossertstraße 11
Böhme, Dr., Hellmut, Bochum, Klinikstraße 87

Bopp, Prof. Dr., K. Ph., Bad Ems, Staatl. Kurklinik f. innere Krankheiten
Brandt, Dr., Hans-Jürgen, Berlin, Städt. Klinik f. Lungenkranke Heckeshorn, Am großen Wannsee 80
Brauch, Prof. Dr., Fritz, Bochum, Augusta-Kranken-Anstalt, Bergstraße
Brecke, Dr., Fritz, St. Blasien/Schwarzw., Sanatorium St. Blasien
Brinkmann, Dr., Otto, Recklinghausen, Knappschafts-Krankenhaus, Westerholter Weg 82
Broghammer, Dr., Herbert, Essen, Städt. Krankenanstalten, Hufelandstraße 55
Buhr, Dr., Gustav, Bremen, Städt. Krankenanstalten, St. Jürgen-Straße
Burchardi, Dr., Hilmar, Hamburg-Eppendorf, II. Med. Univ.-Klinik, Martinistraße
Burgkhardt, Dr., H., Hemer/Westf., Spezial-Lungenklinik

Doll, Doz. Dr., Erich, Freiburg i. Br., Med. Univ.-Klinik, Hugstetter Straße 55
Dönhardt, Prof. Dr., Axel, Hamburg, Allg. Krankenhaus Hamburg-Barmbeck, Rübenkamp 148
Dylong, Dr., Otto, Gauting, Zentralkrankenhaus der LVA Oberbayern, Unterbrunner Straße 85

Eckel, Dr., Hans, Bochum-Querenburg, Hustadtring 43

Faass, Dr., Walter, Tönsheide, Krankenhaus Tönsheide
Fabel, Doz. Dr., Helmut, Hannover, Med. Klinik d. Med. Hochschule, Podbielskistraße 380
Ferlinz, Priv.-Doz. Dr., Rudolf, Bonn, Med. Univ.-Klinik, Wilhelmstraße 31
Franz, Dr., Gertraude, Freiburg i. Br., Robert-Koch-Klinik
Franzkewitsch, Dr., Hans, Salzgitter-Bad, Gittertor 48
Frenzel, Priv.-Doz. Dr., Henning, Hamburg, I. Med. Univ.-Klinik, Martinistraße 52
Frey, Prof. Dr., J., Frankfurt a. M., II. Med. Univ.-Klinik u. Poliklinik, Ludwig-Rehn-Straße 14
Fritze, Prof. Dr., Eugen, Bochum, Med. Klinik d. Berufsgenossenschaftlichen Krankenanstalten „Bergmannsheil", Hunscheidtstraße 1
Fruhmann, Prof. Dr., Günter, München, II. Med. Klinik d. Univ., Ziemssenstraße 1
Fuchs, Dr., Erich, Bad Lippspringe, Allergie-Forschungsinstitut u. Asthma-Klinik, Arminiuspark

Gaensler, Prof. Dr., E. A., Boston, Mass./USA, Boston University School of Medicine, 80 East Concord Street
Gahlenbeck, Dr., Heinz-Georg, Hannover, Physiol. Inst. d. Med. Hochschule, Podbielskistraße 380
Gary, Dr., Klaus, Limburg/Lahn, St. Vincenzhospital
Geisler, Dr., Linus, Gießen, Med. Univ.- Klinik Friedrichstraße 27
Gerrads, Dr., Jutta, Tübingen, Med. Univ.-Klinik
Giese, Prof. Dr., Willi, Münster/Westf., Pathol. Inst. d. Univ., Westring 17
Gronemeyer, Prof. Dr., Wilhelm, Bad Lippspringe, Allergie-Forschungsinstitut u. Asthmaklinik, Arminiuspark
Grosse-Brockhoff, Prof. Dr., Franz, Düsseldorf, I. Med. Klinik d. Univ., Moorenstraße 5
Günthner, Dr., Walther, Bad Reichenhall, Klin. Sanatorium Trausnitz d. LVA Niederbayern/Oberpfalz, Salzburger Straße 9—11

Hain, Dr., Ernst, Hamburg-Harburg, Allgem. Krankenhaus, Eißendorfer Pferdeweg 52
Hamm, Prof. Dr., Josef, Remscheid, Burger Straße 215
Hammer, Dr., Oscar, Bad Nauheim, Sanatorium Viktoria d. LVA Württemberg, Lindenstraße 15
Harms, Prof. Dr., Henry, Hamburg, II. Med. Univ.-Klinik, Martinistraße 52
Hartung, Prof. Dr., Wolfgang, Münster/Westf., Pathol. Inst. d. Univ., Westring 17
Hauch, Prof. Dr., H.-J., Hamburg 1, Allgem. Krankenhaus St. Georg, Lohmühlenstraße 5
Hausen, Dr., Wilhelm, Geesthacht, Hamburgisches Krankenhaus Edmundsthal-Siemerswalde
Hauss, Prof. Dr., Werner H., Münster/Westf., Med. Klinik u. Poliklinik d. Univ., Westring 17
Heller, Dr., Kurt, Tobelbad b. Graz/Österreich, Silikose-Kurheim
Herberg, Priv.-Doz. Dr., Dieter, Heidelberg, Med. Univ. Klinik, Bergheimer Straße 58

Herberg, Dr., Hans-Joachim, Köln, Versorgungsärztliche Untersuchungsstelle
Hertle, Dr., Franz, Mainz, II. Med. Univ.-Klinik u. Poliklinik, Langenbeckstraße 1
Hertz, Prof. Dr., Carl-Walter, Malente, Krankenhaus Mühlenberg d. LVA Schleswig-Holstein
Herzog, Prof. Dr., H., Basel/Schweiz, Med. Univ.-Klinik
Hess, Dr., Ingeborg, Freiburg i. Br., Diakonissenhaus, Schönbergstraße 1
Heymer, Prof. Dr., A., Bonn, Med. Univ.-Klinik
Heymer, Dr., Gisela, Mainz, Inst. f. Anaesthesie, Langenbeckstraße 1
Hilpert, Dr., Peter, Tübingen, Med. Univ.-Klinik
Hörnicke, Prof. Dr., Heiko, Hannover, Physiol. Inst. d. Tierärztl. Hochschule, Bischofsholer Damm 15

Ikonomidis, Dr., Stawros Z., Bochum, Augusta-Krankenanstalt, Bergstraße

Josenhans, Prof. Dr., Wilhelm T., Halifax, N.S./Canada, Dahlhousie Univ., Department of Physiology and Biophysics

Kehler, Dr., Egon, Bleckede/Elbe, Städt. Krankenhaus Lüneburg, Dahlenburger Landstraße 8
Keiderling, Prof. Dr., Ingelheim a. Rh., Fa. C. H. Boehringer Sohn
Kessler, Dr., Georg-Friedrich, Marburg a. d. Lahn, Med. Univ.-Klinik, Emil Mannkopffstraße 1
Kieslinger, Dr., Franz, Straubing/Ndb., Krankenhausgasse 9
Kilian, Dr., Jürgen, Ulm, Anaesthesieabt. d. Univ.
Könn, Prof. Dr., Günther, Bochum, Path. Inst. d. Berufsgenossenschaftlichen Krankenanstalten „Bergmannsheil", Hunscheidtstraße 1
Krieger, Dr., Ernst, Bad Reichenhall, Klin. Sanatorium Trausnitz d. LVA Niederbayern/Oberpfalz, Salzburger Straße 9—11
Kröpelin, Dr., Klaus, Freiburg i. Br., Med. Univ.-Klinik
Kubicek, Dr., Fritz, Wien/Österreich, Hanusch-Krankenhaus, Heinrich-Collin-Straße 30
Kühne, Doz. Dr., W., Jena, Path. Inst. d. Friedrich-Schiller-Univ., Ziegelmühlenweg 1
Kühner, Dr., Ludwig, Todtmoos/Schwarzw., Sanatorium u. Thoraxchirurg. Klinik Wehrawald

Lange, Dr., Frithjof, Duisburg-Hamborn, Gesundheitsamt Duisburg, Nebenstelle Hamborn, Parallelstraße 20
Lankisch, Dr., Kurt, Frankfurt a. M., Krankenhaus Nordwest, Med. Klinik, Steinbacher Hohl 2—26
Laur, Prof. Dr., Albert, Leverkusen, Städt. Krankenanstalten, Saarlautener Straße 7
Lehmacher, Dr., W., Aachen, Wilhelmstraße 96
Lerche, Priv.-Doz., Dr., Berlin 19, I. Med. Klinik d. Freien Univ., Spandauer Damm 130
Lichterfeld, Dr., Arnhild, Ingelheim a. Rh., Fa. C. H. Boehringer Sohn
Lindewirth, Dr., Hans-Peter, Essen-Bredeney, Ruthertal 2
Loeschcke, Prof. Dr., H. H. ,Bochum, Abt. f. Naturwiss. Medizin d. Ruhr-Univ., Friederikastraße 11
Löhr, Prof. Dr., Berthold, Kiel, Chirurg. Univ.-Klinik, Hospitalstraße 40

Maaßen, Priv.-Doz. Dr., Werner, Essen-Heidhausen, Ruhrlandklinik, Tüschener Weg 40
Marx, Prof. Dr., Hans-Hermann, Stuttgart, Paulinenhospital, Rosenbergstraße 38
Meessen, Prof. Dr., H., Düsseldorf, Pathol. Inst. d. Univ., Moorenstraße 5
Meier, Priv.-Doz. Dr., Josef, Med. Univ.-Klinik u. Poliklinik, Pettenkoferstraße 8a
Meier-Sydow, Dr., J., Frankfurt a. M., II. Med. Univ.-Klinik u. Poliklinik, Ludwig-Rehn-Straße 14
Melzer, Dr., Werner, Gelsenkirchen-Resse, Oemkenstraße 48
Michel, Prof. Dr., Hermann, Berlin 19, II. Med. Klinik u. Poliklinik d. Freien Univ., Spandauer Damm 130
Mlczoch, Prof. Dr., Felix, Wien/Österreich, Wilhelminenspital, Montleartstraße 37
Moormann, Dr., Joachim, Werne, Schulstraße 5
Muhar, Dr., Franz, Wien/Österreich, Krottenbachstraße 239
Müller, Prof. Dr., Reiner W., Köln-Lindenthal, Herderstraße 6

Müller, Prof. Dr., Walter, Essen, Pathol. Inst. d. Klinikum Essen d. Ruhr-Univ. Bochum, Hufelandstraße 55
Mürtz, Prof. Dr., Robert, Düsseldorf, I. Med. Klinik d. Univ., Moorenstraße 5
Muysers, Dr., Karl, Moers, Krankenhaus Bethanien

Nicolas, Dr., Reimer, Bochum, Oskar-Hoffmann-Straße 153
Nolte, Dr., Dietrich, Gießen/Lahn, Med. Kliniken u. Polikliniken d. Justus-Liebig-Univ., Klinikstraße 32b

Orlob, Dr., Fritz-Jürgen, Castrop-Rauxel, Knappschafts-Unters.- u. Beob.-Stelle, Münsterstraße 82
Otte, Dr., Wolfgang, Lehen, Gescheidtstraße 2a

Patsch, Dr., Josef, Linz a. d. Donau/Österreich, Schillerstraße 12
Pauly, Dr., Walter, Köln-Kalk, Kalker Hauptstraße 178
Pertzborn, Dr., Winfried, Heidelberg-Rohrbach, Thorax-Chirurg. Spezialklinik, Burnhofweg 10a
Petrov, Dr., Anastas, Sofia/Bulgarien, Univ.-Kliniken, Ellogo Georgievstraße 90
Piiper, Prof. Dr., Johannes, Max-Planck-Inst. f. experimentelle Medizin, Hermann-Rein-Straße 3
Pitas, Dr., Engelbert, Karlsruhe, Tuberkulose-Beobachtungsstat. d. LVA Baden, Gartenstraße 105
Pleschka, Dr., Klaus, Bad Nauheim, Kerckhoff-Institut d. Max-Planck-Gesellschaft
Podlesch, Doz. Dr., Ingrid, Düsseldorf, Anaesthesieabt. d. Univ., Moorenstraße 5
Pokar, Dr., Hellmut, Hamburg, II. Med. Univ.-Klinik, Martinistraße 52

Rasche, Dr., Brigitte, Bochum, Med. Abteilung d. Silikose-Forschungsinstituts d. Bergbau-Berufsgenossenschaft, Hunscheidtstraße 12
Reichel, Prof. Dr., Gerhard, Bochum, Institut f. Lungenfunktionsforschung, Hunscheidtstraße 12
Reif, Dr., Emil, Wiesbaden-Klarenthal, Geschwister-Scholl-Straße 19
Renovanz, Dr., Hans-Dietrich, Biberach a. d. Riss, Ranzweg 21
Rink, Prof. Dr., Hans, Marienheide, Rheinische Landesklinik
Rittel, Hans-Friedmund, Aachen, Sportmed. Inst. d. Techn. Hochschule, Roermonderstraße 7
Roelcke, Dr., Helmut, Bayreuth, Sanatorium Herzoghöhe, Beob.-Stelle d. LVA Oberfranken u. Mittelfranken, Kulmbacher Straße 103
Rossier, Prof. Dr., Paul H., Zürich/Schweiz, Med. Univ.-Klinik, Gloriastraße 29
Rudnick, Dr., Otto, Geesthacht, Hamburgisches Krankenhaus Edmundsthal-Siemerswalde

Sick, Dr., Werner, Geesthacht, Hamburgisches Krankenhaus Edmundsthal-Siemerswalde
Siehoff, Dr., Friedemann, Moers, Krankenhaus Bethanien
Siemon, Dr., Gerhard, Köln-Lindenthal, Med. Univ.-Klinik
Smidt, Dr., Udo, Moers, Krankenhaus Bethanien
Schaede, Prof. Dr., Adalbert, Bonn, Med. Univ.-Klinik, Venusberg
Scharf, Prof. Dr., Rudolf, Sulzbach/Saar, Klinik Sulzbach
Schmidt, Dr., Franz, Nenzing/Österreich, Landesheilanstalt Gaisbühel
Schmidt, Dr., Otto-Peter, Bad Reichenhall, Klin. Sanatorium Trausnitz d. LVA Niederbayern/Oberpfalz, Salzburger Straße 9—11
Schnellbächer, Dr., Franz, Leverkusen, Dillinger Straße 14
Schoedel, Prof. Dr., Wolf, Göttingen, Max-Planck-Inst. f. experimentelle Medizin, Hermann-Rein-Straße 3
Schönthal, Doz. Dr., Hermann, Heidelberg, Med. Univ.-Poliklinik, Hospitalstraße 3
Schürmeyer, Prof. Dr., Everhard, Münster/Westf., Med. Klinik u. Poliklinik d. Univ., Westring 3
Schwarting, Dr., Hans-Hermann, Bad Lippspringe, Allergie-Forschungsinstitut u. Asthma-Klinik, Arminiuspark

Stoffregen, Prof. Dr., Jürgen, Göttingen, Anaesthesie-Abt. d. Univ., Goßlerstraße 10
Strietzel, Dr., Gerhard, Malente, Krankenhaus Mühlenberg d. LVA Schleswig-Holstein

Thews, Prof. Dr. Dr., Gerhard, Mainz, Physiol. Inst. d. Joh.-Gutenberg-Univ., Saarstraße 21
Thiede, Dr., Dieter, Essen, Pettenkoferstraße 37
Thiele, Dr., Wolfgang, Berlin, II. Med. Univ.-Klinik d. Charité
Trendelenburg, Priv.-Doz. Dr., Friedrich, Homburg/Saar, Univ.-Kliniken

Uffholtz, Dr., Hubert, Nancy 54/Frankreich, Chaire de Physiopathologie Respiratoire
Uhl, Dr., Otmar, Kutzenberg, Tuberkulosekrankenhaus
Ulmer, Prof. Dr., Wolfgang T., Bochum, Institut f. Lungenfunktionsforschung, Hunscheidtstraße 12
Utz, Dr., Gerhard, Heidelberg, Med. Univ.- Klinik, Bergheimer Straße 58

Valentin, Prof. Dr., Helmut, Erlangen, Institut f. Arbeits- u. Sozialmedizin d. Univ., Schillerstraße 25
Venrath, Prof. Dr., Helmut, Köln-Lindenthal, Med. Univ.-Klinik
Vogel, Prof. Dr., Hans R., Mainz, Physiol. Inst. d. Joh.-Gutenberg-Univ., Saarstraße 21
Voigt, Dr., Hansjürgen, Dortmund, Med. Klinik d. Städt. Krankenanstalten
Voß, Dr., Heinz, Hamburg 1, Allgem. Krankenhaus St. Georg, Lohmühlenstraße 5

Wassner, Prof. Dr. Dr., U. J., Bremen-Vegesack 1, Zentralkrankenhaus Bremen-Nord
Waterloh, Dr., Elmar, Aachen, Techn. Hochschule, Roermonderstraße 7
Weimann, Priv.-Doz. Dr., Georg, Höxter, Weserberglandklinik, Spezialklinik f. physik. Medizin
Weisbrod, Dr., Martin K., Sulzbach/Saar, Klinik Sulzbach d. Saarknappschaft
Weller, Dr., Willi, Bochum, Med. Abteilung d. Silikose-Forschungsinstituts d. Bergbau-Berufsgenossenschaft, Hunscheidtstraße 12
Wettengel, Dr., Ralf, Hannover, Med. Klinik d. Med. Hochschule, Podbielskistraße 380
Windhagen, Dr., Karl Eugen, Münster/Westf., Med. Klinik d. Univ.
Witek, Dr., Friederike, Wien/Österreich, Wilhelminenspital, Montleartstraße 37
Worth, Prof. Dr., G., Moers, Krankenhaus Bethanien
Wyličil, Dr., Peter, Frankfurt a. M., Krankenhaus Nordwest, Med. Klinik, Steinbacher Hohl 2—26

Zeilhofer, Priv.-Doz. Dr., Rolf, Erlangen, Med. Klinik u. Poliklinik d. Univ., Postfach 266
Zimmermann, Doz. Dr., Walter E., Freiburg i. Br., Chirurg. Univ.-Klinik, Hugstetter Straße 55
Zöllner, Prof. Dr., Nepomuk, München, Med. Univ.- u. Poliklinik, Pettenkoferstraße 8a
Zorn, Dr., Otto, Bochum, Steinring 113
Zwirner, Dr., Klaus, Saarbrücken, Med. Klinik d. Städt. Krankenhauses Saarbrücken

Cooperative Mitglieder

Farbenfabriken Bayer AG., Leverkusen
Bergbau-Berufsgenossenschaft, Bochum
C. H. Boehringer Sohn, Ingelheim/Rhein
E. Jaeger, Elektromedizinische Gerätefabrik, Würzburg
Dr. Karl Thomae GmbH., Biberach/Riß
Fa. Byk-Gulden Lomberg GmbH., Konstanz
Fa. Pfizer GmbH., Karlsruhe
Fa. K. Hillerkus, Krefeld

Bericht über die 2. ordentliche Mitgliederversammlung am 14. Dezember 1968 im Vortragssaal der Berufsgenossenschaftlichen Krankenanstalten „Bergmannsheil", Bochum

Es wurde der Beschluß gefaßt, anstelle des nächsten Colloquiums eine gemeinsame Tagung mit der Europäischen Gesellschaft für Pathophysiologie der Atmung in Bochum abzuhalten. Als Thema für die gemeinsame Tagung wurde festgesetzt:

„Die chronische Entzündung der Bronchien"
(Vorsitzender: Herr *W. H. Hauss*, Münster).

Es wurde beschlossen, in Zukunft die Tagungen und Colloquien eine Woche vorzuverlegen (Wochenende vor 2. Advent).

Die nächste, gemeinsam mit der Europäischen Gesellschaft für Pathophysiologie der Atmung abzuhaltende Tagung wird deshalb vom 4.—6. Dezember 1969 stattfinden.

Diese gemeinsame Tagung muß auch entsprechend den Vorstellungen der Europäischen Gesellschaft für Pathophysiologie der Atmung gestaltet werden.

Die Form unserer zukünftigen Tagungen soll hierdurch nicht betroffen werden. Ausdrücklich soll daran festgehalten werden, den freien Vorträgen reichlich Raum zu lassen. Es wird angestrebt, auch die nächste Tagung in Form eines Verhandlungsberichtes zu veröffentlichen.

Kassenbericht

6. 12. 1966 bis 9. 12. 1968

Einnahmen

(Mitgliederbeiträge, Beiträge cooperativer Mitgl., Kongreß-Teilnehmergebühren, Einnahmen für Gesellschaftsabend)	29096,46 DM
Bankzinsen	78,24 DM
	29174,70 DM

Ausgaben

Kongreßgebühren (Vortragsgebühren, Reisekosten, Gesellschaftsabend, Kongreßbericht)	22066,43 DM
Sonstiges: Sekretariatsarb., Portokosten, Bankspesen etc.	959,16 DM
	23025,59 DM

Einnahmen	29174,70 DM
Ausgaben	23025,59 DM
	6149,11 DM
+ Bestand 5. 12. 1966	9598,24 DM
	15747,35 DM

Bank-Konto	14986,16 DM
Postscheck-Konto	668,56 DM
bar (einschl. Postwertzeichen	92,63 DM
	15747,35 DM

Aufnahme neuer Mitglieder:
Die Mitgliederversammlung beschloß die Aufnahme von 56 neuen Mitgliedern.

Bochum, den 15. Dezember 1968

Professor Dr. *W. T. Ulmer*

Autorenverzeichnis

Vorträge und Referate *kursiv*, Diskussionsbeiträge normal

Adam, W. E. *132*, *139*

Backmann, R. *1*, 12, 13, 14
Bartels, H. *153*
Bauer, Ch. *153*
Behrenbeck, D. W. 26, 60, 81, 86, 99, *126*, 132, 174, 195
Bitter, F. *139*
Booij-Noord, H. *173*
Brandt, H. J. 12, 87, 116, 122, 184, 189, 199
Daum, S. 13, 25, 59, *122*, 126, *156*, 174
Doll, E. *88*, 92, *177*
Dráb, K. *122*

Fabel, H. 81, *164*, 176, 185, *190*
Ferlinz, R. *196*, 199
Fruhmann, G. 14

Geisler, L. 12, 44
Grebe, S. *147*

Hartung, W. 25
Heidenreich, J. *159*
Herberg, D. 13
Hertle, F. H. *82*
Hilvering, C. *174*
Hurych, J. *93*, *109*

Jahn, J. *122*
Juchems, R. 87, 122, 152
Just, H. G. *82*

Kehler, E. 14, 60, 195
Kessler, G.-Fr. 13
Knorpp, K. *153*
Krofta, K. *122*
Kröpelin, K. *177*, 184, 185
Kuhlo, W. *88*
Kummer, F. *196*

Laur, A. 184
Lingelbach, E. *186*
Loeschcke, H. H. 13, 25
Lorenz, W. J. *132*

Marx, H. H. *169*
Meier-Sydow, J. 71, 98, 131
Meessen, H. 12
Michel, H. 60
Milewski, P. *139*
Mürtz, R. *71*, 81, 82
Muysers, K. *117*

Nikodýmová, L. *122*
Nishida, O. *117*
Nolte, D. 24, *147*, 152, 153

Ockenga, Th. *82*, 86, 87
Orie, N. G. M. *62*, 71

Pabst, K. *82*
Piiper, J. 13, 45

Reichel, G. *45*, 59, 195
Rüfer, R. *186*

Schaede, A. 12, 24, 26, 59, 116, *126*, 131
Schlehe, H. *132*
Schindl, R. *200*
Schmidt, W. *159*
Schönthal, H. 60
Schraub, H. *147*
Smidt, U. 44, *117*
Švoržik, C. *122*
Stadeler, H. J. *196*
Staněk, V. *93*, *109*
Stevens, E. *174*, 177
Struck, F. *169*

Thews, G. *27*, *159*
Tlustý, L. *156*

Ulmer, W. T. 194

Vogel, H. R. *27*, 44, 45, *159*
Vries, de K. *173*

Weimann, G. *132*, *139*
Wettengel, R. *164*, 176, *190*, 194, 195
Widimský, J. 59, 61, *93*, 98, 99, *109*, 116, 132
Witek, F. *99*

Zeilhofer, R. *14*, 24, 25, 26, 116

Sachverzeichnis

Acetasolamide 70
Acetylcholin 14, 60, 93, 97, 99, 110
—, Mitralstenose 61
Acidose 46, 51, 52, 122ff.
Adrenalin, arterieller O_2-Druck 168
Aerosole, broncholytische 200ff.
Albuminurie 69
Alveolarblutmenge 4, 6
Alveolardruck 6
Alveolär-arterielle O_2-Druckdifferenz 36, 160
Alveolo-capilläre Membran 27, 35, 36
Alveolo-endcapillare O_2-Druckdifferenz 36, 160
Alveolengröße, Korrelation zur Lungenblutmenge 2
Alphareceptoren 190
—, Vasoconstriction 190
Alupent und Betareceptoren 195
—, Bronchialerweiterung 195
— —, optimale Dosis 195
—, Herzwirksamkeit 195
—, Kombination mit Betareceptorenblockern 195
Aminophyllin 164ff.
—, bronchospasmolytische Wirkung 165
—, — — und arterieller O_2-Druck 165, 168
—, Einfluß auf Ventilations-Perfusionsverhältnis 164
— bei obstruktiven Ventilationsstörungen 164ff.
— bei Emphysem 165ff.
— bei Lungengesunden 165ff.
—, O_2-Ausmischung aus Alveolarraum 167
—, O_2-Ausmischkurven 167
—, O_2-Behandlung, kombinierte 168
—, Ventilationsgrößen 166
Angiographie, postmortale 6
Aortenstenose 82
Aptin 190ff., s. Dociton und Betareceptorenblocker
Arterialisierungseffekt 39
Arterieller O_2-Pulmonalisdruck, mittlerer 46
— O_2-Druck 46
Arteria pulmonalis 1
Arterienvolumen, intrapulmonales 3
Aspergillose 174ff.
— und Antikörperreaktion, präcipitierende 174ff.
—, Differentialdiagnose 176ff.
Aspergillom 175ff.
—, chirurgische Therapie 175
—, Steroidtherapie 175
Atelektase 23, 92
Atemarbeit, viscöse 191ff.
Atmungsfunktion des Blutes 153ff.
— — —, akute schwere Hämorrhagie 153ff.
— — —, Herzminutenvolumen 153
Atemmittellage 2
Atemphasen 15
Atemwegserkrankungen, obstruktive 148
—, chronische 148ff., 151
Atemstoßwert 67
Atropin und arterieller O_2-Druck 168
Auflichtmikroskopie 6, 8
Ausgußpräparat, Plastoid 4
Austausch der Atemgase 27ff., s.a. Lungenkreislauf
Austauschfläche 27

Ballon-Tripellumenkatheter 94
Baueinheit, bronchoarterielle 3
—, —, Oberlappen 14
—, —, Unterlappen 14
Betareceptoren 190ff.
Betareceptorenblocker 190ff.
—, Coronarinsuffizienz 190
—, Herzrhythmusstörungen 190
—, hyperkinetisches Herzsyndrom 190
—, Kontraindikationen 190, 193
—, Bronchoconstriction 190
—, Alupent 190ff.
—, Wirkung negativ inotrope 195
Beimischung, venöse 72ff., s.a. Shunt
—, —, als Maß 72
Belastungsdyspnoe 93, 101
Bicarbonat-Chlorionenaustausch 35
—, Diffusion 35
—, Transport 35
Blutdruckwellen, atemphasisch 22
Blutgase, arterielle 166
—, —, Aminophyllin i.v. 164
Blutgehaltsbestimmungen 2
Blutlamellen 33
Blutmenge 1, 2
— der Lunge 1, 2
— — —, relative 2
— — —, gesamte 2, 6
Blutstromgeschwindigkeit 65

Blutstromgeschwindigkeit, diagnostisches
—, Hilfsmittel 65
—, Parameter für Therapieeffekt 65
Blutvolumen, kardiopulmonales 112ff.
„Body-Test“ 149, 178
Bohreffekt 33, 119
Bronchitis 46, 156ff.
—, akute 71
—, —, Steroidtherapie 71
Bronchiektasen 66
Broncholyse, bodyplethysmographische Kontrolle 200ff.
—, Bird-Aerosol 206
—, Pari-Aerosol 206
Broncholyticum 200ff.
— als Aerosol 200ff.
— — —, unterste Wirksamkeitsgrenze 200ff.
— — —, optimale therapeutische Konzentration 200ff.

Capillaren, perialveoläre 8
Capillarbett 8
—, Änderung durch Atemlage 8
Capillarblutmenge 6, 13
Capillarblutvolumen 6, 9
—, Messung 6
—, anatomisches 9
—, funktionelles 9
— bei Lungenemphysem 10
Capillardestruktion 46
Capillarnetz, grobes 6, 7
—, feines 6
Capillarquerschnitt 14, 15ff.
— und Alveolendruck 16
—, Einengung 15
—, Perfusionsdruck 16
—, Pulmonalarteriendruck 16
Capillartypen, zwei 8, 10
Capillarvolumen 4ff., 45, 157
Capillarwiderstand 15
—, Alveolardruckanstieg 15
Carboanhydrase 34
Cardiogreen 94
Clark-Elektrode 94
Cobalt^{60}-Mediastinalbestrahlung 178ff.
Compliance, dynamische 105, 178ff.
—, spezifische 185
Congestion, capilläre 85
Cournand-Katheter 125
CO_2-Abgabe 28, 33
CO_2-Austausch, zeitbegrenzte Teilprozesse 33ff.
CO_2-Diffusion 35
CO_2-Diffusionskonstante 28
CO_2-Dissoziationskurve 118
CO_2-Druckwechsel 33
Cor pulmonale 10, 46ff., 60, 88, 101, 122ff., 168, 178
— —, akut 46
— —, „a misnomer“ 62
— —, chronisch 46
— —, chronisch obstruktive Emphysembronchitis 46
— —, experimentell 46
— — und Serotonin 60, 61
Cyanose 63, 64, 100

Densitometer 94
Dexter — Mechanismus 97ff.
Diabetes insipidus 92
Diapherometer 73
Diffusionsausgleich 27
Diffusionsgesetze 27
Diffusionsinhomogenitäten 39
—, Messung 40
Diffusionskapazität für O_2 4, 6, 35ff., 42, 159ff.
Diffusionskapazitätsnomogramm 37
—, Perfusionsverhältnis 38ff.
Diffusionskapazitätsverteilung 159ff.
Diffusionskoeffizient für O_2 27
— für CO_2 28
Diffusionskontaktzeit 33
Diffusionsleitfähigkeit für CO_2 28
Diffusionsmedien der Lunge 27, 35
Diffusions-Perfusions-Verhältnis 37
Diffusionsstörungen 38, 72, 77ff., 80, 100
—, Bronchopneumonie 38
—, Fibrose 38
—, Miliartuberkulose 38
—, Pneumokoniose 38
—, Pulmonalsklerose 38
Diffusionsstrom 27
Disodium Cromoglycate 173ff.
— —, auch antagonism of bradykinin 174
— —, auch antagonism of histamine 174
— —, auch antagonism of serotonin 174
— —, pharmacological activity 174
— —, Protection-Test on Allergen 173ff.
Distribution 42, 157
—, „normale“ 45, s.a. Verteilungsstörung
Dociton 190ff., s.a. Aptin
—, Bronchospasmus und Herzfrequenz 193
—, Wirkung auf Atemwiderstände 191, 194
—, Wirkung auf Bronchomotorik 190ff.
—, Wirkung bei Gesunden 190ff.
—, Wirkung auf Herz und Kreislauf 191ff.
—, Wirkung bei obstruktiven Atemwegserkrankungen 191
—, Test-Dosis, orale 194
—, absolute Kontraindikation 194
— und Atropingabe 195
Doppelkathetermethode 1, 14

Druck, intravasaler 3, 15
Druckänderungen 15
—, Atemphasen 15ff.
Druckgradient, peripher-zentralvenöser 15
—, abdominal 15
—, intrapulmonal 15, 97
—, intrathorakal 15
Druckvolumendiagramme, statische 188
—, —, nach bronchialer Spülung mit Ringerscher Lösung 188
—, —, nach Zufuhr oberflächenaktiver Substanz 188
Durchflußbehinderung durch Überdruckphase 22
Durchflußforderung der Unterdruckphase 22
Dyspnoe 13, 63ff., 84, 100, 130, 191
—, Linksversagen 64
—, obstruktive Bronchialerkrankungen 64

Einmischzeiten 8, 40
Emphysem, unkompliziert 46, 123
EKG 68
— bei Emphysem 68
— bei Fibrose und Gefäßsklerose 68
— bei Hypoxie 68
Elastizitätsmodul der Lungengefäße 14ff.
Elema-Elektromanometer 94
Endangiitis obliterans 46
Endotoxine 53
Entropie 27
Erythrocyt 28, 30
—, Diffusions-Reaktions-Prozeß 28
Erythrocytenaufsättigungsmodus 36
Erythrocyten-O_2-Aufnahmezeit 30, 31
Erythrocytenwiderstand 164
Erythrocytose 69
Euler-Reflex 25, 26, 168

Fahrradergometer 82, 110
Farbphotometrie 81
Farbinjektion, intrakardiale 81
Farbstoffindikator 8, 82
Farbstoffkonzentrationskurve 8
Farbstoffverdünnung 1, 82, 94
—, Injektionsort 1
—, Registrierart 1
Farbstoffverdünnungsmethode 1, 82, 94, 130
Ficksches Prinzip 27, 35, 94, 118, 121, 127
— Diffusionsgesetz I. 27, 35
Fibrose 64, 67, 88
Flächen/Oberflächenspannungsdiagramme 186ff.
Funktionsszintigraphie, quantitative 136, 138

Ganzkörperplethysmographie 147, 149, 178, 196ff.
—, IGV 149
—, Resistance bronchiale 149
—, Resistancekurve 148
—, obstruktive Emphysembronchitis 148
—, Verschlußdruckkurve 148
Gasaustausch der Lunge 10, 27, 35
— — —, kleiner Kreislauf 46
— — —, theoretische Grundlagen 27—30
— — —, zeitlicher Ablauf 30—35
Gasdiffusion 8
Gefäßbett der Lunge 2
— — —, gesamtes 1, 2
— — —, Kapazität 2
— — —, Minderung des Gefäßlumens 2
Gefäßerkrankungen der Lunge 99ff.
— — —, primäre 99
— — —, Ätiologie, Häufigkeit 99
— — —, Lungenfunktionsstörungen 99ff.
Gefäßprozesse, diffuse 100
—, —, alveoläre Hyperventilation 100
—, —, atemphysiologische Befunde 101ff.
—, —, Diffusion 100
—, —, Gewebsdeformationswiderstände 100
—, —, klinisches Bild 100ff.
—, —, Kreislaufzeit 100
—, —, Lungenszintigraphie 100
—, —, Lungenvolumina 100
—, —, Strömungsbehinderung 100
—, —, Symptomatik 100
—, —, Thorax-Röntgen 100ff.
—, —, umschriebene 100ff.
Gefäßreserve der Lunge 10
Gefäßsklerose, reaktive 51
Gefäßwiderstand, pulmonal-arteriolärer 85
Gesamtdiffusionskapazität, Blutkomponente 156ff.
—, — und capillare Lungenstrombahn 156ff.
—, —, chron. Bronchitis 156ff.
—, —, Cor pulmonale 156ff.
—, —, obstruktives Lungenemphysem 156ff.
—, —, Shuntvolumen 157ff.
Gesamtströmungswiderstand, Normalwert 83
—, peripherer 83, 87
—, pulmonaler 83
Gittermuster, Capillarbett 4

Haemophilus influenzae 68
Hämodynamik des Lungenkreislaufes 8, 10
— — —, Mittelwerte 10
Hämoglobin 2, 35
—, Aufsättigung 35
Hämoglobingehalt 2

Hämoglobin, Leichenblut 2
—, Leichenlunge 2
—, Sättigung 35
Hämoxytensiometer 73
Hämoreflektor nach Brinkmann 73
Hagen-Poiseuillesches Gesetz 138
Halbwertzeit 34, s. a. Carboanhydrase
Haldane-Effekt 29, 119
Hamburger Shift 29, 35
Heliumverdünnungsmethode 73
Hemoptysis 93
Herzarbeit 25
—, exspiratorisch 25
—, inspiratorisch 25
Herzindex 110
Herzinsuffizienz 131
Herzsuffizienz 131
Herzminutenvolumen 154ff.
—, Plasmaexpander 154
Herzversagen und Pulmonalisdruck 67, 68
Herzzeitvolumen 22, 47, 49, 73ff., 80, 113
Hochdruck, pulmonaler 45, 46ff.
—, alveoläre Hypoxie 47, 51
—, Acetylcholin 60
—, Ursachen 45, 46, 53
Hochdruckformen bei Erkrankung der Lunge 45ff.
Höhenhypoxie 53
Hypoxämiegrad bei Lungenerkrankungen 72
—, Rechtsherzerkrankungen 72
Hypoxie, alveoläre 47, 51, 67
—, anämisch akut 153
— — chronisch 153
—, alveoläre, und Pulmonalgefäße 47
Hypoxämie, chronische 51
Hypertonie, primär pulmonale 22ff., 74, 76ff., 101ff.
—, sekundäre pulmonale 86
—, — essentielle 87
—, arterielle 82ff.
—, —, Druckverhalten im Lungenkreislauf 82
—, Urämie 87
—, pulmonale, Therapie und Pharmakologie 126ff.
—, —, Acetylcholin 127
—, —, Alpha-Methyl-Dopa 127
—, —, Alupent 127ff.
—, —, Antikoagulantien 127
—, —, Nitroglycerin 127ff., 132
—, —, Reserpin 127
—, —, Theophyllin 127ff.
Hypoventilation, alveoläre 88ff.
—, —, und kleine Lungengefäße 88ff.

Indikatorverdünnungsmethode 121
Inflationsdruck 16
Inhalationsszintigramm 132, 133
—, „Air Trapping" 148ff.
—, klinische Routinediagnostik 151
Inhalationsszintigraphie 132, 133
— und Obstruktion 133
—, Methodik 151
Inhomogenitäten 39, 160ff.
—, Differenzierung 40
—, Diffusion 41, 42, 160
—, Perfusion 41, 42, 160
—, Ventilation 41, 42, 160
—, Verteilungskurven 41
Inspirium 64
Inspirationsdruck 64
Inspirationslage 2
—, extreme 2
Insuffizienz, chronisch-respiratorische 49ff.
Intrathorakaldruck, negativer 15
Intrathrorakales Gasvolumen IGV 178ff.

Kataferometer 40
Kifakatheter 94
Kinetik der O_2-Aufnahme 27
— der CO_2-Abgabe 28
Kipp-Oxymeter 94
Kontaktzeit der Lunge 10, 33, 45, 157
Konturszintigramm 135, 138
Konzentrationsausgleich 27
Konzentrationsdruckgefälle 27
Körperkreislauf 45, 83
—, Mitteldruck 83
Kreislaufineffektivität 76, 77
Kroghscher Diffusionskoeffizient K 27
Kurzschlußdurchblutung 76ff., s. a. Shunt

Lamellenverfahren nach Thews 30, 31
—, monoerythrocytäre Blutlamellen 30, 31
Linksherzinsuffizienz, dekompensierte 84, 85
— —, pulmonal-arterioläre 84
Lipiodol ^{131}J-Therapie 177ff.
— —, endolymphatische 177
Lungenarterie, Druck 67
—, Druckanstiegsgeschwindigkeit 67
—, Mitteldruck 67
—, Blockade 93, 94ff.
—, —, kardiopulmonale Funktion 94
—, —, vasculäre Resistance 98, 99
—, Capillarblutvolumen, Erkrankungsgrad 157, 158
Lungenarterienwiderstand 87
—, Mitralstenose
Lungenarteriographie und Hypoxie 60
— und Hyperkapnie 60
Lungencapillardruck 122ff.
—, globale Respirationsinsuffizienz 122
— und respiratorische Insuffizienz 122

Lungencirrhose 66
Lungencompliance 59
—, Menocil 59
Lungenemphysem, obstruktives 123
Lungenexpansion, ergotrope 62
Lungenfunktionsstörungen 39
—, grundsätzliche Möglichkeiten 39
Lungenfunktion 66
—, restriktives Bild 66
—, — —, Anthrakosilikose 66
—, — —, Sarkoidose 66
—, — —, Tuberkulose 66
Lungenkreislauf und Austausch der Atemgase 27ff., 97
—, hämodynamische Besonderheiten 45ff.
Lungenarterien 3
—, terminalis 3
Lungen, Aufblähung 2
—, Capillaren 3ff.
—, —, fluxionäre Strömung 6
—, Capillarengefäßbett 9
—, —, Differenzierung 9
—, Capillarnetz 6
—, Capillardehnung 2, 3
—, Durchflußzeit 8, 9
—, Endstrombahn 4
—, Fibrose 72, 75, 78, 81, 88, 97, 177
—, elastische Gefäße 3
—, Lobulararterie 3
—, menschliche Leiche 3
—, Mikroembolien 102, 103
—, Prälobulararterien 3
—, Ruhezirkulation 6
—, Segmentarterien 3
—, Segmente 3, 13
—, Strombahn 3
—, Tier, isolierte 3
—, Venen 3
—, Volumen, intrathorakales 3
Lungenödem 93
Lungenszintigraphie 138
—, Aktivitätsakkumulation 144ff.
— bei Kranken 142ff.
— bei Kranken mit Bronchustumoren 142, 145
— bei Kranken mit obstruktiven Atemwegserkrankungen 142ff.
— bei Gesunden 141ff.
—, rechte Lunge 141
—, linke Lunge 141
—, Methodik 140ff.
— des Hundes 138
— — —, normale 138
— — —, Rückbeatmung 138
Lungen-Doppel-Szintigraphie 147ff., 152ff.
Lungenzirkulation, normal 15
—, alveoläre Druckbelastung 15
Lungenzirkulation, alveoläre Druckbelastung
—, dynamische 15
—, statische 15
—, Capillarquerschnitt 15
—, Druckübertragung 14ff.
—, Dynamik 14ff.
—, gestörte 62
—, —, und EKG 68
—, —, Hyperkapnie 122ff.
—, —, hyperkapnische Acidose 122ff.
—, —, Klinik 62
—, —, künstliche Beatmung 12
—, —, Laborbefunde 68
—, —, mechanische 23
—, —, „PC"-Druck 123ff.
—, —, Pneumektomie 109ff.
—, —, Therapie 69
—, —, Überbelastung des rechten Herzens 62
—, —, Versagen des kleinen Kreislaufes 62
—, Strömungsmessung, direkte 147ff.
Lupus erythematodes visceralis 104
— — —, Autoimmun-Antikörper 104
Lymphographie, heiße 177ff.
—, —, Lungenfunktion 177ff.
Lymphogranulomatose 177
—, Therapie 184

Magnesiumsulfatmethode 65, s. a. Zirkulationszeit
Membrandicke des Lungenparenchyms 33
Membranwiderstand 164
—, alveolo-capilläre 164
Menocil 130
Meßfehler 79
Methode
—, continuous-flow 30
—, rapid-flow 30
—, stopped-flow 30
—, Doppelkatheter 1
—, Radioisotopenindikator 1
— nach van Slyke 73
—, Inhalationsszintigraphie 151
Minderbelüftung, alveoläre 80
Mikrokatheter 26, 81
—, telemetrische Langzeitmessung 26
—, Sondierung 81
Mikro-Astrup-Methode 94
Mitralstenose 85, 93ff.
—, kritischer Öffnungsdruck 97
—, Ostium 86
Momentanquotient, respiratorischer 121
Myokardinsuffizienz 26

Narkolepsie 92ff.
—, alveoläre Hypoventilation 92
Netzcapillaren 6, 8, 12, 13

Netzcapillaren, Pförtnerzellen 12
—, Schleusenmuskeln 12
„Normoxiebedingungen" 30, 33
„Normoxiebereich" 32, 33

Oesophagusdruck 24
Oesophagusdruckmethode 191
Oberflächenfilme 186ff.
—, Hypophase 186ff.
—, Spreitungsbedingungen 186ff.
Oberflächenspannung 186ff.
Obstruktion, bronchiale 165ff.
Obstruktionssyndrom 67
O_2-CO_2-Diagramm, cartesianisches 119
—, —, Perfusionsverhältnis 37
O_2-Diffusionskoeffizient D 27
O_2-Differenz, arterio-venöse 121
—, endcapillär-venöse 121
O_2-Dissoziationskurve 78ff., 118, 168
O_2-Druckabfall und Aminophyllin 165
O_2-Druck, arterieller, fortlaufende Messung 165
—, —, diskontinuierliche Analyse 165
—, Capillarquerschnitt 36
O_2-Druckanstieg, intracellulär 35
O_2-Entsättigung 34ff., s. a. Carboanhydrase
O_2-Leitfähigkeit 27
O_2-Partialdruck 119
O_2-Sättigungsänderung 31, 34
O_2-Sättigungszunahme 33
O_2-Transport im Hämoglobin 28
Orthopnoe 93

Partialdruck 36, 117ff.
Partialdruckgefälle 27
Periarteriitis nodosa 46
Perikarddruck 15
Perikarderguß 15
Perfusion 1ff., 38, 94, 117, 157
Perfusionsdruck 15ff.
Perfusionsgröße 37
Perfusions-Lungenszintigraphie 139ff.
— in Bauchlage 141ff., 145
—, Globalinsuffizienz 143
—, Durchblutungsänderungen 145
—, Durchblutungsverhältnisse im kleinen Kreislauf 139ff.
—, Früherkennung von Bronchialcarcinomen 139
—, Lungenembolie 139, 145
— in Rückenlage 141, 145
—, quantitatives Auswertungsverfahren 133ff.
Perfusionsmittel 4
Perfusion, postmortale 1ff.
Perfusionstest 26
Perfusionsvolumen der Lunge 117, 119ff.
—, Bestimmung, kontinuierliche 117ff.

Pickwick-Syndrom 88ff.
—, arterieller O_2-Druck 90
—, — — im Schlaf 90
—, — — im Wachzustand 90
—, CO_2-Empfindlichkeit des Atemzentrums 92
—, Cor pulmonale 88, 90ff.
—, Differentialdiagnose 92ff.
—, Pigeon breeder's lung 175ff.
—, EEG 89
—, EMG 89
—, Hypertrophie der rechten Herzkammer 88
—, Herzvolumen 90ff.
—, Parenchymveränderungen 88
—, pulmonale Hypertonie 88
—, Tracheotomie 91
Platinelektrode 40
Pleuradruck 2, 4
Pneumektomie 25, 46, 109ff.
Polyglobulie, reaktive 169ff.
—, —, und Aderlaß 170, 172ff.
—, —, chronische Ateminsuffizienz 169
—, —, nach Diuretika 170
—, —, Hämoglobingehalt und Erythrocytenzahl 169
—, —, Hämatokrit 169, 172ff.
—, —, nach Herzmißbildungen 169
—, —, klinische Bedeutung 169ff.
—, —, mit Rechts-Links-Shunt 169
—, —, nach O_2-Spannung 169
—, —, nach O_2-Transport 169
—, —, nach Thromboembolien 170
—, —, Viscositätsvermehrung 169
Postcapillaren 8
Präcapillaren 5
Pulmonalarterie 15
—, Druck 15ff., 24
—, Durchflußkurven 15ff.
Pulmonalarterienmitteldruck 25, 83, 88ff.
Pulmonalcapillardruck 24
—, Differenz zum linken Vorhofdruck 24
Pulmonalisdruck und Acidose 46
— und Endotoxine 53
— und EKG 53, 59, 68
— und Kohlensäuredruck 46
— und Menocil 59
— und pH-Wert 46
— und Silikosen 47
Pulmonalisdruckschwankungen, atemsynchrone 24
Pulmonalsklerose 46
Pulmonologie, Funktionsszintigraphie 132ff.
—, Inhalationsszintigraphie 132ff.
—, Perfusionsszintigraphie 132

Pulmonologie, Lungenfunktionsmessungen 132
—, —, regionale 132ff.
—, —, Methode 132ff.
Pulmotest 73, 108
Pulsationen, epigastrische 63

Rechtsherzhypertrophie 25ff., 46
— und Bronchitis 46
— und Capillardestruktion 46
— und Emphysem 46
— und Ventilationsstörung 46
Rechtsherzkatheterisierung 81, 126
Rechtsherzversagen, Lungenfunktion 66
—, —, obstruktives Bild 66
—, —, restriktives Bild 66
— und Pleuraexsudat 66
— und Pulmonalisdruck 67ff.
— und künstliche Beatmung 70
Rechts-Links-Shunt, atrialer 81
—, intrakardialer 169
—, intrapulmonaler 71, 80ff.
—, —, Definition 71
—, —, bei Gesunden 71
—, —, Messung 73
—, —, Methodik 73
Reflexmechanismus, bronchoconstrictiver 85
Residualkapazität, funktionelle 67
Residualvolumen 3
Resistance 22, 157, s.a. Ganzkörperplethysmographie
—, arterioläre 93ff.
—, —, Acetylcholininfusion 93
—, bronchiale 149
Restlungensachverhalt nach Lungenresektion 25
Restriktion des Lungengefäßbettes, anatomisch 25ff.
Restvolumen, endsystolisch 131
Riesencapillaren, subpleurale 14
Röntgenbestrahlung, therapeutische und Lungenfunktion 177ff.
—, — und Kombination mit heißer Lymphographie 177ff.
Röntgenbild des Herzens bei Emphysem 66
— — — bei pulmonalem Hochdruck 66
Ruhezirkulation 6, 8, 10

Sättigung des Hämoglobins 35, 89
Sauerstoffausschöpfung aus dem Capillarblut 64
Sauerstoffdiffusionsrate 35
Sauerstoffdruck im Capillarblut 36
—, Mittelbildung 36
Sauerstoffkapazität des Blutes 154ff.
Sauerstoffaffinität des Blutes 154
— und Plasmaexpander 156
Sauerstoffbindungskurven 155
Sauerstoffgehaltsdifferenz, arterio-venöse 154ff.
Sauerstoffhalbsättigungsdruck des Blutes 154ff.
Shunt 64, 72ff., 80, 138
Shuntberechnung 73, 81
Shuntgrößenbestimmung 81
—, Hyperoxieverfahren 81
Shuntgrößen, absolute 77
—, funktionelle 72ff., 81, 163
—, vasculäre 73, 79, 81
Shunt-Druckdifferenz 160
Shunt-Meßfehler 79
Shuntvolumen 157ff.
Sperrarterien 14
—, Lokalisation 81
Strahlentherapie, radioaktive 177ff.
—, —, Begleitbronchitiden 184ff.
—, —, Herabsetzung der dynamischen Compliance 183
—, —, — des IGV 183
—, —, — der Vitalkapazität 183
—, —, nach Lungenfibrose 184ff.
—, —, nach Lungenfunktionsstörungen 178ff.
—, —, Lungenkomplikation 177
Stromcapillaren 6, 8
—, Pförtnerzellen 12
—, Schleusenmuskeln 12
Stromvolumen, ineffektives 72
Strömungswiderstand, bronchialer 149
—, —, Definition 149
—, pulmonal-arteriolärer 157
Substanz, oberflächenaktive, der Lunge 186ff.
Symbolszintigramm 135
Szintigraphiegeräte, konventionelle 133

Tacholiquin 189
Thermodynamik 27
Thorax, geschlossen 15
Thorax-Lungensystem 15
Thoraxstarre 199
Thorax-Zwerchfellstellung 196ff.
— und ICG 196ff.
Thromboarteriitis obliterans, pulmonalis 106
Transmuraldruck 12
Transport des Bicarbonates aus dem Plasma in den Erythrocyten 35
Transportenergie 27
Tricuspidalinsuffizienz 76ff.

Überbelastung des rechten Herzens 62
—, akut 63
—, chronisch 63
—, hämodynamische Merkmale 63

Überbelastung, klinische Merkmale 63
—, Ursachen 63
—, —, anatomische 63
—, —, funktionelle 63
—, —, gemischte 63
Überbelastung des linken Herzens 82
—, ventriculär, chronisch 82
Undine-Syndrom 92
URAS 40
Urämie, Hypertonie 87
Urobilinurie 69

Vanish-Tumor 66
Vasodilatation und Hypoxie 60
Vasoconstriction, hypoxische 51
Venendruck 22
—, extrathorakal 22
Venenvolumen, intrapulmonal 3
Venöser Druck 64
— —, Meßmethode 64
— —, Moßwerte 04
— — nach Pleuradruckschwankungen 64
Veno-venöse Verbindungen 81
Ventilations-Perfusions-Verhältnis 38, 177, 159ff., 164ff.
Ventilationsstörungen nach Carcinoid 60ff., 157ff.
—, obstruktive 15, 22, 24ff.
—, restriktive 24, 165
Ventrikeldruck, enddiastolisch 111ff., 131ff.
Verteilung, homogene 42
Verteilungsanalysen 45, 160ff.
— bei älteren Leuten nach chronischer Emphysembronchitis 160ff.
— bei Jugendlichen 160ff.
— bei Schwangeren 160ff.
Verteilungsstörungen 39, 44ff., 72, 77, 147ff., 159ff.
Volumendehnbarkeit 3, 10
Volumen-Displacement-Prinzip 195
Volumenspeicherkapazität
Vorhof, linker 1
Vorhofdruckerhöhung, linker 87

„Wedge-pressure" 32
Wegnersche Granulomatose 46, 99, 101, 106
Widerstandserhöhung 46
—, organisch 36

Zahlenszintigramm 135
Zeitaktivitätskurven 134ff., 137
Zeiss-Interferometer 94
Zirkulationsstörungen 72
Zirkulationszeit des Blutes 65
— — —, Kurve 65
— — —, leicht verlängerte 65
— — —, normale 65
— — —, stark verlängerte 65
— — —, Messung 56

Morphologisch-funktionelle Differenzierung der einzelnen Lungengefäßabschnitte

R. BACKMANN, Münster*

Im Jahre 1543 war VESALIUS der Mechanismus, wie das Blut von der rechten Herzkammer in die linke Herzkammer gelangt, noch ein Rätsel. Der Spanier MIGUEL SERVETOS folgerte 10 Jahre später aus seinen Beobachtungen, daß das Blut der rechten Herzkammer nicht durch die Poren der Kammerscheidewand — wie die Lehre des GALENUS behauptete —, sondern durch die Lungengefäße in die linke Herzkammer fließt. HARVEY hat dann seine Beobachtungen erstmals durch Experimente zu sichern versucht; so wies er durch postmortale Perfusion der Lunge eines Gehenkten nach, daß das Blut über die Lungengefäße vom rechten Herzen in das linke Herz strömt. Das letzte Glied im Lungenkreislauf wurde dann von MALPIGHI gefunden, als er 1660 die Lungencapillaren als ein dichtes Gefäßnetz über den bienenkorbartig angeordneten Lungenbläschen beschrieb.

Die Methode zur Bestimmung der Geschwindigkeit des Blutstromes im Lungenkreislauf nach STEWART (1921) und das Verfahren der Katheterisierung des Herzens, von FORSSMANN (1929) zuerst angegeben und von COURNAND und seinen Mitarbeitern (1941) für die klinische Praxis ausgebaut, haben wesentliche Erkenntnisse über den Lungenkreislauf erbracht.

Die Hauptfunktion des Lungenkreislaufes ist der Gasaustausch in der Lunge, der von der Blutseite her bestimmt wird durch die Blutverteilung auf die einzelnen Lungengefäßabschnitte und insbesondere von dem Lungencapillarblutvolumen, das in direktem Kontakt mit der Alveolarluft steht.

Das Gefäßbett des Lungenkreislaufes läßt sich also funktionell einteilen in das Capillargebiet, in welchem das Blut im Gasaustausch steht und in die extracapillären Gefäßabschnitte. Dabei sind die Arterien und Arteriolen als ein Verteilungssystem und die Venolen und Venen als Sammelsystem anzusehen.

Wenden wir uns zunächst der Größe des Gesamtgefäßsystems in der Lunge zu.

1. Gesamtgefäßbett der Lunge

Als Maß für die Größe des Gesamtgefäßbettes in der Lunge kann die Blutmenge in der Lunge dienen. Indirekt läßt sich die Lungenblutmenge physiologisch intra vitam durch die Doppelkathetermethode mit Hilfe der Farbstoffverdünnung im strömenden Blut sehr gut messen. Hierbei ist der Injektionsort der Farbstofftestlösung die Arteria pulmonalis und der Registrierort der linke Vorhof des Herzens (KUNIEDA, 1955; MILNOR u. Mitarb., 1960; DOCK u. Mitarb., 1961; FORSSBERG, 1964). Mit dieser Methode wird eine Lungenblutmenge von 500 ml für gesunde Menschen gemessen. Auch mit der Radioisotopen-Indikator-Methode nach DONATO u. Mitarb. (1962, 1963) werden gleiche Werte gemessen.

* Priv.-Doz. Dr. R. BACKMANN, Pathologisches Institut der Universität, 4400 Münster i.W.

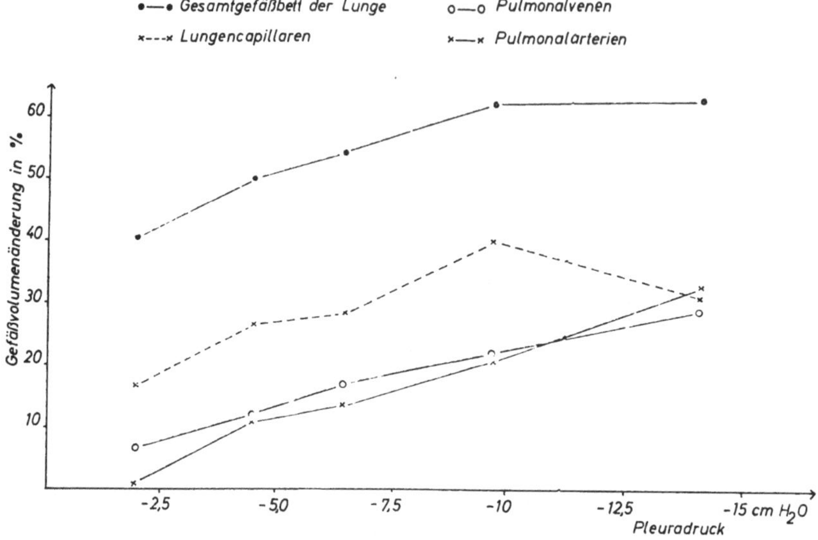

Abb. 1. Lungengefäßvolumenänderung in Abhängigkeit vom Dehnungsgrad negativ expandierter menschlicher Leichenlungen

Da diese indirekten Methoden heute in ihren theoretischen Grundlagen noch nicht völlig geklärt sind, haben wir die Lungenblutmenge direkt an der menschlichen Leichenlunge gemessen. Wir bestimmten den Hämoglobingehalt der Leichenlunge und ermittelten durch Vergleich mit dem Hämoglobingehalt des Leichenblutes den Blutgehalt in dem Lungengewebe. Für normale Lungen ergab sich eine Blutmenge von 500 ml. Die Lungenblutmenge beträgt demnach ein Zehntel der Gesamtblutmenge des Menschen (Backmann, 1961, 1969).

Die Blutgehaltsbestimmungen an Tierlungen, z.B. an Hunde- und Katzenlungen, lassen sich nur bedingt auf die Verhältnisse beim Menschen übertragen, da je nach der Alveolengröße der jeweiligen Tiere der relative Blutgehalt der Lungen verschieden groß ist. Es besteht eine Korrelation zwischen der Alveolengröße und der relativen Lungenblutmenge (Backmann, 1967, 1968).

Die Größe des Lungengefäßbettes ändert sich in den verschiedenen Atemlagen. Literaturangaben über die Kapazität des Gefäßbettes bei verschiedenen Atemlagen beruhen auf Tierexperimenten und sind widersprüchlich, da meist nicht unterschieden wird zwischen Aufblähung der Lunge durch intrapulmonalen positiven Druck und Dehnung der Lunge durch extrapulmonalen negativen Druck (Minkowski, 1912; Riley, 1959).

Wir haben in der menschlichen Leichenlunge bei Dehnung im künstlichen Thorax eine Zunahme der Kapazität des Gesamtgefäßbettes bis zur Atemmittellage gemessen, sie betrug im Mittel 3,4%/cm H_2O negativen Pleuradruckes (Abb. 1). Eine weitere Dehnung bis zur oberen Inspirationslage bewirkte keine Änderung des Gesamtgefäßvolumens, in extremer Inspirationslage trat eine Verminderung des Gefäßlumens ein. Ähnliche Ergebnisse erhielten wir mit der Farbstoffverdünnungsmethode bei postmortaler Lungenperfusion (Backmann, 1969).

2. Lungenarterien und -venen

Die Arterien der Lungenstrombahn weisen einen gemeinsamen Verlauf mit den Bronchien beginnend mit der Arteria pulmonalis bis zur Arteria terminalis über die Segment-, Prälobular- und Lobulararterien auf. Sie bilden mit den Bronchien eine Baueinheit. Aus solchen broncho-arteriellen Baueinheiten werden die Segmente der menschlichen Lunge gebildet. Dagegen verlaufen die Lungenvenen im Interstitium und bilden somit eine venös-interstitielle Baueinheit, die gleichzeitig die Grenze zwischen benachbarten Lungensegmenten darstellt (TÖNDURY, 1954, 1956; JUNGHANSS, 1958).

Das Volumen der Arterien und Venen in der Lunge ist bis heute intra vitam nicht zu messen. Aus Tierexperimenten sind Teilvolumina der Lungengefäße bei Hunden und Kaninchen bekannt (GREEN, 1955; HOWELL, PERMUTT, PROCTOR u. RILEY, 1958, 1959; SCHLICHER, PEIPER, KRUG u. BÖHME, 1959). PIIPER (1959, 1960) hat an der isolierten Hundelunge ein intrapulmonales Arterienvolumen von 27% und ein Venenvolumen von 48% des Gesamtgefäßbettes gemessen.

An der menschlichen Leichenlunge haben wir mit Hilfe eines hoch-viscösen öligen Röntgenkontrastmittels, das die Lungencapillaren nicht passieren konnte, das Arterien- und Venenvolumen gemessen. Die Untersuchungen wurden unter physiologischen intravasalen Drucken bei intrathorakalem Lungenvolumen der Leiche, das etwa dem funktionellen Residualvolumen entspricht (HARTUNG, 1960), unter Röntgenkontrolle durchgeführt. Es ergab sich ein normales Arterienvolumen im Mittel von 115 ml, das entspricht 23% des normalen Gesamtgefäßbettes, und ein Venenvolumen im Mittel von 120 ml entsprechend 24% des Gesamtgefäßbettes in der Lunge des Menschen.

Die großen Pulmonalarterien bis zur Lichtungsweite von 1,8 mm sind vom elastischen Arterien-Typ. Die musculären Arterienabschnitte sind in der Lunge nur wenige Zentimeter lang und reichen von der Arteria praelobularis bis zur Arteria terminalis mit einer Lichtungsweite von 1,8–0,1 mm (HAYEK, 1953; GIESE, 1961, 1966).

Die Dehnbarkeit dieser vornehmlich elastischen Lungengefäße ist seit den Untersuchungen von QUINCKE u. PFEIFFER im Jahre 1871 wiederholt gemessen worden. Eine Erhöhung des intravasalen Druckes vergrößert das Gefäßvolumen. An isolierten Tierlungen wurden mit verschiedenen Verfahren Dehnbarkeitswerte von 2,5%/cm H_2O bzw. 6,5%/cm H_2O für Arterien und 2,6%/cm H_2O für Venen gemessen (RILEY, 1959; PIIPER, 1960).

An der menschlichen Leichenlunge haben wir die relative Dehnbarkeit der Lungenarterien und Venen nach der Methode von RILEY u. Mitarb. (1958, 1959) gemessen. Die Gefäßvolumenzunahme der Arterien betrug in einem Lebensalter zwischen 17 und 50 Jahren ca. 3,5%/cm H_2O. Die entsprechenden Gefäßvolumenzunahme der Venen war höher und betrug ca. 5%/cm H_2O. Im hohen Alter nahm die Volumendehnbarkeit erheblich ab; für die Arterien ergab sich eine Gefäßvolumenzunahme von ca. 2,5%/cm H_2O und für die entsprechenden Venen eine relative Volumendehnbarkeit von ca. 3%/cm H_2O (Abb. 2). Das Verhältnis der Volumendehnbarkeit von Arterien und Venen betrug im Bereich von physiologischen Gefäßdrucken ca. 0,6.

Weiterhin haben wir die Auswirkung der Lungendehnung bei negativer Expansion auf das Volumen der Lungenarterien und -venen gesondert gemessen.

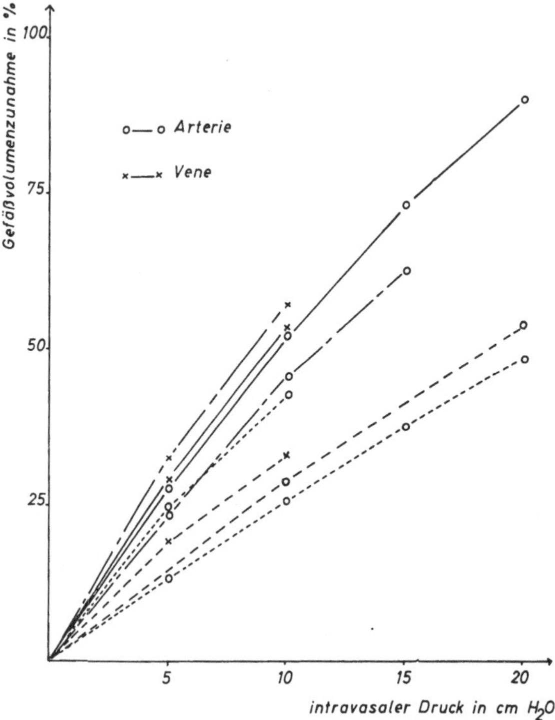

Abb. 2. Volumendehnbarkeit der Arterien und Venen in Abhängigkeit vom intravasalen Druck. ×---× Vene, o— —o Arterie, 17 Jahre alt; o---o Arterie, 27 Jahre alt; ×— —× Vene, o— —o Arterie, 51 Jahre alt; ×---× Vene, o---o Arterie, 73 Jahre alt; o·····o Arterie, 72 Jahre alt (aus Backmann, 1969)

Methodisch gingen wir folgendermaßen vor: Die Arterien bzw. die Venen wurden mit einem hoch-viscösen öligen Perfusionsmittel gefüllt, das nicht die Capillaren passieren konnte. Im künstlichen Thorax wurde bei physiologischem intravasalen Druck die Lunge durch extrapulmonale negative Drucke gedehnt. Es ergab sich eine kontinuierliche Zunahme des Arterien- und Venenvolumens von der Exspirationslage bis in die hohe Inspirationslage. Sie betrug für die Arterien wie für die Venen 2%/cm H_2O negativen Pleuradruckes (Abb. 1).

3. *Lungencapillaren*

Wenden wir uns nun der Endstrombahn der Lunge zu. Mit den Arteriolen und ihren Aufzweigungen in die Präcapillaren beginnt die Endstrombahn. Die Lungencapillaren liegen nach dem Abgang aus den Präcapillaren netzförmig direkt der Alveolarwand an. Hierbei entfallen 1—3 Präcapillaren auf das Capillarnetz einer Alveole (Abb. 3). An Plastoidausgußpräparaten der Lungencapillaren läßt sich die räumliche Ausbreitung der Alveolarcapillaren am besten aufzeigen (Abb. 4). Das Capillarnetz mündet in die Postcapillaren, über die Venolen endet die terminale Strombahn in der Interlobularvene. In den meisten Alveolarabschnitten bilden die Capillaren ein sehr gleichmäßiges Netzwerk. Weibel (1963) hat auf

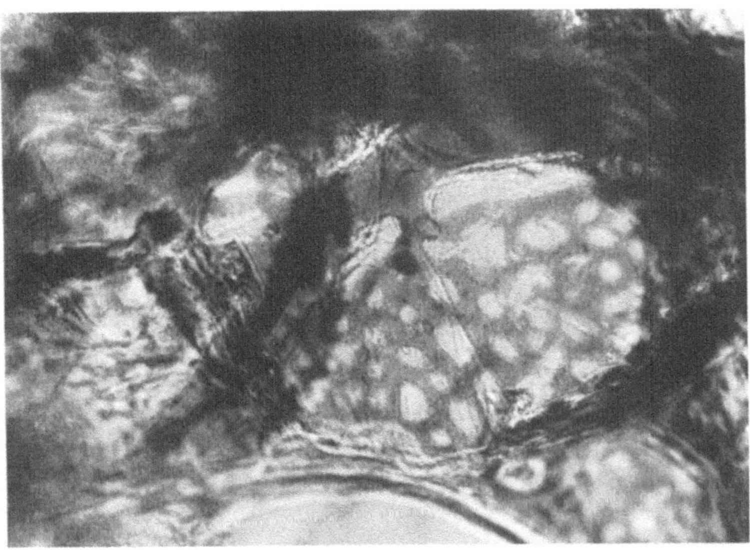

Abb. 3. Latex-Injektionspräparat. Alveolarcapillarnetz mit zuführender Präcapillare, die aus einer Arteriole rechtwinkelig abzweigt. Vergrößerung 150:1

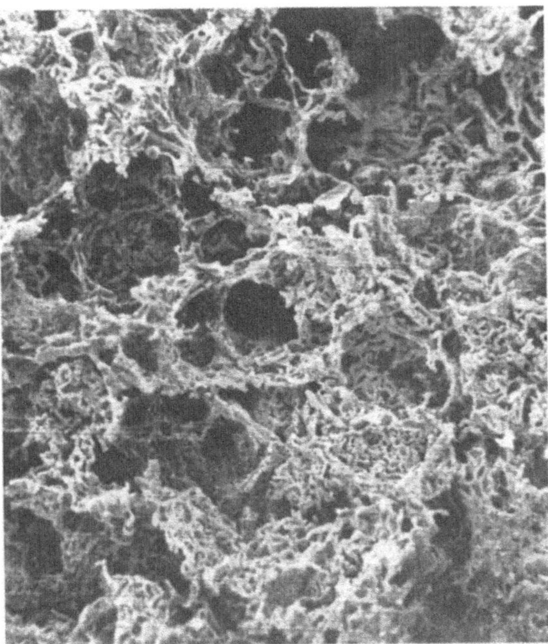

Abb. 4. Capillarauskleidung der Lungenalveolen. Plastoidausgußpräparat aufgenommen mit dem Rasterelektronenmikroskop. Vergrößerung 70:1 (in Zusammenarbeit mit K. Morgenroth jr.)

Grund dieses Gittermusters eine Aufteilung des Capillargefäßbettes in mathematisch definierbare Segmente vorgenommen und errechnete daraus ein Capillarblutvolumen von 150—200 ml. Diese anatomisch gemessene Alveolarblutmenge ist wesentlich höher als die physiologisch über Bestimmung der Diffusionskapazität gewonnenen Werte von 60—90 ml (Roughton, 1945, 1949). Aus unseren Bestimmungen der Gesamtblutmenge in der Lunge und den Blutvolumina der Arterien und Venen bei gleichem Lungenvolumen ergibt sich ein Capillarblutvolumen von 53% der Gesamtblutmenge in der Lunge; das bedeutet eine absolute Capillarblutmenge von 265 ml.

Dieser Wert erschien uns zunächst sehr hoch. Wir haben deshalb versucht, mit einer direkten Methode das Capillarblutvolumen in der menschlichen Leichenlunge zu messen, in dem wir das zuvor unter physiologischen Bedingungen vollständig aufgefüllte Capillargefäßbett durch intraalveoläre Drucksteigerung auspreßten und die verdrängte Flüssigkeitsmenge auffingen. Dabei war die Lunge bis zum funktionellen Residualvolumen im künstlichen Thorax expandiert und gefesselt.

Wie Lebendbeobachtungen mit Hilfe der Auflichtmikroskopie an Tierlungen ergaben, werden bei künstlicher Steigerung des intraalveolären Druckes nur die Capillaren komprimiert und erst bei extrem hohen Intraalveolärdrucken schließlich auch die Arteriolen betroffen, während die Venolen und die übrigen großen Lungengefäße nicht beeinträchtigt werden (Tiemann u. Daiber, 1933; Willnow, 1958). Dies konnte auch durch eigene zusätzliche Experimente nachgewiesen werden.

Durch Flüssigkeitsverdrängung aus den Capillaren bestimmten wir ein Capillarblutvolumen im Mittel von 270 ml. Es ergab sich somit ein gleicher Wert für die Capillarblutmenge der menschlichen Lunge, wie wir sie aus der Differenz der Gesamtblutmenge und der Blutmenge aus den Arterien und Venen ermittelt haben. Auf die Diskrepanz zwischen der von uns gemessenen Capillarblutmenge und der physiologisch über die Diffusionskapazität errechneten Blutmenge in den Capillaren werde ich später noch eingehen.

Die Größe des Capillargefäßbettes läßt allein noch keine Aussage über die funktionellen Verhältnisse bei der Lungendurchströmung zu. Offenbar wird das Capillargefäßnetz bei der Ruhezirkulation nicht gleichmäßig durchströmt. Bei Lebendbeobachtungen zeigt sich, daß in den einzelnen Capillarabschnitten einer Alveole wechselnd fluxionäre Strömung, Pulsation und Stillstand des Blutstromes regellos in kurzen Zeitabschnitten auftreten (Wearn u. Mitarb., 1934; Vogel, 1947; Willnow, 1958). Giese u. Junghanss (1957, 1958, 1961) haben vornehmlich auf Grund von postmortalen Angiographien das Capillargefäßbett in die Strom- und Netzcapillaren unterteilt. In eigenen postmortalen Angiographien konnten wir unter Ausnutzung der hohen Grenzflächenspannung eines öligen Röntgenkontrastmittels gegenüber der Gefäßwand die Capillaren in ein grobes und feines dichtes Capillarnetz differenzieren. Auf Grund der Beziehung, die besteht zwischen dem intravasalen Druck, dem Oberflächenspannungskoeffizienten und der Gefäßweite fanden wir im Röntgenbild bei einem physiologischen Arteriendruck von 25 mm Hg ein ca. 40 μ weites grobes Capillarnetz zwischen Arteriolen und Venen, das von unserem Kontrastmittel durchflossen wurde (Abb. 5). Durch arterielle Druckerhöhung ließ sich dann in derselben Lunge ein dichtes, im Röntgenbild nicht mehr zu differenzierendes Capillargefäßbett nachweisen (Abb. 6).

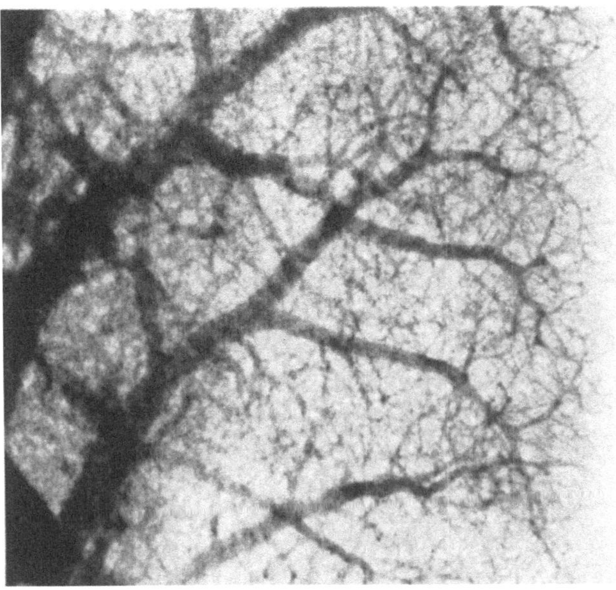

Abb. 5. Stromcapillaren: Grobes Capillarnetz zwischen Arterien und Venen in postmortalem Angiogramm einer menschlichen Lunge. Vergrößerung 5:1

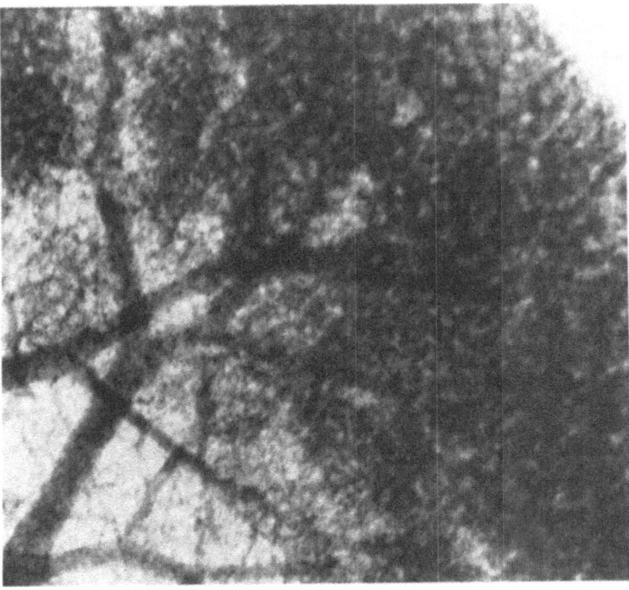

Abb. 6. Netzcapillaren: Moosartige Verschattung im postmortalen Angiogramm einer menschlichen Lunge als Ausdruck der Darstellung eines dichten Capillarnetzes. Vergrößerung 5:1

WILLNOW hat mit Hilfe der Auflichtmikroskopie bei Säugetierlungen ebenfalls zwei Capillartypen gesehen. Er fand bis zu 30 μ weite sog. perialveoläre Capillaren, die mit den ca. 10 μ weiten Alveolarcapillaren kommunizierten, zugleich aber auch Kurzschlüsse zwischen den Arteriolen und Venolen bildeten. Auch WAGNER u. FILLEY (1966) sahen bei einer verfeinerten Auflichtmikroskopie beim lebenden Hund im Rand der Alveolen größere Capillaren, die kontinuierlich sehr rasch und stark durchströmt wurden, während die Capillaren über den Alveolen nur eine geringe und diskontinuierliche Strömung aufwiesen.

Die Strom- und Netzcapillaren haben elektronenoptisch die gleiche Wandbeschaffenheit, somit sind die Bedingungen für die Gasdiffusion in beiden Capillartypen gleich (GIESE, 1961).

All diese Beobachtungen stehen im Widerspruch zu der Ansicht von HAYEK (1953) und in neuerer Zeit von REID u. HEARD (1962), wonach es keine direkte Verbindung zwischen Prä- und Postcapillaren gibt und alles Blut nur über ein engmaschiges Capillarnetz den Lungenkreislauf passiert.

Die Strom- und Netzcapillaren verhalten sich in der Hämodynamik des Lungenkreislaufes unterschiedlich. Wegen der unterschiedlichen Lichtungsweite beider Capillartypen ist die Blutzirkulation in den Stromcapillaren schneller als in den Netzcapillaren. An der isolierten Leichenlunge konnten wir durch Perfusionsversuche mit einem Farbstoffindicator eine unterschiedliche Capillardurchströmung bei verschiedenen Atemlagen nachweisen. In der Exspirationslage der Lunge war die Streuung der Durchflußzeiten gering, erkenntlich an der hohen und schmaleren Form der Farbstoffkonzentrationskurve. In der Atemmittellage ergab sich eine sehr breite Streuung der Durchflußzeiten, und in hoher Inspirationslage war die Streuung der Durchflußzeiten am geringsten (Abb. 7). Daraus läßt sich der Schluß ziehen, daß in der Exspirationslage vornehmlich direkte Verbindung zwischen Prä- und Postcapillaren, die Stromcapillaren, durchströmt werden, in Atemmittellage zusätzlich die Netzcapillaren im Nebenfluß in die Perfusion mit einbezogen werden und in hoher Inspirationslage ausschließlich die Stromcapillaren durchflossen werden. Entsprechend fanden wir in den verschiedenen Atemlagen eine Änderung des Capillarbettes. Von der Exspirationslage bis in die Atemmittellage nimmt das Capillarvolumen um 3%/cm H_2O zu und sinkt zur hohen Inspirationslage wieder um 2%/cm H_2O ab (BACKMANN, 1968) (Abb. 1).

Die unterschiedliche Blutströmung im Capillargebiet der Lunge während der Ruhezirkulation haben wir auch in vivo bei Hunden nachweisen können. Wir gingen dabei von folgender Überlegung aus: Das langsam im Nebenfluß strömende Blut in den Netzcapillaren kann als eine Art Blutdepot angesehen werden. Wird in das Lungenblut ein Indikator eingemischt, so wird sich dieser nicht sofort gleichmäßig in der ganzen Lunge verteilen. Es wird bei peripherer Dauerinfusion von mit 51-Chrom radioaktiv markiertem Blut eine gewisse Zeitspanne vergehen bis sich das radioaktive Blut gleichmäßig in der rechten Herzkammer, in dem Lungenblut und in der linken Herzkammer verteilt hat. Die Einmischzeit bis zum Konzentrationsausgleich in diesen einzelnen Kreislaufabschnitten wird um so länger sein, je größer das im Nebenfluß liegende Gefäßbett in der Lunge ist und wieviel langsamer das Blut in diesen Gefäßabschnitt fließt.

Die Einmischung von 51-Chrom Blut in das Lungenblut lebender Hunde ergab, daß nach einer Einmischzeit entsprechend der 2—3fachen mittleren Lungen-

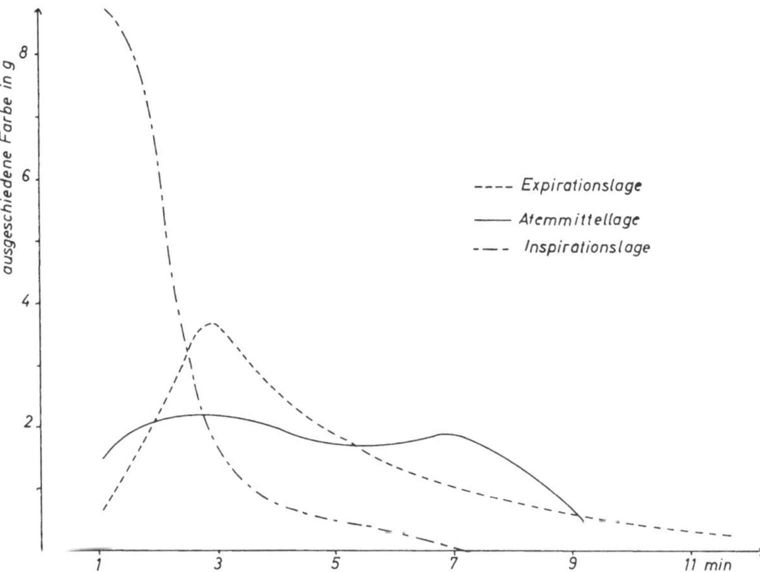

Abb. 7. Farbstoffverdünnungskurven bei Perfusionsversuchen an menschlichen Leichenlungen

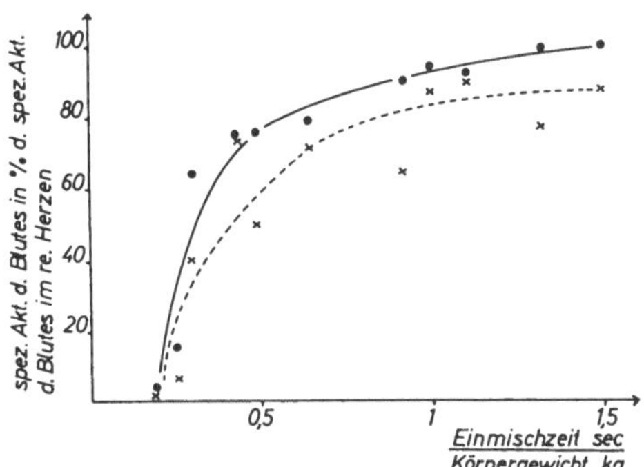

Abb. 8. Spezifische Aktivität des Blutes in der linken Herzkammer (●—— ●) und des Lungenblutes (× — — ×) in Prozent der spezifischen Aktivität des Blutes in der rechten Herzkammer in Abhängigkeit von der Einmischzeit/kg Körpergewicht bei intravenöser Dauerinfusion von ^{51}Cr-markiertem Blut bei Hunden

durchflußzeit nur ca. 70—75% des Lungenblutes gegenüber dem Blut in der rechten und linken Herzkammer durchmischt waren (Abb. 8). Daraus läßt sich der Schluß ziehen, daß in der Lunge ein Teil des Blutes im Nebenfluß langsamer fließt als im Hauptstrom. Dies kann als ein weiterer Beweis für die Differenzierung des Lungencapillargefäßbettes in die Strom- und Netzcapillaren angesehen werden.

Diese morphologisch-funktionelle Differenzierung des Capillargefäßbettes mit ihrer unterschiedlichen Blutströmung erklärt wahrscheinlich die beträchtliche Diskrepanz zwischen dem von uns gemessenen anatomischen Capillarblutvolumen von 260 ml und dem mit der indirekten physiologischen Methode bestimmten funktionellen Capillarblutmenge von 60—100 ml.

Das Capillargefäßvolumen von 260 ml und seine Differenzierung in die Stromcapillaren, die stets durchströmt werden, und die Netzcapillaren, die je nach Kreislaufsituation stärker in die Strömung mit einbezogen werden, stellt eine hohe Gefäßreserve in der Lunge dar.

So kann z.B. beim diffus-atrophischen Lungenemphysem, bei dem praktisch nur das Capillarbett ausgelichtet wird, nach unseren Messungen das Capillarblutvolumen bis auf 55 ml vermindert sein, das bedeutet eine Reduktion auf 20%. Diese starke Capillarreduktion führt bei einem normalen Herzzeitvolumen weder zu einer Sauerstoffuntersättigung, da der kritische Wert für die Kontaktzeit nicht unterschritten wird, noch zu einer Widerstandserhöhung im Lungenkreislauf, da der Gesamtquerschnitt im Capillargebiet ausreicht das Herzminutenvolumen unter normalem intravasalen Druckgefälle passieren zu lassen; ein Cor pulmonale wird beim senil-atrophischen Lungenemphysem nicht gefunden.

Zusammenfassung

Das normale Gesamtgefäßbett der menschlichen Lunge hat eine Größe von 500 ml. Davon entfallen 23% auf das Arterienvolumen und 24% auf das Venenvolumen. Das vornehmlich vom elastischen Arterientyp gebildete Arteriensystem besitzt bei intravasaler Druckänderung eine Volumendehnbarkeit von 3,5%/cm H_2O, das Venensystem eine Volumendehnbarkeit von 5%/cm H_2O. Während der Ruhezirkulation beträgt das Capillarblutvolumen 260 ml. Von der Exspirationslage bis zur Atemmittellage nimmt das Capillargefäßbett um 3%/cm H_2O negativen Pleuradruckes zu, bei weiterer Dehnung der Lunge nimmt das Capillarvolumen wieder um ca. 2%/cm H_2O ab. Das Arterien- und Venenvolumen nimmt dagegen von der Exspirationslage bis in die hohe Inspirationslage kontinuierlich um 2%/cm H_2O zu. Das Capillargefäßbett ist differenziert in ein grobes Gefäßnetz von 20—40 μ weiten Stromcapillaren und in ein engmaschiges, reich anastomosierendes ca. 10 μ weites Capillarnetz. Beide Capillartypen stehen in der Lunge in Gasaustausch. Die Stromcapillaren werden stets durchflossen und bewältigen den größten Teil der Ruhezirkulation, während die Netzcapillaren im Nebenfluß langsamer durchströmt werden und bei Steigerung der Lungendurchblutung entsprechend vermehrt in die Hämodynamik des Lungenkreislaufes mit einbezogen werden. Das große Capillargefäßbett in der Lunge stellt eine erhebliche Blutgefäßreserve dar, die starke Schwankungen der Blutzirkulation auffangen und selbst bei stärkerer Reduzierung den Gasaustausch in der Lunge noch gewährleisten kann.

Literatur

Backmann, R.: Blutgehalt und Blutverteilung in den Lungen gesunder und kranker Menschen. Beitr. path. Anat. **125**, 222 (1961).

— Blutgehalt der Lungen und Alveolengröße. Verh. dtsch. Ges. Path. **51**. 391 (1967).

— Blutvolumen, Gefäßbett und Blutverteilung in der Lunge. Veröffentlichungen aus der morphologischen Pathologie, Heft 79. Stuttgart: G. Fischer 1969.

— Die Größe des Lungengefäßbettes bei verschiedenen Atemlagen. Verh. dtsch. Ges. Path. **51**, (1968).

Cournand, A., and H. A. Ranges: Catheterization of the right auricle in man. Proc. Soc. Biol. Med. **46**, 462 (1941).

Dock, D. S., W. L. Kraus, L. B. McGuire, J. W. Hyland, F. W. Haynes, and L. Dexter: The pulmonary blood volume in man. J. Clin. Invest. **40**, 317 (1961).

DONATO, L., C. GIUNTINI, M. L. LEWIS, J. DURAND, D. F. ROCHESTER, R. M. HARVEY, and A. COURNAND: Quantitative radiocardiography. I. Theoretical considerations. Circulation **26**, 174 (1962).
— D. F. ROCHESTER, M. L. LEWIS, J. DURAND, J. O. PARKER, and R. M. HARVEY: Quantitative radiocardiography. II. Technic and analysis of curves. Circulation **26**, 183 (1962).
FORSBERG, S. A.: Pulmonary blood volume in man. A study using the double indicator technique in patients with cardiovascular disease. Acta med. scand. 175. Suppl. 410 (1964).
FORSSMANN, W.: Die Sondierung des rechten Herzens. Klin. Wschr. **8**, 2085 (1929).
GIESE, W.: Über die Endstrombahn der Lunge. In: Lungen und kleiner Kreislauf. Bad Oeynhausener Gespräche I. 45 (1956). Berlin-Göttingen-Heidelberg: Springer 1957.
— Die allgemeine Pathologie der äußeren Atmung. Handb. allg. Path. V, 1, 402. Berlin-Göttingen-Heidelberg: Springer 1961.
— Morphologie des Cor pulmonale und seine Ursachen. Verh. dtsch. Ges. inn. Med. 72. Kongreß 1966.
GIUNTINI, C., M. L. LEWIS, A. SALES LUIS, and R. M. HARVEY: A study of the pulmonary blood volume in man by quantitative radiocardiography. J. Clin. Invest. **42**, 1589 (1963).
GREEN, H. D.: Circulatory system: physical principles. In: Medical Physica. Ed.: O. GLASSER. Chicago: Yv. BK. Publ. 1955.
HARTUNG, W.: Morphologische und histomechanische Analyse der Ventilationsstörungen unter besonderer Berücksichtigung des Lungenemphysems. In: Ergebnisse der inneren Medizin und Kinderheilkunde, Bd. 15. Springer 1960.
HARVEY, W.: Exercitato Anatomica de Motu Cordis et Sanguinis in Animalibus. Frankfurt a.M. 1628.
HAYEK, H. v.: Die menschliche Lunge. Berlin-Göttingen-Heidelberg: Springer 1953.
HOWELL, J. B. L., S. PERMUTT, and D. P. PROCTOR: Effect of lung inflation upon the pulmonary vascular bed of excised dog lungs. Fed. Proc. **17**, 74 (1958).
JUNGHANSS, W.: Die Endstrombahn der Lunge im postmortalen Angiogramm. Virchows Arch. path. Anat. **331**, 263 (1958).
KUNIENDA, R.: Evaluation of pulmonary blood volume in mitral valve disease by T-1824 method Koyu to Junkan (in Japanese) **3**, 510 (1955).
MILNOR, W. R., A. D. JOSE, and C. J. MCGAFF: Pulmonary vascular volume, resistance and compliance in man. Circulation **22**, 130 (1960).
MINKOWSKI, O.: Die Pathologie der Atmung. In: Handbuch der allgemeinen Pathologie, Bd. II. Leipzig: S. Hirzel 1912.
PIIPER, J.: Größe des Arterien-, des Capillar- und des Venenvolumens in der isolierten Hundelunge. Pflügers Arch. Physiol. **269**, 182 (1958).
— Die funktionellen Abschnitte des Lungensystems. Beitr. Silikose-Forsch. Heft 67 (1960).
QUINCKE, H., u. E. PFEIFFER: Arch. Anat. **5**, 90 (1871).
REICHEL, G.: Atemmechanik und Gasaustausch. In: Atemmechanik, Bd. 1. Verh. Ges. f. Lungen- u. Atmungsforschung. Berlin-Heidelberg-New York: Springer 1967.
REID, A., and B. E. HEARD: Preliminary studies of human pulmonary capillaries by India ink injection. Med. thorac. (Basel) **19**, 215 (1962).
RILEY, R. L.: In: Pulmonary Circulation. Eds.: W. ADAMS and J. VEITH. New York-London 1959.
ROUGHTON, F. I. W.: The average time spent by the blood in the human lung capillary and its relations to the rates of CO uptake and elimination in man. Amer. J. Physiol. **143**, 621 (1945).
SCHLICHER, L., U. PEIPER, H. KRUG u. H. BÖHME: Die Wirkung des transmuralen Druckes auf den arteriellen und venösen Raum der Strombahn der isolierten Kaninchenlunge. Z. ges. exp. Med. **131**, 443 (1959).
STEWART, G. N.: The output of the heart in dogs. Amer. J. Physiol. **57**, 27 (1921).
TIEMANN u. DAIBER: Beobachtungen an den Lungencapillaren. Z. ges. exp. Med. **86**, 464 (1933).
TÖNDURY, G.: Zur Segment-Anatomie der Lungenlappen. Schweiz. Z. Tbk. **11**, 227 (1954) und in Handbuch der inneren Medizin, Bd. IV/1. Berlin-Göttingen-Heidelberg: Springer 1956.
VOGEL, H.: Die Geschwindigkeit des Blutes in den Lungencapillaren. Helv. physiol. pharmacol. Acta **5**, 105 (1947).
WAGNER, W. W., u. G. F. FILLEY: Persönliche Mitteilung (1966).

WEARN, J. T., A. C. BERNSTENE, A. W. BROMER, J. S. BARR, W. J. GERMAN, and L. J. ZSCHIESCHE: The normal behavior of the pulmonary blood vessels with observation on the intermittence of the flow of blood. Amer. J. Physiol. **109**, 236 (1934).
WEIBEL, E.: Morphometrische Analyse von Zahl, Volumen und Oberfläche der Alveolen und Kapillaren der menschlichen Lunge. Z. Zellforsch. **57**, 648 (1962).
— Morphometry of the human lung. Berlin-Göttingen-Heidelberg: Springer 1963.
WILLNOW, R.: Besonderheiten im oberflächenmikroskopischen Bild der lebenden Igellunge. Z. mikr.-anat. Forsch. **64**, 548 (1958).
— Ergebnisse mikroskopischer Untersuchungen der subpleuralen Lungenstrombahn von Säugerlungen. Zit. nach ILLIG.

Diskussionsbemerkungen

H. J. BRANDT, Berlin:

Worin ist der von Ihnen angegebene Unterschied zwischen der Blähung der Lunge und der Dehnung durch Unterdruck von außen begründet? Physikalisch gesehen, handelt es sich in beiden Fällen um Druckdifferenzen.

R. BACKMANN, Münster:

Die Blähung der Lunge und die Dehnung durch Unterdruck hat nur einen unterschiedlichen Effekt auf das Gefäßsystem der Lunge, wenn die Lunge in einem geschlossenen System „gefesselt“ ist.

L. GEISLER, Gießen:

1. Wie hoch müssen die intraalveolaren Drucke im Auspreßbereich sein, um quantitativ die Capillarblutmenge erfassen zu können?
2. Könnten in der Klinik bei künstlicher Beatmung ähnliche Verhältnisse in der Lungenzirkulation auftreten, wie intraalveolare Druckerhöhung im Experiment sie bewirkt, und sind dabei Zusammenhänge mit der sog. „Respiratorlunge“ denkbar?

R. BACKMANN, Münster:

Bis zu einem Transmuraldruck von geringgradig über 0 wird alles Blut aus den Lungencapillaren herausgepreßt. Bei höheren Drucken läßt sich kein Blut mehr aus den Lungengefäßen herauspressen.

Bei der künstlichen Beatmung ist theoretisch gesehen mit einer Kompression der Capillaren zu rechnen mit Unterbrechung des Kreislaufes. Die rhythmische künstliche Beatmung bewirkt sicherlich innerhalb der Lunge regional unterschiedliche Druckverhältnisse im luftleitenden System, so daß der Kreislauf nicht unterbrochen wird.

H. MEESSEN, Düsseldorf:

Ich möchte fragen, ob die Trennung von Strom- und Netzcapillaren als Bau- und Funktionsprinzip nur in der Lunge vorkommt. In anderen Organen als der Lunge können jedenfalls mechanische Faktoren, die in der Lunge vorkommen, keine Rolle für die Steuerung der Mikrozirkulation spielen.

R. BACKMANN, Münster:

Strom- und Netzcapillaren werden in den terminalen Stromgebieten des großen Kreislaufes nachgewiesen. Die Regulation der Mikrozirkulation erfolgt dort meist durch Schleusenmuskeln und Pförtnerzellen der Strom- und Netzcapillaren. Mechanische Faktoren sind aber durchaus auch da möglich.

A. SCHAEDE, Bonn:

Welche Druckverhältnisse im Pulmonalkreislauf lagen in vivo bei den Emphysematikern vor? Bestand bereits unter Ruhebedingungen eine Hypertonie oder kam es nach Belastung zu einer Drucksteigerung im kleinen Kreislauf?

Man könnte sich vorstellen, daß vor allem unter letzteren Bedingungen bei älteren Emphysematikern die Entwicklung eines Cor pulmonale durch die bei jeder Belastung einsetzende starke Dyspnoe weitgehend verhindert wird. Ähnlich wie eine Claudicatio intermittens manchmal die Manifestation von Angina pectoris-Beschwerden kaschiert.

D. HERBERG, Heidelberg:

Haben Sie eine Vorstellung davon, wie hoch das Capillarsystem rarefiziert sein muß, bis es evtl. widerstandsbestimmend im kleinen Kreislauf wird? Viele — insbesondere englische — Autoren sind ja der Ansicht, daß ein Emphysem nicht zu einem Cor pulmonale führt (pink puffer!).

R. BACKMANN, Münster:

Über die Druckverhältnisse im pulmonalen Kreislauf in vivo bei den von uns untersuchten senil-atrophischen Emphysemlungen lagen keine Meßwerte vor; die Patienten wiesen klinisch keine pathologischen Lungen- oder Kreislaufsymptome auf.

Die Rarefizierung im Capillargefäßbett wird selbst bei sehr starkem Capillarschwund nicht allein zu einer Widerstandserhöhung im Pulmonalkreislauf führen; nur über sekundäre Regulationsmechanismen oder aber durch Beeinträchtigung der Arteriolen wird der Widerstand im kleinen Kreislauf zunehmen.

W. SCHOEDEL, Göttingen:

1. Warum hat WEIBEL keine Strom- und Netzcapillaren gefunden?
2. Sind die Unterschiede zwischen Strom- und Netzcapillaren nur funktionell bedingt oder gibt es morphologische Differenzen?

J. PIIPER, Göttingen:

Sind die Strom- und Netzcapillaren klar gegeneinander abgegrenzte Capillararten oder handelt es sich mehr um „Extremformen", die durch Übergangsformen verbunden sind?

H. H. LOESCHCKE, Bochum:

Wenn es gelingt, die Stromcapillaren durch Injektion darzustellen, stellt sich die Frage, ob man an solchen Präparaten die Stromcapillaren nicht histologisch identifizieren kann.

R. BACKMANN, Münster:

Morphologisch unterscheiden sich Strom- und Netzcapillaren in der Lunge nur durch ihre Lichtungsweite. Die Differenzierung der Capillargefäßstrecke zu Strom- und Netzcapillaren erfolgt wahrscheinlich funktionell durch Blutstromstärke und -richtung, durch Winkel der einzelnen Capillarsegmente in einer Alveole bei verschiedener Entfaltung und unterschiedlichem intraalveolären Druck in kleinsten Lungeneinheiten. Dabei können durchaus Übergangsformen zwischen den von uns genannten Strom- und Netzcapillaren auftreten. Untersucht man das Gefäßbett der isolierten Lunge rein morphologisch, wird man, da ein Druckausgleich in den Gefäßen und in luftleitendem System eingetreten ist, keine Unterschiede in der Capillarlichtungsweite mehr finden. So lassen sich die Strom- und Netzcapillaren nur mit einer kombinierten morphologisch funktionellen Methode nachweisen.

S. DAUM, Prag:

Der angegebene Wert von 260 ml des Lungencapillarblutvolumens ist für uns erstaunlich hoch. Diese Werte erhalten wir bei Gesunden unter Belastung — also wo die Lungenarteriolarresistenz abnimmt und wo auch die normal nicht perfundierten Alveolen perfundiert sind.

Kann man also nicht diese hohen postmortalen Werte so erklären, daß hier die Regulationsmechanismen für die Lungenzirkulation ausgefallen sind?

J. PIIPER, Göttingen:

Die von Ihnen bestimmten Capillarvolumenwerte sind erstaunlich hoch im Vergleich zu Werten, die mit physiologischen Methoden an Menschen in vivo bestimmt worden sind. Wieweit ist diese Diskrepanz darauf zurückzuführen, daß Sie Leichenlungen untersucht haben?

G.-FR. KESSLER, Marburg:

Herr BACKMANN, die von Physiologen bestimmten und von Ihnen erwähnten Werte des Blutvolumens in den Lungencapillaren (VC) sind unter Ruhebedingungen erhalten worden. WEST hat gezeigt, daß in Ruhe bei aufrechter Körperhaltung infolge unterschiedlicher hydrostatischer Drucke die Blutfülle in den Lungencapillaren im Verhältnis zur regionalen alveolären Ventilation an der Lungenspitze geringer ist als an der Lungenbasis. Es ist wahrscheinlich, daß bei Belastungen zunächst besonders diese Capillargebiete erweitert und stärker gefüllt werden. Dann steigt — mit physiologischen Methoden gemessen — VC von 60—100 ml in Ruhe auf 200—250 ml bei Belastung an. Dieser Wert entspricht dann genau Ihren anatomischen Untersuchungsergebnissen.

Haben Sie in Ihren Präparaten auch unterschiedliche capillare Blutfüllungen infolge differenter hydrostatischer Drucke finden können?

R. Backmann, Münster:

Die Lungencapillarblutmenge wurde von uns aus der Differenz zwischen Gesamtblutmenge in der Leichenlunge und der Blutmenge in den Arterien plus Venen ermittelt. Die Gesamtblutmenge betrug im Mittel 500 ml und entsprach den klinisch mit der Doppelkathetermethode gemessenen Werten. Es ist unwahrscheinlich, daß die großen Lungengefäße postmortal durch Ausfall der Regulationsmechanismen eine wesentliche Volumenzunahme erfahren. Die musculären Gefäßabschnitte in der Lunge sind außerdem nur sehr gering.

Wir haben einen Unterschied zwischen der Gesamtblutmenge in den Oberlappen und Unterlappen der Leichenlunge gemessen, das Verhältnis betrug im Mittel 44:56%. Für die Capillarblutmenge ist die Differenz zwischen dem Oberlappen und Unterlappen noch höher. Es besteht auch eine Beziehung zwischen der Alveolengröße und der Capillarblutmenge: Die Alveolengröße wiederum ist abhängig von dem hydrostatischen Druckgefälle im Thorax (Backmann: Verh. Dtsch. Ges. Path. 1967).

E. Kehler, Bleckede:

Gleichgültig, ob von Hayek mit seinen „Sperrarterien" recht hat oder nicht, bleibt doch die Tatsache bestehen, daß der Lungenkreislauf nicht nur druckpassiv, sondern auch aktiv gesteuert wird: Katecholamine verschließen die anatomischen Lungenshunts, Acetylcholin öffnet sie.

G. Fruhmann, München:

Sie haben in Ihren morphologischen Studien die Strömungs- und Netzcapillaren hervorgehoben und beiden Systemen gleiche Bedingungen für den Gasaustausch zugeschrieben. v. Hayek hat Sperrarterien postuliert und m.E. auch nachgewiesen. Von anderer Seite wurden subpleurale Riesencapillaren beschrieben. Sind beide Vorstellungen heute überholt? Diese Hypothesen waren für die Erklärung des wiederholt nachgewiesenen intrapulmonalen Kurzschlußblutes sehr von Nutzen.

R. Backmann, Münster:

Es ist unbestritten, daß der Lungenkreislauf auch aktiv gesteuert wird. Die Sperrarterien sind zwischen dem Bronchialgefäßsystem und dem Lungengefäßsystem geschaltet, sie haben für die von uns nachgewiesene unterschiedliche Strömung in den Strom- und Netzcapillaren keine Bedeutung. Die subpleuralen Riesencapillaren stellen veno-venöse Anastomosen im Lungenkreislauf dar, die besonders bei chronischen Stauungslungen vermehrt nachweisbar sind.

Dynamik der Lungenzirkulation: Druckübertragung und direkte Strömungsmessungen

R. Zeilhofer, Erlangen *

Das Druckverhalten im Lungenkreislauf als Bestandteil des Niederdrucksystems ist an einen großen Capillarquerschnitt, niedrigen peripheren Widerstand, kurze Wegstrecken, hohe Flexibilität und eine wenig druckwirksame Volumenspeicherungskapazität bei niedrigem Elastizitätsmodul der Lungengefäße ge-

* Priv.-Doz. Dr. R. Zeilhofer, Med. Klinik mit Poliklinik der Universität Erlangen-Nürnberg, 8520 Erlangen, Postfach 266

bunden. Zusätzlich wirken der Entfaltungszustand der Lungen, der negative Intrathorakaldruck und der peripher-zentralvenöse Druckgradient im geschlossenen Thorax im Gegensatz zur freigelegten Lunge grundsätzlich zirkulationsfördernd.

Einer der Vorteile der physikalischen Eigenschaften des Lungengefäßsystems ist die geringe Arbeitsbelastung des rechten Ventrikels. Die gleichen physikalischen Eigenschaften, der niedrige intravasale Druck und die enge anatomische Beziehung zum druckbelasteten Alveolarraum machen die Lungenzirkulation jedoch anfällig gegen Änderungen des intrapulmonalen, intrathorakalen und auch des abdominalen Umgebungsdrucks, zumal solche Druckschwankungen häufig im Bereich oder oberhalb der Größenordnung der intravasalen Drucke liegen.

Zu *unterscheiden sind Änderungen* im kurzfristigen Zeitgang der Atemphasen bzw. des Druckwechsels und Änderungen der zeitlichen Mittelwerte der Kreislaufgrößen. Das Auftreten und der Entstehungsmechanismus sind nach den jeweiligen experimentellen oder natürlichen Bedingungen, z. B. des nicht eröffneten Thorax, der freigelegten Lunge, statischen oder dynamischen Überdrucks oder der Spontanatmung verschieden.

Unter physiologischen Bedingungen beim Gesunden sind atemphasische Änderungen der Kreislaufgrößen ohne Bedeutung. Die Möglichkeit einer Kreislaufwirkung durch Druckübertragung ist jedoch am gesunden Thoraxlungensystem bei Überdruckbeatmung und Beatmung mit unphysiologischen negativen Drucken gegeben. Die wichtigste und häufigste Ursache unter spontanen natürlichen Bedingungen ist die obstruktive Ventilationsstörung.

An der *freiliegenden oder isolierten Lunge* sind die Effekte der Druckübertragung im Gegensatz zu den Bedingungen des geschlossenen Thorax insofern *übersichtlicher*, als nach Wegfall des Intrathorakaldrucks als atemmechanische Störgröße außer dem Dehnungsgrad der Lunge nur der Alveolardruck und als Angriffspunkt nur das Capillargebiet in Betracht kommen.

Mit *Öffnung des Thorax* bei expandierter Lunge steigt mit dem extrakardialen Druck auch der Druck im rechten Vorhof. Dabei fällt der venöse Zustrom und das Herzzeitvolumen unabhängig vom Insufflationsdruck [8]. Der Vorgang ähnelt einer Steigerung des Perikarddruckes beim Perikarderguß. In der kollabierten Lunge steigt der periphere Widerstand und Pulmonalarteriendruck [4, 12]. An der mit Überdruck expandierten Lunge überwiegen die zirkulatorischen Effekte der statischen oder dynamischen alveolären Druckbelastung mit Einengung des Capillarquerschnitts und Anstieg des peripheren Widerstandes. Bei konstantem Perfusionsdruck nimmt der Durchfluß ab [7, 10, 11, 12, 13, 15].

In neueren tierexperimentellen und Modellversuchen [7, 13] wurde gezeigt, daß eine Zunahme des Capillarwiderstandes durch steigenden Alveolardruck nicht zur Abnahme des Durchflusses führt. Der Durchfluß wird vielmehr durch Anstieg des Perfusions- bzw. Pulmonalarteriendruckes konstant gehalten. Das besagt, daß die nachgiebigen Capillaren durch den Perfusionsdruck offen gehalten werden.

Der Pulmonalarteriendruck steigt mit dem Alveolardruck linear und unabhängig vom Durchfluß an.

Aus Untersuchungen von de Bono u. Caro [7] ist zu entnehmen, daß die Druckdurchflußkurven der Pulmonalarterie mit Zunahme des Alveolardrucks parallel verschoben werden.

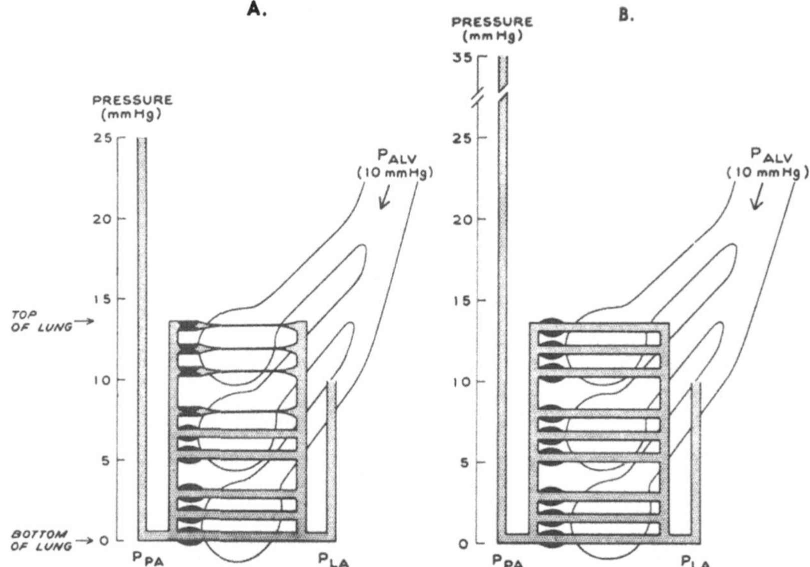

Abb. 1. Einfluß des Pulmonalarteriendrucks (P_{PA}) und des Alveolardrucks (P_{ALV}) auf den Querschnitt der Lungencapillaren in verschiedenen Lungenabschnitten, wenn der Druck im linken Vorhof (P_{LA}) in den basalen Lungenpartien approximativ dem Alveolardruck gleich ist (d.h., wenn eine Distension der Lungencapillaren von der intravasculären Seite her nur vom Pulmonalarteriendruck bewirkt werden kann). Das Diagramm zeigt Lungencapillaren unter 2 Bedingungen: (A) Wenn der Pulmonalarteriendruck approximativ dem Alveolardruck gleich ist, ist ein großer Teil der Lungencapillaren nicht entfaltet. (B) Wenn der Pulmonalarteriendruck wesentlich größer ist als der Alveolardruck, sind die Capillaren entfaltet (unter beiden Bedingungen ist der wirksame Perfusionsdruck und der Capillarquerschnitt vom jeweiligen hydrostatischen Druck je nach Lage in basalen oder apikalen Lungenabschnitten berücksichtigt). Nach KARP, GRAF und NADEL [13]

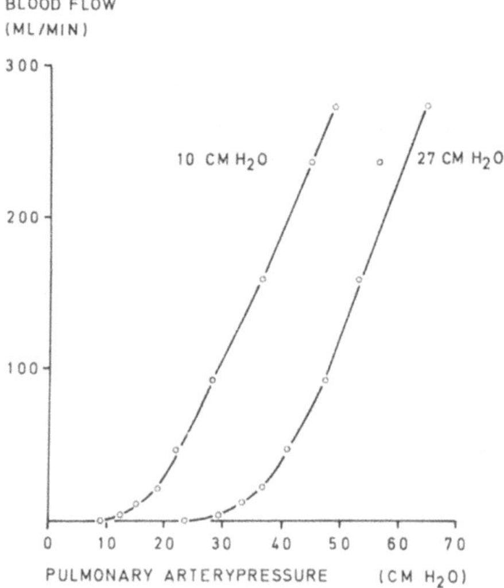

Abb. 2. Druck-Durchfluß-Kurven der Arteria pulmonalis beim Hund unter 2 verschiedenen Inflationsdrucken (10 und 27 cm H_2O). Mit Ausnahme des minimalen Durchflußbereichs verlaufen die Kurven parallel und um die Differenz des Inflationsdruckes voneinander verschoben. (Nach DE BONO und C. B. CARO [7])

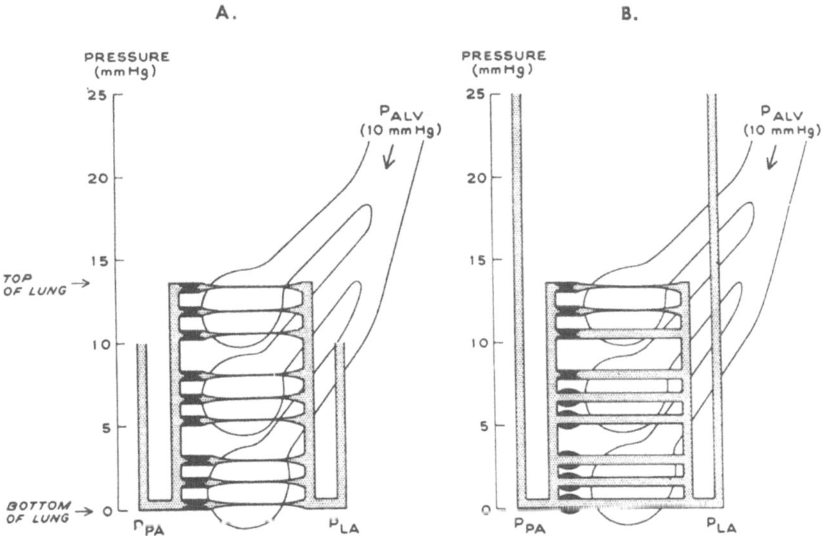

Abb. 3. Einfluß des Drucks im linken Vorhof (P_{LA}) und des Alveolardrucks (P_{ALV}) auf das Volumen der Lungencapillaren in verschiedenen Lungenabschnitten bei einem Durchfluß von O, d.h. wenn der Druck im linken Vorhof dem Pulmonalarteriendruck gleich ist. Verhalten der Lungencapillaren unter 2 verschiedenen Bedingungen: (A) Wenn der Druck im linken Vorhof in den basalen Lungenpartien approximativ gleich dem Alveolardruck ist, sind die Alveolarcapillaren in allen Lungenpartien komprimiert. (B) Wenn der Druck im linken Vorhof nur in der Lungenspitze approximativ gleich dem Alveolardruck ist, sind fast alle Alveolarcapillaren entfaltet. Nach Karp, Graf und Nadel [13]

Eine Steigerung des Pulmonalarteriendruckes tritt jedoch erst ein, wenn der Alveolardruck über 7 mm Hg, d.h. über den normalen Druck im linken Vorhof bzw. der Lungenvene ansteigt. Bei erhöhtem Druck im linken Vorhof steigt der Pulmonalarteriendruck erst mit entsprechend höheren Alveolardrucken.

Karp, Graf u. Nadel [13] haben dies mit einem Schema veranschaulicht. Demnach wird eine Capillarkompression durch erhöhten Lungenvenendruck verhindert, solange der Alveolardruck unter dem Lungenvenendruck bleibt. Übersteigt der Alveolardruck den Druck im linken Vorhof, so wird der Endpunkt des Druckgradienten der Lungenstrombahn vom linken Vorhof zum Capillargebiet vorverlegt. Berechnungen des eigentlichen Lungengefäßwiderstandes aus dem arterio-venösen Gradienten oder dem Pulmonalcapillardruck sind dann irreführend, wenn der Alveolardruck nicht berücksichtigt wird.

Die experimentellen Ergebnisse an der freigelegten Lunge sind auf die Verhältnisse im *geschlossenen Thorax mit dynamischem Druckwechsel* nicht ohne weiteres übertragbar. Zu den Einwirkungen des Alveolardrucks auf die Capillaren kommen im geschlossenen Thorax die Effekte des intrathorakalen bzw. extrakardialen und extravasalen Drucks auf den venösen Einstrom, das Schlagvolumen des rechten Ventrikels und den transmuralen Druck der Lungenarterie. Die Voraussetzung der Konstanz des venösen Angebotes, Durchflusses und capillären Blutvolumens und einer prompten Anpassung des Perfusionsdrucks an erhöhten

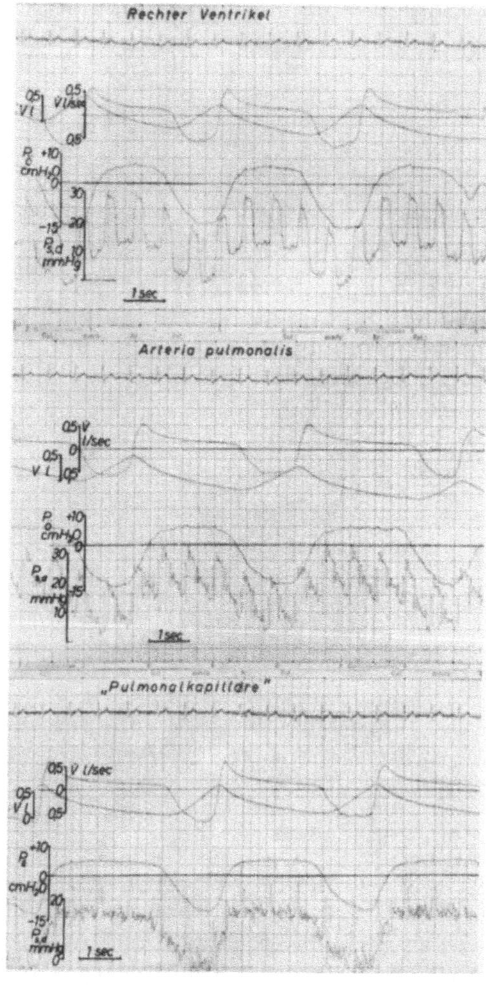

Abb. 4. Atmungsabhängige Schwankungen des Drucks im rechten Ventrikel, in der Arteria pulmonalis und in der mit dem Katheter erreichbaren Endverzweigung (sog. Pulmonalarteriendruck). Registrierung: EKG Abl. II, Pneumotachogramm $\dot{V}$, Oesophagusdruck $P_{ö}$, Blutdruck $P_{s,d}$

Alveolardruck ist im geschlossenen Thorax nicht gegeben. Methodische Schwierigkeiten ergeben sich hier aus dem Umstand, daß der Lungenvenendruck nicht gemessen werden kann und der wie üblich gemessene Pulmonalcapillardruck bei erhöhter alveolärer Druckbelastung nicht mit dem Lungenvenendruck identisch ist.

Die beiden wichtigsten klinischen Möglichkeiten einer abnormen Druckübertragung auf die Lungenzirkulation, nämlich die Überdruckbeatmung und die obstruktive Ventilationsstörung, verhalten sich hinsichtlich des intrapulmonalen und intrathorakalen Druckablaufs und der Kreislaufeffekte sehr ähnlich.

Die bekannten atemphasischen Druckschwankungen sind dadurch gekennzeichnet, daß die zentralvenösen Drucke in der Vena cava und im Vorhof und der

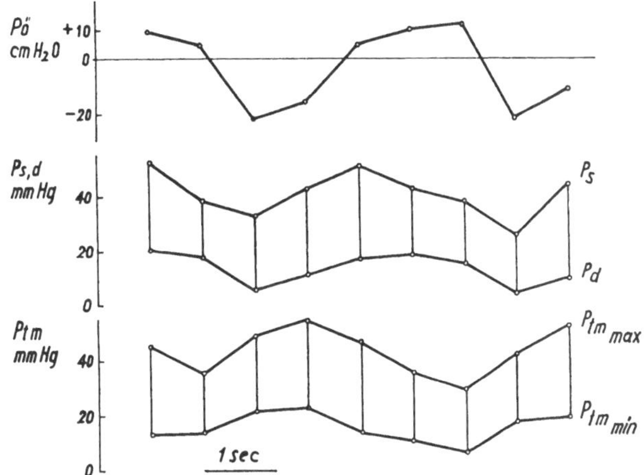

Abb. 5. Verhalten des transmuralen Druckes (P_{tm}) in der Arteria pulmonalis im Verlauf einer Atemperiode während Ruheatmung bei einem Patienten mit hochgradiger obstruktiver Ventilationsstörung. Gegen Ende der inspiratorischen Negativität des Intrathorakaldrucks ($O_ö$) nehmen die Druckamplituden und der transmurale Druck zu

diastolische Ventrikel- und Pulmonalarteriendruck proportional den Änderungen des Transpulmonaldruckes folgen. Diese direkte Druckübertragung muß bei der diagnostischen Bewertung von erhöhtem Vorhof- und diastolischem Ventrikeldruck sowie Berechnungen des Gefäßwiderstandes und der Mitralöffnungsfläche durch Ermittlung des transmuralen Nettodruckes aus $P_{ds} - (P_{oe})$ berücksichtigt werden.

Betrachtet man die Beziehung zwischen den intravasalen Drucken und dem Transpulmonaldruck, so fällt auf, daß der systolische Druck entgegen dem diastolischen Druck von der linearen Phasengleichheit mit dem transpulmonalen Druck abweicht, weil die Amplitude am Ende der Inspiration zu- und während der Exspiration abnimmt.

Der transmurale Druck in der Arteria pulmonalis zeigt dementsprechend exspiratorisch eine Abnahme des systolischen und Mitteldrucks und der Amplitude.

Daß es sich hierbei um die Folge von Schwankungen des venösen Zustroms und Schlagvolumens [22] handelt, kann man anhand des exspiratorischen Staudrucks in den extrathorakalen Venen und der transmuralen Druckänderungen in der Vena cava superior zeigen.

Zum gleichen Ergebnis kommt man mit direkten Strömungsmessungen. WELLER [20] hat in Hundeversuchen bei Stenoseatmung gezeigt, daß der Durchfluß in der Lungenarterie im Verlauf der Exspiration abnimmt und während der Inspiration wieder ansteigt. Dieser Effekt ist vom Grad der Stenose bzw. von der Höhe des exspiratorischen Alveolardrucks abhängig.

Ein weiterer Hinweis darauf, daß die Schwankungen des venösen Zuflusses vom rechten Ventrikel nicht ausgeglichen werden, ergibt sich aus der Analyse des phasischen Zeitgangs und der Änderungen des Spaltungsintervalls des 2. Herztons bzw. der Systolendauer des rechten Ventrikels. Im Verlauf der Inspiration

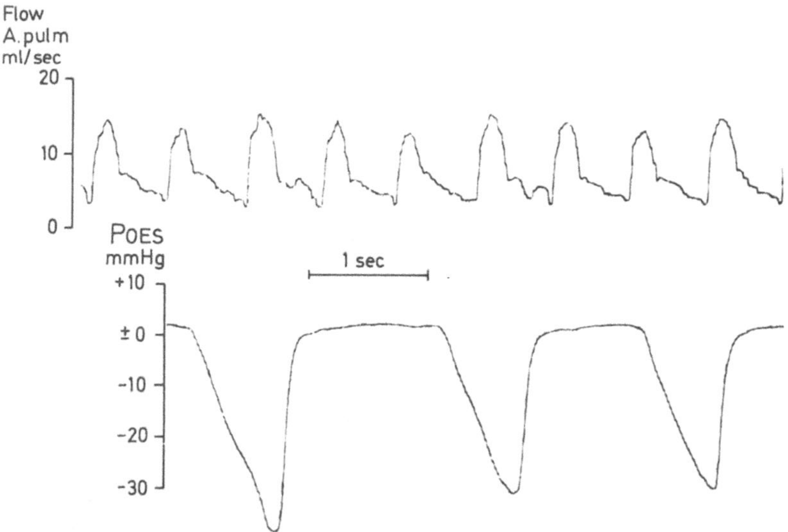

Abb. 6. Atemphasische Abnahme des Durchflusses in der Arteria pulmonalis am Ende einer Exspiration bei Atemwegsobstruktion. Nach ULMER, REIF u. WELLER [20]

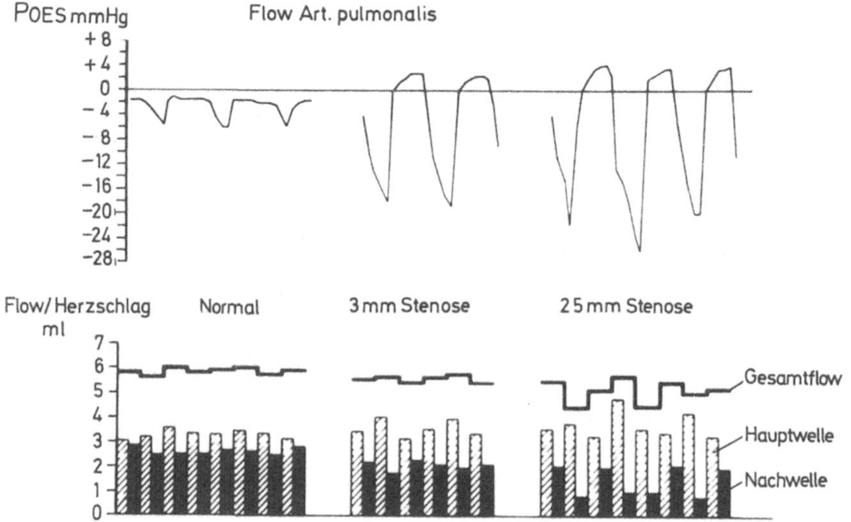

Abb. 7. Zunahme der atemphasischen Schwankungen des Durchflusses in der Arteria pulmonalis bei künstlicher Stenoseatmung in Abhängigkeit vom Stenosegrad. Nach ULMER, REIF u. WELLER [20]

nimmt das Spaltungsintervall bzw. die Distanz von der R-Zacke bis zum 2. Pulmonalton zu, im Verlauf der Exspiration ab [5, 24].

Anhand des folgenden Schemas kann man die *phasischen Durchfluß- und Widerstandsänderungen* indirekt aus dem intravasalen und transmuralen Druck der Arteria pulmonalis ableiten: Nimmt der *Capillarquerschnitt* bei erhöhtem Alveolardruck ab, so neigt sich die Widerstandskurve der Arteria pulmonalis zur

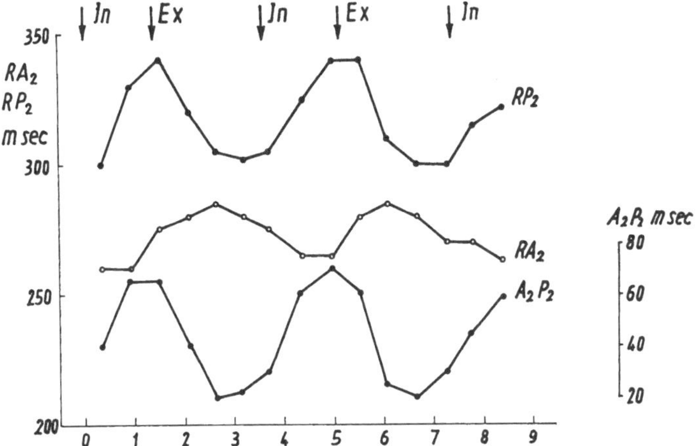

Abb. 8. Zeitgang der atmungsabhängigen Änderungen des Aorten- und Pulmonalisanteils sowie des Spaltungsintervalls des 2. Herztons während Ruheatmung bei einem Pat. mit obstruktivem Syndrom. Latenz zwischen Phasenwechsel der Atmung und Beginn der Verschiebungen von RP_2 und RA_2. Zeitliche Distanz zwischen den Maxima bzw. Minima von RP_2 und RA_2

Druckachse. Konstanz des Durchflusses würde Anstieg des Pulmonalarteriendruckes erfordern. Zu diesem Zeitpunkt fällt der Nettodruck jedoch ab. Der phasische Wechsel des Pulmonalarteriendruckes zwischen zwei verchiedenen Widerstands- bzw. Querschnittsbedingungen ist dann nur mit einer exspiratorischen Abnahme des Durchflusses zu erklären.

Gegenüber den Verhältnissen an der isolierten, mit statischem Überdruck belasteten Lunge, konstantem Durchfluß und Verhinderung einer Capillarkompression durch entsprechenden Anstieg des Perfusionsdrucks besteht im geschlossenen Thorax mit dynamischem Druckwechsel ein diskontinuierlicher Durchfluß. Infolge des exspiratorisch fallenden Zuflußvolumens kann der Pulmonalarteriendruck nicht kurzfristig gesteigert werden, um dem gleichzeitigen Alveolardruckanstieg und einer Capillarkompression zu begegnen. Setzt man dies voraus, so wäre eine exspiratorische Capillarkompression durch erhöhten Alveolardruck vor allem dann zu erwarten, wenn zum gleichen Zeitpunkt das capilläre Blutvolumen und der intracapilläre Druck fällt. Im Gegensatz zur gleichmäßig perfundierten Lunge ist der Capillarquer-

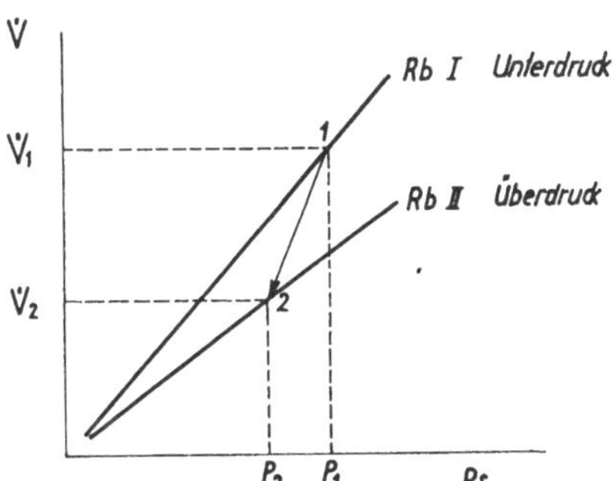

Abb. 9. Schematische Darstellung der atmungsabhängigen Änderungen des peripheren Lungengefäßwiderstandes (R_b), des systolischen Pulmonalarteriendrucks (P_s) und des Blutvolumendurchflusses ($\dot{V}$) in Abhängigkeit vom intrapulmonalen und intrathorakalen Unterdruck und Überdruck. Atmungsabhängige Änderungen der Blutdruckamplitude, des systolischen Drucks und des Volumendurchflusses im Verlauf einer Atemperiode vollziehen sich in der durch Punkt 1 und 2 bezeichneten Richtung

schnitt nicht nur von der Seite der Alveole, sondern auch von der Capillarfüllung beeinflußt. Im gleichen Sinne sind Untersuchungen von DALY [6] und NADEL [13] zu werten, wonach bei dynamischem alveolären Überdruck das capilläre Blutvolumen und die Diffusionskapazität abnehmen.

Mit einem *diskontinuierlichen Capillardurchfluß* und dementsprechend wechselnden *Schlagvolumen des linken Ventrikels* bei intermittierend erhöhtem Alveolardruck läßt sich wahrscheinlich auch die vorherrschende Komponente der *atemphasischen Blutdruckwellen* im großen Kreislauf und deren Ursprungsort im Capillargebiet erklären.

Die wesentliche *klinische Frage* dieses Themas ist jedoch, ob durch alveolären und intrathorakalen Überdruck unter spontanen Bedingungen echte Nettoänderungen der über die Zeit gemittelten Kreislaufgrößen zustande kommen. Dies betrifft:

1. Eine mechanische Auslösung einer pulmonalen Hypertonie,
2. das Verhalten des arteriellen Mitteldrucks und des extrathorakalen Venendrucks,
3. des Herzzeitvolumens,
4. und der Relationen der Blutverteilung zwischen dem intrathorakalen und extrathorakalen Kreislauf.

Das Zustandekommen einer *pulmonalen Hypertonie* ist nur vorstellbar, wenn die capilläre Durchflußbehinderung der Überdruckphase nicht vollständig durch eine Durchflußförderung während der Unterdruckphase ausgeglichen wird. Von Bedeutung ist hier sicherlich das Zeitverhältnis von Überdruck und Unterdruck bzw. Exspiration und Inspiration. Mit zunehmender Höhe und Dauer des Überdrucks verschiebt sich der *mittlere Alveolardruck* in den positiven Bereich. Die hierdurch hervorgerufene Steigerung des Pulmonalarteriendrucks ist allerdings nach *unseren eigenen* Untersuchungen bei obstruktiver Ventilationsstörung *gering*. Sofern man den Faktor der alveolären Hypoxie eliminieren kann, bekommt man über eine mechanisch ausgelöste pulmonale Hypertonie nur Auskunft anhand von Paralleländerungen der zeitlichen Mittelwerte der *Hämodynamik* und des *Alveolardrucks* oder der Resistance. SCHERRER [17] fand z.B. im provozierten Asthmaanfall mit Anstieg der Resistance von 10 auf 41 cm H_2O/l/sec eine Steigerung des Lungengefäßwiderstandes um 26% bei einem Anstieg des arteriovenösen Druckgradienten um 4 mm Hg. Ein Absinken des *arteriellen Mitteldrucks im Systemkreislauf* ist bei obstruktiver Ventilationsstörung bzw. im Asthmaanfall nicht so eindeutig wie bei Überdruckbeatmung oder statischer Druckbelastung der freigelegten Lunge. Das gleiche gilt für das *Herzzeitvolumen*. Offenbar wird durch Anhebung des *extrathorakalen Venendrucks* um den Betrag der intrathorakalen und alveolären Drucksteigerung der für den venösen Zustrom erforderliche Druckgradient zwischen dem peripheren und zentralen Venendruck im Gleichgewicht gehalten.

Eine Änderung der zeitlichen Mittelwerte ergibt sich jedoch unabhängig von den angewandten Methoden für die *Verteilung des intra- und extrathorakalen Blutvolumens*. Überdruck bewirkt demnach Abnahme des intrapulmonalen Blutvolumens und Verschiebung in die extrathorakalen Venen. Dieser Parameter zeigt auch ein genau umgekehrtes Verhalten bei Unterdruck mit Zunahme des intrapulmonalen Blutvolumens. Der Vollständigkeit halber sei hier als weitere Unterdruckwirkung die Provokation von Atelektasen und Zunahme der Kurzschlußdurchblutung erwähnt [11, 21].

Zusammenfassung

Ich habe versucht, unter Berücksichtigung des neueren Schrifttums, die Probleme einer mechanischen Beeinflussung der Lungenzirkulation darzustellen, die für die klinischen Bedingungen im geschlossenen Thorax und unter spontanen Atmungsbedingungen gelten. Wesentlich erscheint, daß die mechanischen Störungsfaktoren die Lungenzirkulation direkt beeinträchtigen können. Da dies ganz besonders für das Lungencapillargebiet gilt, greifen diese Störungen unmittelbar in den Gasaustausch ein. Die Druckübertragung auf die Lungenzirkulation hat außerdem einen wesentlichen praktisch-methodischen Aspekt, der die Berücksichtigung des intrapulmonalen und intrathorakalen Drucks in der kardiologischen Diagnostik erfordert.

Summary

The attemption is made to demonstrate the mechanical influences on pulmonary circulation in clinical conditions of closed chest and spontaneous respiration. It seems first to be important that the alveolar and intrathoracic pressure directly influence the intravasal pressure and flow. If the site of transmission of the alveolar pressure is especially the pulmonary capillary bed, the mechanical factors may also interfere with the alveolar capillary oxygen exchange, i. e. the diminished capillary blood volume. The transmission of alveolar and transpulmonary pressure on pulmonary vasculature requires further the important practical consequence to consider the intrapulmonary and intrathoracic pressures in cardiological diagnosis by calculation of the true intravasal and net pressures.

Literatur

1. Agostoni, E., and J. Piiper: Capillary pressure and distribution of vascular resistance in isolated lung. Amer. J. Physiol. **202**, 1033 (1962).
2. Aoyagi, K., u. J. Piiper: Analyse des Kreislaufs bei Spontanatmung und bei künstlicher Beatmung am narkotisierten Hund. Pflügers Arch. ges. Physiol. **284**, 131 (1965).
3. Backmann, R.: Die Zirkulationszeit des Blutes in der normalen Lunge und in der senilatrophischen Emphysemlunge. Med. thorac. **20**, 113 (1963).
4. Carey, J. F., and R. K. Hughes: Haemodynamic studies in open pneumothorax. J. thorac. cardiovasc. Surg. **55**, 538 (1968).
5. Castle, R. F., and K. L. Jones: The mechanism of respiratory variation in splitting of the second heart sound. Circulation **24**, 180 (1961).
6. Daly, W. J., J. C. Ross, and R. H. Behnke: The effect of changes in the pulmonary vascular bed produced by Atropin, pulmonary engorgment and positive – pressure – breathing on diffusing and mechanical properties of the lung. J. clin. Invest. **42**, 1083 (1963).
7. Bono, E. F. de, and C. G. Caro: Effect of lung inflating pressure on pulmonary blood pressure and flow. Amer. J. Physiol. **205**, 1178 (1963).
8. Fermoso, J. D., P. Q. Richardson, and A. P. Guyton: Mechanism of decrease in cardiac output caused by opening the chest. Amer. J. Physiol. **207**, 1112 (1964).
9. Giese, W.: Über die Endstrombahn der Lunge. Bad Oeynhausener Gespräche „Lungen und kleiner Kreislauf" **1956**, S. 45.

10. HARASAWA, M., and S. RODBARD: Ventilatory air pressure and pulmonary vascular resistance. Amer. Heart J. **60**, 73 (1960).
11. — — The effects on pulmonary vascular resistance of inflation, transpulmonary air pressure and pulmonary venous pressure. Cardiologia **39**, 245 (1961).
12. HARTUNG, W., u. L. DELFMANN: Perfusionsversuche an Leichenlungen. Beitr. Klin. Tuberk. **123**, 41 (1960).
13. KARP, R. B., P. D. GRAF, and J. A. NADEL: Regulation of pulmonary capillary blood volume by pulmonary arterial and left atrial pressures. Circulat. Res. **22**, 1 (1968).
14. KURAMOTO, K.: Effects of bloodflow and left atrial pressure on pulmonary venous resistance. Circulat. Res. **11**, 240 (1962).
15. PIIPER, J.: Verhalten des Strömungswiderstandes und der Blutfüllung im isolierten Lungenlappen des Hundes. Pflügers Arch. ges. Physiol. **264**, 596 (1957).
16. RILEY, R. L.: Effects of lung inflation on pulmonary vascular bed. In: Pulmonary Structure and Function (Ciba Foundation Symposium). Boston: Little and Brown 1962, p. 261.
17. SCHERRER, M., A. KOSTYAL, H. WIERZEJEWSKI, F. SCHMIDT u. H. A. v. GEUNS: Zur Pathophysiologie des provozierten bronchialasthmatischen Anfalls. Int. Arch. Allergy **9**, 65 (1956).
18. SCHLOSSER, D., E. HEYSE, and H. BARTELS: Flow rate of Erythrocytes in the capillaries of the lung. J. appl. Physiol. **20**, 110 (1965).
19. SCHORER, R., u. J. PIIPER: Netto-Effekte der Atembewegung auf den Kreislauf am narkotisierten Hund. Pflügers Arch. ges. Physiol. **284**, 108 (1965).
20. ULMER, W. T., E. REIF u. W. WELLER: Die obstruktiven Atemwegserkrankungen. Stuttgart: Thieme 1966.
21. VELASQUEZ, T., and L. E. FARHI: Effect of negative-pressure-breathing on lung mechanics and venous ad mixture. J. appl. Physiol. **19**, 665 (1964).
22. WONG, M., E. E. ESCOBAR, G. MARTINEZ, J. BUTLER, and E. RAPAPORT: Effect of continuous pressure breathing on right ventricular volumes. J. appl. Physiol. **22**, 1053 (1967).
23. ZEILHOFER, R.: Der Einfluß der Atemmechanik auf den Kreislauf bei obstruktiven Bronchialerkrankungen. Arch. Kreisl.-Forsch. **44**, 137 (1964).
24. — Ausmaß und Zeitgang der atmungsabhängigen Spaltung des 2. Herztons bei Gesunden und Patienten mit obstruktiven Lungenerkrankungen. Arch. Kreisl.-Forsch. **50**, 177 (1966).

Diskussionsbemerkungen

A. SCHAEDE, Bonn:

Bei chronisch obstruktiven Lungenerkrankungen muß wahrscheinlich ein unterschiedlicher Druck im Pulmonal-Capillarbereich und linken Vorhof angenommen werden.

R. ZEILHOFER, Erlangen:

Mit Differenzen zwischen Pulmonalcapillardruck und Druck im linken Vorhof muß gerechnet werden, wenn der Alveolardruck über den Druck im linken Vorhof ansteigt. Bei obstruktiven Atemwegserkrankungen müßte dies dann angenommen werden, wenn kein Rückstau von seiten des linken Herzens vorliegt und der Alveolardruck wesentlich erhöht ist.

D. NOLTE, Gießen:

1. Sie erwähnten den Einfluß des erhöhten Alveolardruckes auf den Lungenarteriendruck bei obstruktiver Ventilationsstörung.

Wir verfügen über Beobachtungen bei Kranken mit restriktiver Ventilationsstörung, deren Pulmonalarteriendruck (transmural) ähnliche atemsynchrone Schwankungen aufweist, ohne daß eine nennenswerte Alveolardruckerhöhung besteht. Weist das nicht auf die geringe Rolle hin, die der Alveolardruck im Vergleich zum Oesophagusdruck bei den atemsynchronen Pulmonalis-Druckschwankungen spielt?

2. Sie zeigten Kurven, die bei Atemwegsobstruktion in der Exspirationsphase ein Absinken des Druckes und der Druckamplitude des Pulmonalarteriendruckes mit gleichzeitigem Absinken des Flows und vermutlich des Schlagvolumens erkennen lassen. Das würde für starke atemsynchrone Schwankungen der vom rechten Herzen zu leistenden Arbeit ($\int V \cdot dp$) sprechen: Die Herzarbeit wäre in der Inspirationsphase am größten, am Ende der Exspirationsphase am kleinsten.

R. ZEILHOFER, Erlangen:
Die transmuralen Druckschwankungen in der Arteria pulmonalis sind nach unseren eigenen Untersuchungen bei Patienten mit obstruktiver Ventilationsstörung in erster Linie von den atemphasischen Änderungen des venösen Rückflusses und Schlagvolumens des rechten Ventrikels und diese wiederum vom Intrathoracaldruck dP_{oe} abhängig. Bei Obstruktionen wirkt die nichtelastische Komponente dP_{alv} über dP_{oe} auf das Zuflußvolumen. Bei Restriktionen treten prinzipiell gleiche relative Änderungen des Rückflusses in Abhängigkeit von dP_{oe} auf, wobei der nichtelastische Anteil dP_{alv} ohne Bedeutung ist. Allerdings muß bei Restriktionen wegen der ausgeprägten inspiratorischen Negativität von dP_{oe} auch mit einem Einfluß des Venenkollapses (Brecher) auf die Durchflußänderungen und damit auf die atemphasischen Schwankungen des Pulmonalarteriendruckes gerechnet werden. Aus den Schwankungen des Pulmonalarteriendruckes und deren Abhängigkeit vom Schlagvolumen des rechten Ventrikels ist richtig zu folgern, daß die Herzarbeit inspiratorisch größer als exspiratorisch ist.

S. DAUM, Prag:
Die Schwankungen des systolischen und diastolischen Druckes in der Art. pulmonalis oder den „PC"-Druck sehen wir auch bei Menschen. Je höher die Ventilation oder je schwerer das Lungenemphysem, desto größer ist die Schwankung. Aber — und das ist wichtig — der Mitteldruck bleibt unverändert (artefizielle Hyperventilation).

Wie war der Mitteldruck bei diesen Untersuchungen?

R. ZEILHOFER, Erlangen:
Der Pulmonalarterienmitteldruck ist exspiratorisch niedriger, d.h. atemphasisch verändert. Die über größere Zeitabstände gemittelten Werte lassen sich jedoch nur unter variablen, evtl. experimentellen Bedingungen vergleichen. Aus unseren eigenen Untersuchungen hat sich ergeben, daß der Pulmonalarterienmitteldruck durch die atemmechanischen Störungen allein nur wenig verändert wird. Die atemphasischen Schwankungen des Pulmonalarteriendruckes selbst korrelieren mit dem aktuellen Grad der obstruktiven Ventilationsstörung. Das ist jedoch nicht gleichbedeutend mit dem Grad eines Emphysems.

H. H. LOESCHCKE, Bochum:
Zur Frage, ob eine Hypertrophie des rechten Herzens auch auftreten kann, ohne daß ein erhöhter Druck in der Art. pulmonalis gemessen wird, wird darauf hingewiesen, daß die Messung nur eine Stichprobe darstellt. Der mittlere Druck über den ganzen Tag hängt von der Belastung ab, und sicherlich spielt auch der Vagotonus während der Nachtruhe eine Rolle. Der über den Tag gemittelte Druck kann also erhöht sein, selbst wenn er unter der Bedingung der Messung normal gefunden wurde.

W. HARTUNG, Münster:
Wie wichtig die Bedeutung der mittleren täglichen Belastung ist, kann man an den Fällen von Restlungensachverhalt nach Lungenresektion erkennen. Zwar ergeben sich im akuten Versuch wie auch bei Messungen unter Ruhebedingungen selbst nach Pneumektomie keine Drucksteigerungen im kleinen Kreislauf, die Obduktionsbeobachtungen zeigen aber, daß es — unter den Bedingungen des täglichen Lebens — schließlich doch zur Entwicklung eines Cor pulmonale kommt.

W. HARTUNG, Münster:
Mit den diskutierten Faktoren v. Eulerschen Reflex, abnorme Intrathorakaldrucke und anatomische Restriktion des Gefäßbettes ist wieder die „klassische Ursachen-Trias" der

pulmonalen Hypertonie und des Cor pulmonale beisammen. Vom anatomischen Standpunkt aus läßt sich zur Wirksamkeit des v. Eulerschen Reflexes nichts aussagen. Die mechanischen Auswirkungen abnormer Drucke auf das Capillarbett lassen sich an der isolierten Lunge recht gut untersuchen, während Modellmessungen zur Übertragung der Intrathorakaldrucke auf die großen extrathorakalen Venenstämme noch nicht vorliegen. Die anatomische Restriktion des Gefäßbettes bei den verschiedenen Lungenerkrankungen kann angiographisch und zumindest qualitativ auch im Perfusionstest an der isolierten Lunge bestimmt werden. Dabei hat sich, wie schon früher für das Emphysem diskutiert, die besondere Bedeutung des Verlustes kleiner Arterienäste und Arteriolen gegenüber lediglich einer stärkeren Auslichtung des Capillarbettes ergeben.

D. W. Behrenbeck, Bonn:

Mit Hilfe des Mikrokatheters nach Grandjean war es uns im letzten Jahr möglich, die bei einer größeren Zahl von Emphysematikern nach den klinischen, elektrokardiographischen und röntgenologischen Befunden vermutete pulmonale Hypertonie durch Druckmessungen zu kontrollieren. Unter Ruhebedingungen ergaben sich jedoch selten und nur in Fällen mit sehr ausgeprägten indirekten Zeichen einer pulmonalen Hypertonie erhöhte Druckwerte und auch unter Belastungen nur überraschend wenig hypertone Regulationen, die vom Normalen abweichen.

A. Schaede, Bonn:

Zur Frage von Herrn Harms bezüglich des Cor pulmonale: Von einem Cor pulmonale sollte man nur bei einer durch Druckmessung gesicherten Hypertonie im kleinen Kreislauf sprechen. Aus dem Elektrokardiogramm allein kann die Diagnose: „Cor pulmonale" nicht gestellt werden. Vergleichsuntersuchungen zeigen immer wieder eine Diskrepanz zwischen den elektrokardiographischen und klinischen bzw. hämodynamischen Befunden. Für die Abschätzung der Rechts-Herzbelastung aus dem Elektrokardiogramm werden nämlich beim Cor pulmonale indirekte Kriterien herangezogen, die sich auf Lageänderungs- und Rotationsphänomene sowie auf den veränderten Abgriff im elektrischen Feld beziehen. Falschpositive und falschnegative Beurteilungen sind daher keine Seltenheit. Selten sind dagegen die direkten Zeichen der rechtsventrikulären Hypertrophie, wie sie von Vitien mit Rechts-Herzbelastung bekannt und geläufig sind. Ein P-pulmonale wird nicht vom pulmonal-arteriellen Druck geprägt, sondern von der Höhe des enddiastolischen rechts-ventrikulären Druckes. Für seine Ausprägung spielen deswegen nicht nur die Druck- und Volumenarbeit des rechten Ventrikels, sondern vor allem eine Myokardinsuffizienz eine Rolle. Es muß auch an andere Faktoren, wie eine konstriktive Peri-, Myo- oder Endokarditis, gedacht werden.

R. Zeilhofer, Erlangen:

Hinsichtlich der quantitativen Beurteilung des Pulmonalarteriendruckes unter dem Gesichtspunkt der pulmonalen Hypertonie und des chronischen Cor pulmonale darf ich auf das Referat von Herrn Reichel verweisen (zu Loeschcke, Hartung, Behrenbeck, Schaede). Daß zirkadiane Schwankungen und die Abhängigkeit von körperlicher Belastung und nicht zuletzt auch der Kompensationszustand des rechten Ventrikels ein wesentlicher Grund für die Diskrepanzen zwischen dem Pulmonalarteriendruck einerseits und dem Ausmaß der Rechtshypertrophie sowie den indirekten elektrokardiographischen und röntgenologischen Befunden andererseits sind, zeigen z. B. auch telemetrische Langzeitmessungen mit dem Mikrokatheter.

Lungenkreislauf und Austausch der Atemgase

G. THEWS und H. R. VOGEL, Mainz *

1. Theoretische Grundlagen des Gasaustausches in der Lunge

a) O_2-Aufnahme

Der Austausch der Atemgase folgt sowohl in der Lunge als auch in den Geweben den Diffusionsgesetzen, die von dem Würzburger Physiologen FICK bereits vor über 100 Jahren mathematisch formuliert wurden (FICK, 1855). Unter Diffusion verstehen wir bekanntlich einen Ausgleichsvorgang, bei dem nach dem 2. Hauptsatz der Thermodynamik Moleküle vom Ort höherer Konzentration zu einem Ort niederer Konzentration transportiert werden. Die Transportenergie ist dabei die kinetische Energie der Moleküle selbst, die bei ihren Bewegungen in allen Richtungen Zusammenstöße erfahren, wobei jedoch wegen der unterschiedlichen Dichte die Häufigkeit der Kollisionen in Richtung der abnehmenden Konzentration am geringsten ist. Auf diese Weise erfolgt eine Molekülverschiebung so lange, bis ein Konzentrationsausgleich hergestellt ist. Das System geht von einem unwahrscheinlichen in einen wahrscheinlichen Zustand über, oder, anders formuliert, die Entropie strebt einem Maximalwert zu.

Quantitativ wird dieser Vorgang durch das 1. Ficksche Diffusionsgesetz beschrieben, wonach der Diffusionsstrom direkt proportional ist dem Konzentrations- oder Partialdruckgefälle sowie der Größe der Austauschfläche. Bei der Sauerstoffaufnahme in der Lunge ist die Anwendung des Fickschen Diffusionsgesetzes jedoch nicht ohne weiteres möglich (vgl. THEWS, 1963):

1. Auf seinem Weg von den Alveolen bis in das Innere der Erythrocyten hat der Sauerstoff verschiedene Medien zu überwinden, die dem Diffusionsstrom ganz unterschiedliche Widerstände entgegensetzen. Diese Diffusionswiderstände werden entweder durch ihren reziproken Wert, die O_2-Leitfähigkeit, gekennzeichnet oder bei zeitabhängigen Diffusionsprozessen durch den O_2-Diffusionskoeffizienten. Tabelle 1 enthält die Werte für die beiden Konstanten in den Diffusionsmedien der Lunge, wie sie heute als gültig angenommen werden dürfen.

Tabelle 1. *O_2-Leitfähigkeit (Kroghscher Diffusionskoeffizient) K und O_2-Diffusionskoeffizient D für die Diffusionsmedien in der Lunge (37°C)*

	$K\left[\frac{\text{ml } O_2}{\text{cm} \cdot \text{min} \cdot \text{Atm}}\right]$	$D\left[\frac{\text{cm}^2}{\text{sec}}\right]$	Literatur
Alveolocapilläre Membran	$2{,}5 \cdot 10^{-5}$	$2{,}3 \cdot 10^{-5}$	GROTE (1967)
Plasma	$3{,}6 \cdot 10^{-5}$	$2{,}5 \cdot 10^{-5}$	GERTZ u. LOESCHCKE (1954)
Erythrocyt	$1{,}7 \cdot 10^{-5}$	$1{,}2 \cdot 10^{-5}$	GROTE u. THEWS (1962) korr.

* Prof. Dr. Dr. G. THEWS, Prof. Dr. H. R. VOGEL, Physiologisches Institut der Johannes-Gutenberg-Universität, 6500 Mainz, Saarstraße 21.

2. Die Anwendung der Diffusionsgesetze wird ferner dadurch erschwert, daß im Innern des Erythrocyten der Diffusionsvorgang gekoppelt ist mit der chemischen Reaktion des Sauerstoffes mit dem Hämoglobin. Die Beschreibung des kombinierten Diffusions-Reaktions-Prozesses erfordert einen erheblichen mathematischen Aufwand und ist bisher nur näherungsweise gelungen. Es würde zu weit führen, die verschiedenen mathematischen Ansätze dafür von HILL (1928/29), ROUGHTON (1932), NICOLSON u. ROUGHTON (1951), THEWS (1956) sowie von MOCHIZUKI u. FUKUOKA (1958) hier näher zu erläutern. Es ist jedoch festzuhalten, daß es heute, insbesondere bei Benutzung elektronischer Analog- und Digitalrechenanlagen, durchaus möglich ist, den Prozeß der O_2-Aufnahme durch das Lungencapillarblut in seinem zeitlichen Ablauf zu berechnen.

3. Schließlich ist noch die aufnahmebeschleunigende Funktion des Hämoglobins zu berücksichtigen. KLUG, KREUZER u. ROUGHTON (1956) sowie SCHOLANDER (1960) haben darauf hingewiesen, daß der O_2-Transport in Hämoglobinlösungen schneller erfolgt, als dies nach den Gesetzmäßigkeiten für die O_2-Diffusion zu erwarten wäre. Nachdem man zunächst an eine noch unbekannte transportbeschleunigende Wirkung der Hb-Moleküle gedacht hatte, darf man nach den Untersuchungen von MOLL (1962) annehmen, daß dieser Effekt durch die Diffusion der HbO_2-Moleküle selbst zustande kommt. Hämoglobin nimmt an den Orten des höheren O_2-Druckes den Sauerstoff auf und transportiert ihn per diffusionem zu den Orten des niedrigen Partialdruckes. Trotz sehr langsamer HbO_2-Diffusion können wegen der großen O_2-Bindungskapazität des Hämoglobins auf diese Weise erhebliche O_2-Mengen in der Zeiteinheit zusätzlich transportiert werden. Mit einem solchen Effekt ist auch bei der O_2-Aufnahme der Lunge im Inneren des Erythrocyten zu rechnen.

b) CO_2-Abgabe

Noch wesentlich lückenhafter als in bezug auf die O_2-Aufnahme ist unsere Kenntnis über die Kinetik der CO_2-Abgabe in der Lunge. Im allgemeinen begnügt man sich in diesem Zusammenhang mit der Feststellung, daß CO_2 20—25mal schneller diffundiert als O_2 und daß daher der Diffusionsausgleich zwischen Lungencapillarblut und Alveolen auch unter ungünstigen Bedingungen sichergestellt sei. Hierbei ist jedoch bereits die erste Aussage nur bedingt richtig. Wenn auch die CO_2-Diffusionskonstanten in den Austauschmedien der Lunge noch nicht bestimmt werden konnten, so zeigen doch die Messungen an anderen Geweben (vgl. Tabelle 2), daß zwar die Diffusionsleitfähigkeiten in biologischen Medien für CO_2 bedeutend größer sind als für O_2, daß sich aber die Diffusionskoeffizienten gerade umgekehrt verhalten. Für das Gehirngewebe ist beispielsweise D_{CO_2} 5mal kleiner als D_{O_2}. Das bedeutet in bezug auf die Diffusionsleitfähigkeit K: Bei gleichen Partialdruckgradienten kann 20—25mal mehr CO_2 als O_2 per diffusionem ausgetauscht werden. Im Hinblick auf den Diffusionskoeffizienten D muß man jedoch feststellen: Der Vorgang des Diffusionsangleichs an einen vorgegebenen Partialdruck läuft für CO_2 etwa 5mal langsamer ab als für O_2. Einen solchen langsameren Angleich an den alveolären CO_2-Druck müssen wir auch bei der Passage des Blutes durch die Lungencapillare annehmen. Eine daraus evtl. resultierende endcapillär-alveoläre CO_2-Druckdifferenz tritt aber wegen der ohnehin geringen austauschbestimmenden CO_2-Druckdifferenzen zwischen Capillarblut und Alveolen kaum in Erscheinung.

Besonders kompliziert wird die Beurteilung der CO_2-Abgabe durch die Kopplung des Diffusionsvorganges mit einer Reihe von chemischen Reaktionen, durch die CO_2 aus seinen Bindungen freigesetzt wird (vgl. Abb. 1). Einen Einfluß auf den zeitlichen Ablauf der CO_2-Abgabe könnten danach ausüben: 1. die H^+-Ionenfreisetzung aus der Hämoglobinbindung durch die gleichzeitig stattfindende Oxygenierung (Haldane-Effekt), 2. der Bicarbonat-Chlorionen-Austausch (Hamburger-Shift), 3. die Assoziation der Kohlensäure, 4. die Dehydratation zu CO_2 und H_2O, die jedoch im Erythrocyteninneren wegen der Mitwirkung der Carboanhydrase stark beschleunigt ist, 5. die CO_2-Freisetzung aus der Carbaminobindung des Hämoglobins, die ebenfalls durch den Haldane-Effekt beeinflußt wird, und schließlich 6. die Abdiffusion des CO_2. Über die Kinetik dieser verschiedenen Teilprozesse ist sehr wenig bekannt, so daß der zeitliche Ablauf der CO_2-Abgabe im Gegensatz zur O_2-Aufnahme noch nicht berechnet werden konnte. Aussagen sind bisher nur möglich über die prozentualen Anteile, mit denen die einzelnen Bindungsformen am CO_2-Austausch beteiligt sind. Abb. 2 gibt einen Überblick über

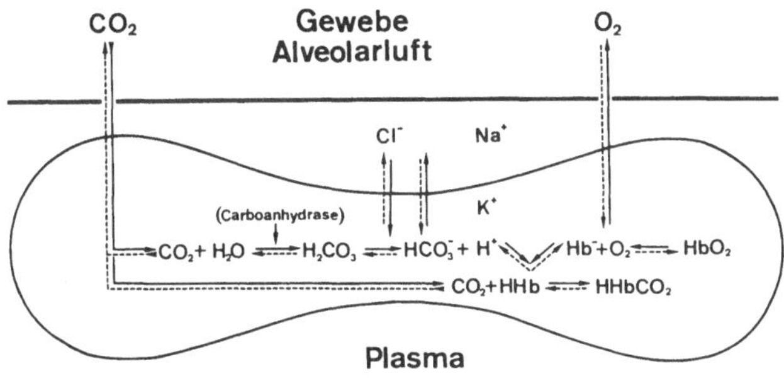

Abb. 1. CO_2-Transportmechanismen des Blutes nach THEWS (1968). CO_2 wird hauptsächlich in der Form von Bicarbonat $[HCO_3^-]$ und Carbhämoglobin ($HHbCO_2$) chemisch gebunden. Bei der CO_2-Abgabe in der Lunge können alle durch punktierte Linien gekennzeichneten Prozesse den zeitlichen Ablauf mehr oder weniger stark beeinflussen

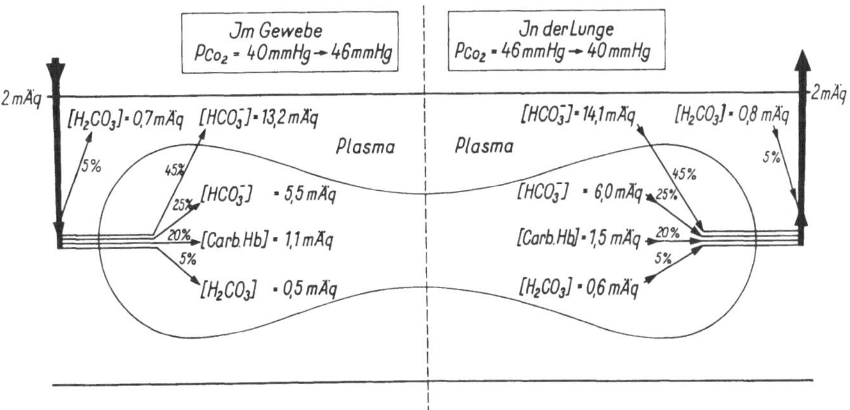

Abb. 2. Anteile der einzelnen CO_2-Bindungsformen am CO_2-Austausch in der Lunge und im Gewebe. Alle mÄq-Werte beziehen sich auf 55 Vol.-% Plasma und 45 Vol.-% Erythrocyten in 1 Liter Blut

die CO_2-Austauschraten für den Lungengesunden unter Ruhebedingungen. Alle Werte sind auf 55 Vol.-% Plasma und 45 Vol.-% Erythrocyten in 1 Liter Blut bezogen.

Tabelle 2. *Diffusionsleitfähigkeit (Kroghscher Diffusionskoeffizient) K und Diffusionskoeffizient D für O_2 und CO_2 im Gehirngewebe*

	O_2-Diffusion	CO_2-Diffusion	
$K \left[\frac{\text{ml}}{\text{cm} \cdot \text{min} \cdot \text{Atm}}\right]$	$2{,}3 \cdot 10^{-5}$	$5{,}4 \cdot 10^{-4}$	$\frac{K_{CO_2}}{K_{O_2}} = 23$
$D \left[\frac{\text{cm}^2}{\text{sec}}\right]$	$1{,}7 \cdot 10^{-5}$	$3{,}3 \cdot 10^{-6}$	$\frac{D_{CO_2}}{D_{O_2}} = 0{,}2$

Nach THEWS (1960) sowie SIESJÖ u. THEWS (1962).

Die Schwierigkeiten, die sich bei der theoretischen Untersuchung der O_2-Aufnahme und der CO_2-Abgabe in der Lunge ergeben, waren der Anlaß dafür, daß in den letzten Jahren in verstärktem Maße versucht wurde, eine Klärung der zeitlichen Verhältnisse auf experimentellem Wege herbeizuführen.

2. Zeitlicher Ablauf der Austauschprozesse

a) O_2-Aufnahme

Im Mittelpunkt der Untersuchungen über den zeitlichen Ablauf des Gasaustausches in der Lunge steht heute der Erythrocyt. Während man früher vor allem die alveolocapilläre Membran als Diffusionshindernis in Betracht zog, haben sich neuerdings die Diffusions- und Reaktionswiderstände im Inneren des Erythrocyten als die entscheidenden Größen erwiesen. Seit den grundlegenden Untersuchungen von HARTRIDGE u. ROUGHTON (1923) hat man sich deshalb intensiv darum bemüht, diese Faktoren experimentell zu erfassen, Modellversuche an Erythrocyten nach der „rapid flow"-Methode (HARTRIDGE u. ROUGHTON, 1925), der „stopped flow"-Methode (GIBSON, 1954), der „continuous flow"-Methode (FORSTER, 1957) und der Erythrocyten-Einschußmethode (NIESEL, THEWS u. LÜBBERS, 1959) brachten eine Reihe neuer Erkenntnisse über den Reaktions- und Diffusionsablauf der Gasaustauschvorgänge. Die mit diesen Methoden gewonnenen Ergebnisse lassen sich aber nur bedingt auf die physiologischen Gegebenheiten in der Lunge übertragen. Für unsere Untersuchungen benutzten wir deshalb ein modifiziertes Lamellenverfahren nach THEWS (1959), das den Verhältnissen in der Lunge relativ gut angepaßt werden kann und dem folgendes Prinzip zugrunde liegt (s. Abb. 3). Unter Ausnutzung der Oberflächenspannung des Blutes lassen sich in einem Metallring Blutlamellen ausspannen, die so dünn sind, daß die Erythrocyten in einfacher Schicht nebeneinanderliegen. Diese „monoerythrocytären" Blutlamellen werden in den Lichtstrahl eines Photometers gebracht und bei 37 °C einem plötzlichen Wechsel der O_2- bzw. CO_2-Partialdrucke ausgesetzt. Die dadurch bedingten Änderungen in der O_2-Sättigung des Hämoglobins werden in ihrem zeitlichen Ablauf photometrisch erfaßt und auf einem Oscillographenschirm registriert.

In 25 Modellversuchen wurden auf diese Weise die O_2-Aufnahmezeiten des Erythrocyten, der von einem Plasmafilm umgeben ist, unter „Normoxiebedingungen“ gemessen (vgl. FRECH, SCHULTEHINRICHS, VOGEL u. THEWS, 1968). Der Erythrocyt war also einem plötzlichen Gaswechsel ausgesetzt, wie er beim Eintritt in die Lungencapillare unter Luftatmungsbedingungen vorkommt ($P_{O_2} = 40$ mm Hg, $P_{CO_2} = 47$ mm Hg $\rightarrow$ $P_{O_2} = 100$ mm Hg, $P_{CO_2} = 40$ mm Hg). Die Tem-

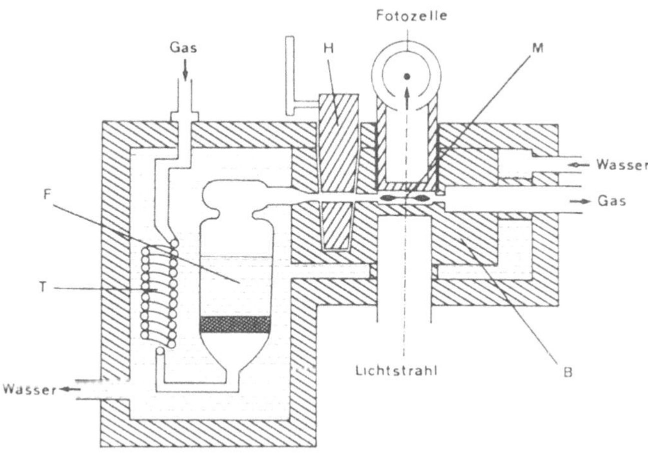

Abb. 3. Querschnitt der Reaktionskammer zur Untersuchung der O_2- bzw. CO_2-Aufnahme und -Abgabe sehr dünner Blutlamellen. *M* aufgespannte Blutmembran in der Meßkammer, die von Gasgemischen durchströmt wird. Umschalten des Doppelwegehahnes *H* bewirkt einen Gaswechsel in der Meßkammer, so daß die Partialdrucke in der Umgebung der Lamelle sich plötzlich ändern. Die Spirale *T* dient dem Temperaturangleich, die Frittenflaschen *F* der Wasserdampfsättigung des jeweils durchgeleiteten Gases. Die Kammertemperatur wird von thermostatisiertem Wasser auf 37 °C konstant gehalten. Eine Fotozelle registriert die Absorptionsänderungen des Hämoglobins

peratur in der Meßkammer betrug 37 °C. Abb. 4 (A) zeigt als Ergebnis der Unter suchung den zeitlichen Anstieg der mittleren O_2-Sättigung des Hämoglobins. In der Abbildung sind die Meßpunkte zusammen mit ihren Standardabweichungen eingetragen. Zum Vergleich ist die nach THEWS (1963) berechnete Anstiegskurve mit eingezeichnet. In einem Erythrocyten mit einer Plasmarandschicht erfolgt danach 50% der gesamten O_2-Sättigungsänderung in 0,02 sec und 90% in 0,085 sec.

Die mittleren Aufsättigungszeiten, in 29 Modellversuchen gleicher Art unter „Hypoxiebedingungen“ gemessen, sind in Abb. 4 (B) dargestellt. Hierbei wurde ein O_2-CO_2-Druckwechsel durchgeführt, wie er bei Einatmung eines O_2-Mangelgemisches für den Gasaustausch in der Lungencapillare maßgebend ist ($P_{O_2} = 24$ mm Hg, $P_{CO_2} = 40$ mm Hg $\rightarrow$ $P_{O_2} = 47$ mm Hg, $P_{CO_2} = 35$ mm Hg). Man erkennt, daß unter diesen Bedingungen 50% der gesamten O_2-Sättigungsänderung nach 0,09 sec erreicht ist.

Die Frage nach dem zeitlichen Verlauf der Erythrocytenaufsättigung bei Vorschaltung eines größeren Diffusionshindernisses ist im Hinblick auf die Berechnung der O_2-Diffusionskapazität von besonderem Interesse. In der Lunge hat der Sauerstoff bekanntlich zunächst die alveolocapilläre Membran zu passieren, bevor er in das Plasma und dann in den Erythrocyten eindringen kann. Im Modell-

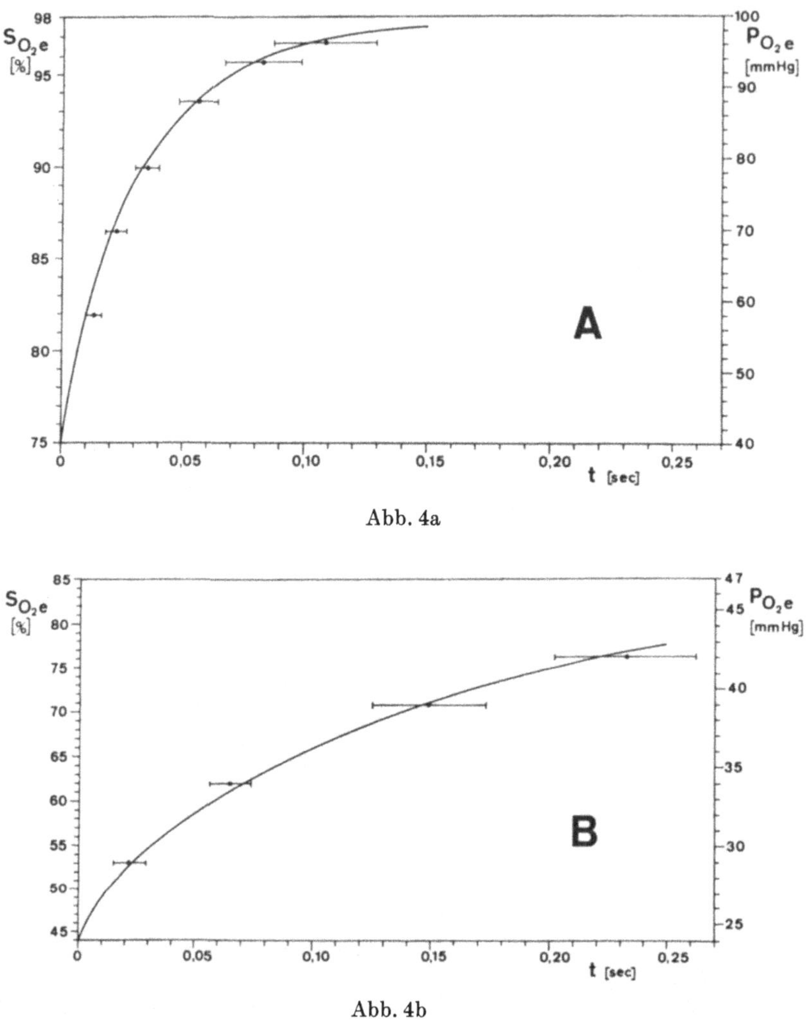

Abb. 4a

Abb. 4b

Abb. 4. Zeitlicher Verlauf der O_2-Sättigungszunahme des Hämoglobins in monoerythrocytären Blutlamellen bei plötzlicher Änderung der O_2- und CO_2-Partialdrucke. Die Punkte (mit zugehörigen Standardabweichungen) geben die Mittelwerte aus 25 bzw. 29 Messungen wieder, die ausgezogenen Kurven sind nach THEWS (1963) berechnet. A Wechsel von einem „arteriellen" auf ein „venöses" Gemisch im „Normoxiebereich" ($P_{O_2} = 40$ mm Hg, $P_{CO_2} = 47$ mm Hg $\rightarrow P_{O_2} = 100$ mm Hg, $P_{CO_2} = 40$ mm Hg). B Gaswechsel im „Hypoxiebereich" ($P_{O_2} =$ 24 mm Hg, $P_{CO_2} = 40$ mm Hg $\rightarrow P_{O_2} = 47$ mm Hg, $P_{CO_2} = 35$ mm Hg)

versuch wurde die alveolocapilläre Membran durch eine wenige Mikron dicke Cellophanmembran ersetzt und die O_2-Sättigungszunahme des Erythrocyten nach einem plötzlichen Gaswechsel gemessen. Die O_2- und CO_2-Partialdruckänderungen entsprachen dabei wieder den in der Lunge normalerweise vorliegenden Verhältnissen ($P_{O_2} = 40$ mm Hg, $P_{CO_2} = 47$ mm Hg $\rightarrow P_{O_2} = 100$ mm Hg, $P_{CO_2} = 40$ mm Hg). Abb. 5 zeigt die Ergebnisse aus vier derartigen Modellversuchen. In der logarithmischen Darstellung der O_2-Sättigung in Abhängigkeit von der Zeit lassen sich die Meßpunkte zwanglos durch eine Gerade verbinden. Die O_2-Sättigungszunahme weist also einen rein exponentiellen Verlauf auf. Zum Vergleich ist die unter Berücksichtigung der alveolocapillären Membran berechnete pulmonale Aufsättigungskurve (gestrichelt) miteingezeichnet (vgl. THEWS, 1963). Man erkennt, daß die Aufsättigungszeiten in den Modellversuchen aufgrund der größeren Membrandicken insgesamt länger sind, in der Kurvenform jedoch stimmen die theoretisch ermittelten mit den experimentell gewonnenen Kurven überein.

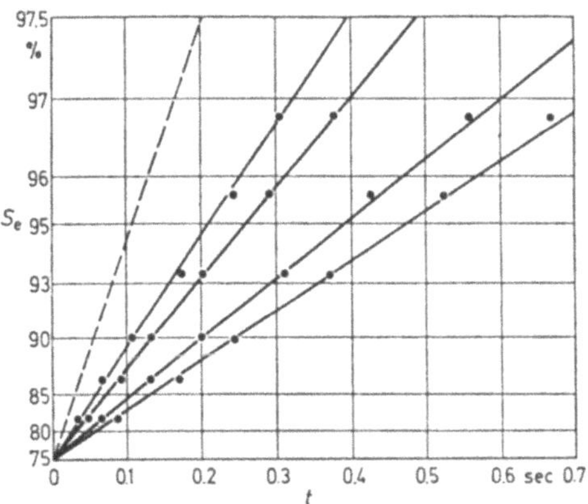

Abb. 5. O_2-Sättigungszunahme in vier Blutlamellen mit zusätzlich vorgeschalteten, verschieden dicken Cellophanmembranen nach einem plötzlichen Gaswechsel. In logarithmischer Darstellung lassen sich die Meßpunkte (S_e = Sauerstoffsättigung im Erythrocyten) durch Geraden verbinden. Zum Vergleich ist die berechnete Kurve für die Aufsättigung unter den Bedingungen in der Lungencapillare (THEWS, 1963) gestrichelt eingezeichnet

Die von uns gemessenen Zeiten für die O_2-Aufnahme des plasmaumgebenen Erythrocyten unter „Normoxie-“ und „Hypoxiebedingungen“ können zur Abschätzung der Kontaktzeit in der Lunge dienen. Darunter hat man die Zeit zu verstehen, in der der Erythrocyt im Mittel mit der Alveolarluft in Diffusionskontakt steht. Hierbei muß als Maß für die Unvollständigkeit des Diffusionsangleiches die alveolär-endcapilläre O_2-Druckdifferenz ($A\,c'\,D$) als bekannt vorausgesetzt werden. Gleichzeitig ist zu berücksichtigen, daß die Aufsättigungszeiten in der Lunge länger sein müssen als in den Modellversuchen, weil die vorgeschaltete alveolocapilläre Membran einen verzögernden Einfluß ausübt. Nach THEWS (1963) hat man unter Berücksichtigung des von GROTE (1967) gemessenen Wertes für den O_2-Diffusionskoeffizienten des Lungenparenchyms bei einer Membrandicke von 0,5 μ mit einer Verzögerung um den Faktor 1,3 zu rechnen. Damit ergeben sich aus unseren Messungen Kontaktzeiten zwischen 0,2 und 0,3 sec.

b) CO_2-Abgabe

Mit der gleichen Versuchsanordnung lassen sich auch Aufschlüsse über die zeitbegrenzenden Teilprozesse beim CO_2-Austausch gewinnen (vgl. SCHULTEHINRICHS, VOGEL u. THEWS, 1968). Zu diesem Zweck haben wir Blutlamellen mit einer einlagigen Erythrocytenschicht bei konstantem äußeren O_2-Druck einem plötzlichen CO_2-Druckwechsel ausgesetzt. Die nach Maßgabe des Bohr-Effekts darauf ab-

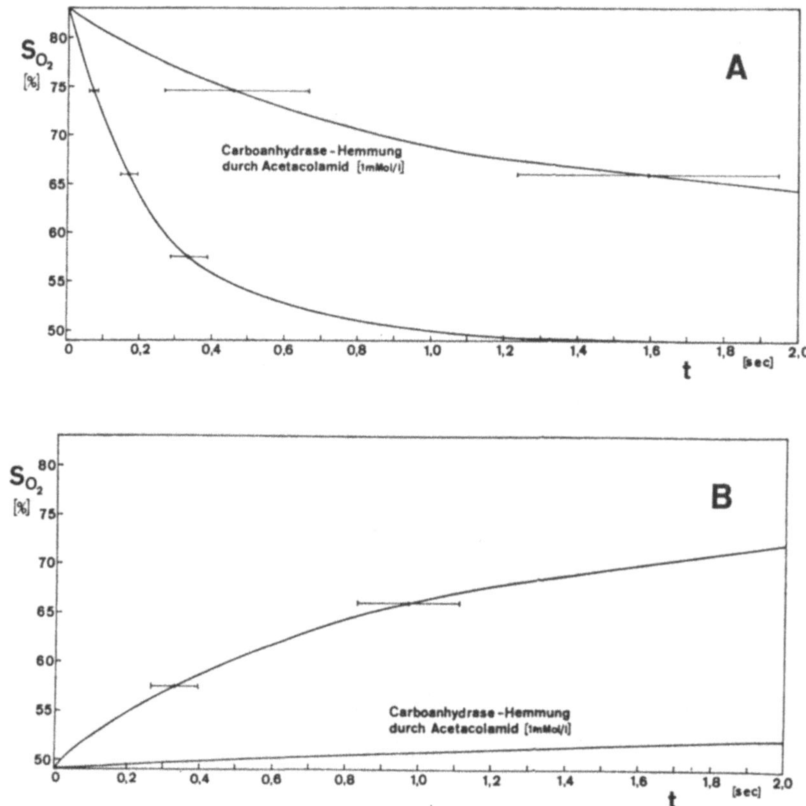

Abb. 6. Zeitlicher Ablauf des Bohr-Effektes in dünnen Blutlamellen. Die Punkte mit zugehörigen Standardabweichungen geben die Mittelwerte von je 18 Messungen wieder. A O_2-Entsättigung nach einem CO_2-Sprung von 15 auf 71 mm Hg bei konstantem P_{O_2} von 34 mm Hg. Wird dem Blut Acetacolamid zugesetzt, verlängert sich die Halbwertzeit des Entsättigungsvorganges von 0,17 auf 1,6 sec. B Deutlich langsamer verlaufende O_2-Aufsättigung nach einem CO_2-Sprung von 71 auf 15 mm Hg bei konstantem P_{O_2} von 34 mm Hg. Nach Zusatz von Acetacolamid verlängert sich die Halbwertzeit von 0,97 auf 18,4 sec

laufende O_2-Sättigungsänderung des Hämoglobins wurde fortlaufend photometrisch registriert. Den zeitlichen Ablauf der Sättigungsabnahme nach einem CO_2-Sprung von 15 auf 71 mm Hg bei konstantem O_2-Druck von 34 mm Hg stellen 2 Mittelwertskurven aus je 18 Messungen in Abb. 6 (A) dar. Der langsamere Vorgang entspricht der Entsättigung nach Hemmung der Carboanhydrase in den Erythrocyten. Die Halbwertzeit verlängert sich dadurch von 0,17 auf 1,6 sec, also um den Faktor 9. Abb. 6 (B) zeigt den Aufsättigungsvorgang nach einem CO_2-Sprung in umgekehrter Richtung. Die deutlich längere Halbwertzeit von 0,97 sec steigt nach Carboanhydrasehemmung auf 18 sec an.

Die gleiche Sättigungsabnahme von 83% auf 49%, die beim CO_2-Sprung von 15 auf 71 mm Hg bei konstantem P_{O_2} von 34 mm Hg entsteht, erreicht man mit einem O_2-Druckwechsel von 55 auf 25 mm Hg bei konstantem P_{CO_2} von 40 mm Hg.

In diesem Fall läuft die O_2-Sättigungsabnahme durch Erniedrigung des O_2-Druckes fast gleich schnell wie nach Erhöhung des CO_2-Druckes ab. Setzt man voraus, daß die CO_2-Diffusion mit relativ großer Geschwindigkeit abläuft, so legt diese Beobachtung folgenden Schluß nahe: Die Sättigung des Hämoglobins kann nur dann abnehmen, wenn der freigewordene Sauerstoff nicht zu einem intracellulären O_2-Druckanstieg führt, sondern abdiffundiert. Unter unseren Bedingungen muß somit die Diffusionsrate des Sauerstoffs als zeitbestimmend für die Entsättigung angesehen werden.

Ganz anders liegen die Verhältnisse bei der CO_2-Abgabe, die uns hier besonders interessiert. Eine genauere Analyse der einzelnen Teilprozesse bei der Aufsättigung des Hämoglobins nach einer CO_2-Druckerniedrigung führt zu dem Ergebnis, daß die relativ lange Halbwertzeit dieses Vorganges wahrscheinlich auf den Bicarbonat-Chlorionen-Austausch zurückzuführen ist. Zeitbegrenzend ist für den bei unseren Versuchen realisierten Fall großer CO_2-Druckänderungen der Transport des Bicarbonats aus dem Plasma in den Erythrocyten. In der Lunge jedoch dürfte die Diffusion des Bicarbonats als zeitbegrenzender Vorgang kaum wirksam werden, da hier die CO_2-Druckänderungen so klein sind, daß die intracellulären Bicarbonatmengen für einen sofortigen Ersatz des CO_2-Verlustes der Zelle ausreichen. Die langsamere Hamburger-Shift kann dann keinen Einfluß mehr auf den zeitlichen Ablauf des Bohr-Effektes ausüben.

3. *Die O_2-Diffusionskapazität der Lunge*

Im Zusammenhang mit der Frage, ob der Gasaustausch in der Lunge allein den Gesetzmäßigkeiten der Diffusion folge oder zusätzlich durch eine aktive Leistung der die Alveolarluft und das Capillarblut trennenden Zellschichten bewirkt würde, versuchten als erste Bohr (1909) sowie A. u. M. Krogh (1909) die Diffusionsverhältnisse quantitativ zu erfassen. Da es zu dieser Zeit noch nicht möglich war, irgendwelche genaueren Angaben über die von den Atemgasen zu passierenden Diffusionsmedien und ihre Diffusionswiderstände zu machen, lag es nahe, eine Größe einzuführen, die ein Maß für die „Diffusionsfähigkeit" der gesamten Lunge darstellt, ohne von diesen speziellen Größen abhängig zu sein. Selbstverständlich mußte sie der experimentellen Bestimmung zugänglich sein. So definierte Bohr (1909) die O_2-Diffusionskapazität der Lunge D_L als diejenige Sauerstoffmenge, die pro Minute und je mm Hg mittlerer Druckdifferenz zwischen Alveole und Capillarinnerem vom Blut aufgenommen wird:

$$D_L = \frac{\dot{V}_{O_2}}{P_A - \overline{P_c}} = \frac{\dot{V}_{O_2}}{\Delta P} \,. \tag{1}$$

Hierin bedeuten: $\dot{V}_{O_2}$ [ml/min] die Sauerstoffaufnahme, $\overline{P_c}$ [mm Hg] den über die Capillarlänge gemittelten Sauerstoffdruck im Blut, ΔP [mm Hg] die mittlere O_2-Druckdifferenz zwischen Alveolarluft und Capillarblut.

Diese Definition schließt die wichtigste Aussage des 1. Fickschen Diffusionsgesetzes in sich ein, wonach die transportierte Gasmenge der jeweiligen Partialdruckdifferenz proportional ist. Abgesehen hiervon schien sie zunächst von speziellen Voraussetzungen über die Diffusionsbedingungen in der Lunge unabhängig zu sein. Und doch enthält die Definition implizit eine schwerwiegende und, wie wir heute wissen, nicht erfüllte Voraussetzung: Das Verfahren der Mittelbildung über die Sauerstoffdrucke im Capillarblut ist nur dann eindeutig durchführbar, wenn zu jedem Querschnitt des Capillarlumens ein wohldefinierter Sauerstoffdruck gehört. Das bedeutet, daß sich der Sauerstoff, der die Alveolar- und Capillarwand passiert hat, augenblicklich über den Capillarquerschnitt verteilen müßte. Mit anderen Worten: Die alveolocapilläre Membran wäre das einzig wirksame Diffusionshindernis. Wie wir aber gesehen haben, ist der Zeitbedarf für die intracapillären Prozesse nicht zu vernachlässigen, so daß von einem im Capillarquerschnitt überall gleich großen O_2-Druck keine Rede sein kann. Diese Problematik hatte bereits BOHR (1909) klar erkannt. Da diese Tatsache heute fast vollständig in Vergessenheit geraten ist, soll die entscheidende Stelle hier im Wortlaut zitiert werden: „Dem ungeachtet ist bei unserer mangelhaften Kenntnis der für die Substanz der Blutkörperchen geltenden Diffusionsbedingungen die Möglichkeit keineswegs ausgeschlossen, daß ein nicht unbedeutender Teil der zur Diffusion verstreichenden Zeit gerade von der Aufnahme der Gase in den Blutkörperchen beansprucht wird.“

Diese Vermutung BOHRS hat sich in der Zwischenzeit als Tatsache erwiesen. Es ergibt sich damit die Frage, welchen Sauerstoffdruck $\overline{P_c}$ innerhalb des Capillarquerschnittes man bei der Bildung der O_2-Druckdifferenz $\overline{\Delta P} = \overline{P_A} - \overline{P_c}$ im Nenner der Definitionsgleichung (1) einzusetzen hat. THEWS (1959) hat vorgeschlagen, hierfür jeweils den mittleren O_2-Druck im Erythrocyten zu wählen. ROUGHTON u. FORSTER (1957) versuchten das Problem der unvollständigen Definition der O_2-Diffusionskapazität dadurch zu lösen, daß sie die Größe in einen Membrananteil und einen Blutanteil zerlegten. Bei einer solchen Zerlegung ist zu berücksichtigen, daß D_L seiner Definition nach nichts anderes darstellt als die O_2-Gesamtleitfähigkeit, also den reziproken O_2-Diffusionswiderstand der Lunge. Ebenso wie sich im elektrischen Analogiefall bei einer Reihenschaltung die reziproken Leitfähigkeiten der einzelnen Glieder zur reziproken Gesamtleitfähigkeit addieren, muß auch für die Diffusionskapazitäten die Beziehung

$$\frac{1}{D_L} = \frac{1}{D_M} + \frac{1}{D_{Bl}} \tag{2}$$

gelten, wobei D_M und D_{Bl} die Diffusionskapazitäten der alveolocapillären Membran und des Blutes darstellen.

Alle diese Überlegungen zur Definition der O_2-Diffusionskapazität haben eine praktische Bedeutung für die Bestimmung dieser Größe in der Lungenfunktionsdiagnostik. Im allgemeinen geht man dabei so vor, daß der Patient ein O_2-Mangelgemisch einatmet, bis ein stationärer hypoxischer Zustand erreicht ist. Dann ermittelt man den alveolären O_2-Druck $P_{A_{O_2}}$, den arteriellen O_2-Druck $P_{a_{O_2}}$ und, wenn möglich, mit Hilfe eines Herzkatheters auch den O_2-Druck des venösen Mischblutes $P_{\overline{v}_{O_2}}$. Bei sehr niedrigen O_2-Drucken ist nämlich die alveolär-arterielle O_2-Druckdifferenz AaD_{O_2} vorwiegend von den Diffusionsbedingungen in der Lunge abhängig. Aus den drei Meßwerten $P_{A_{O_2}}$, $P_{a_{O_2}}$ und $P_{\overline{v}_{O_2}}$ ist nun die O_2-Diffusionskapazität zu berechnen. Unter den oben geschilderten Voraussetzungen BOHRS benutzte man dazu früher das nach ihm benannte Integrationsverfahren. Die Kenntnis des exponentiellen Aufsättigungsmodus des Erythrocyten in der Lungencapillare erlaubt es nun jedoch, ein genaueres und zugleich einfacher zu handhabendes Berechnungsverfahren nach THEWS (1959, 1968) anzuwenden. Für die O_2-Diffusionskapazität ergibt sich die Beziehung

$$D_L = \frac{\dot{V}_{O_2}}{P_{c'_{O_2}} - P_{\bar{v}_{O_2}}} \ln \frac{P_{A_{O_2}} - P_{\bar{v}_{O_2}}}{P_{A_{O_2}} - P_{c'_{O_2}}} . \tag{3}$$

Darin bedeuten $\dot{V}_{O_2}$ die O_2-Aufnahme und $P_{c'_{O_2}}$ den endcapillären O_2-Druck, der im Hypoxiefall mit dem arteriellen O_2-Druck näherungsweise übereinstimmt ($P_{c'_{O_2}} = P_{a_{O_2}}$). Diese Gleichung ist in Abb. 7 in Form eines Leiternomogramms dargestellt, aus dem sich der gesuchte Wert von D_L für die speziellen Meßdaten ohne besondere Rechnung ablesen läßt (vgl. THEWS, 1967).

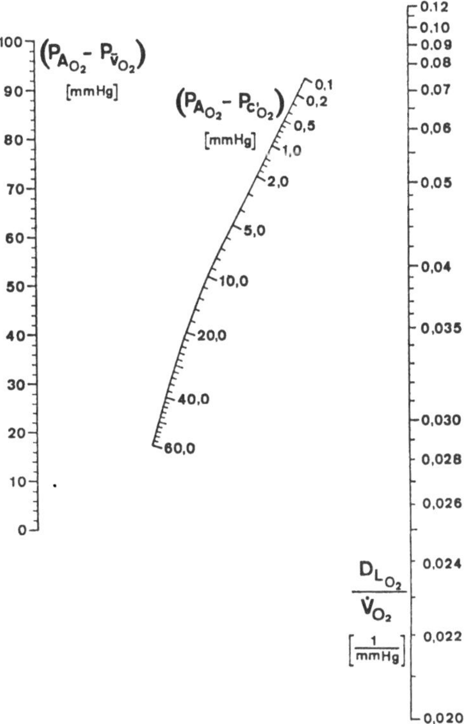

Abb. 7. Nomogramm für die Ermittlung der O_2-Diffusionskapazität D_L aus den Meßdaten $P_{A_{O_2}}$ = alveolärer O_2-Druck, $P_{c'_{O_2}}$ = endcapillärer O_2-Druck, $P_{\bar{v}_{O_2}}$ = O_2-Druck des venösen Mischblutes, $\dot{V}_{O_2}$ = O_2-Aufnahme in ml/min

Ähnlich wie die Wirksamkeit der Ventilation nur in Abhängigkeit von der zugeordneten Durchblutung beurteilt werden kann, muß auch die O_2-Diffusionskapazität jeweils auf die Perfusionsgröße bezogen werden. Entscheidend für den Austauscheffekt ist also das O_2-Diffusionskapazitäts-Perfusions-Verhältnis $D_L/\dot{Q}$. Eine Abnahme dieses Verhältnisses wird als Diffusionsstörung gekennzeichnet. Es kann sich dabei, wie in Abb. 8 schematisch dargestellt, um eine Einschränkung der Austauschfläche oder um eine Zunahme des Diffusionswiderstandes in der alveolocapillären Membran oder schließlich um eine Verkürzung der Kontaktzeit infolge

Durchblutungssteigerung handeln. In allen Fällen ist ein Angleich des capillären an den alveolären O_2-Druck nicht mehr möglich. Das Blut verläßt die Capillaren mit einem deutlich herabgesetzten O_2-Druck. Eine solche Diffusionsstörung findet man z.B. bei Fibrose, Pneumokoniose, Bronchopneumonie, Miliartuberkulose und

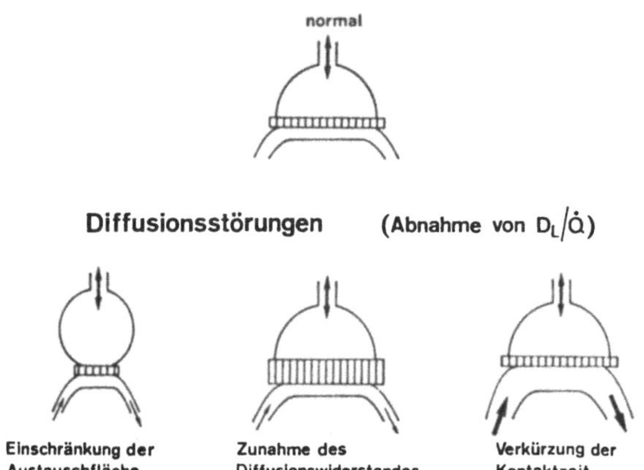

Abb. 8. Schematische Darstellung zur Erläuterung der prinzipiellen Ursachen für eine Diffusionsstörung

Pulmonalsklerose. Der Einfluß des diffusionsbedingten unvollständigen Gasaustausches auf die Arterialisierung wurde von Vogel (1967) auf der Grundlage der Ergebnisse von Thews (1961) berechnet und in einem Nomogramm dargestellt (s. Abb. 9). Bei Kenntnis des Ventilations-Perfusions-Verhältnisses $\dot{V}_A/\dot{Q}$ und des Diffusionskapazitäts-Perfusions-Verhältnisses $D_L/\dot{Q}$ kann man hieraus die resul-

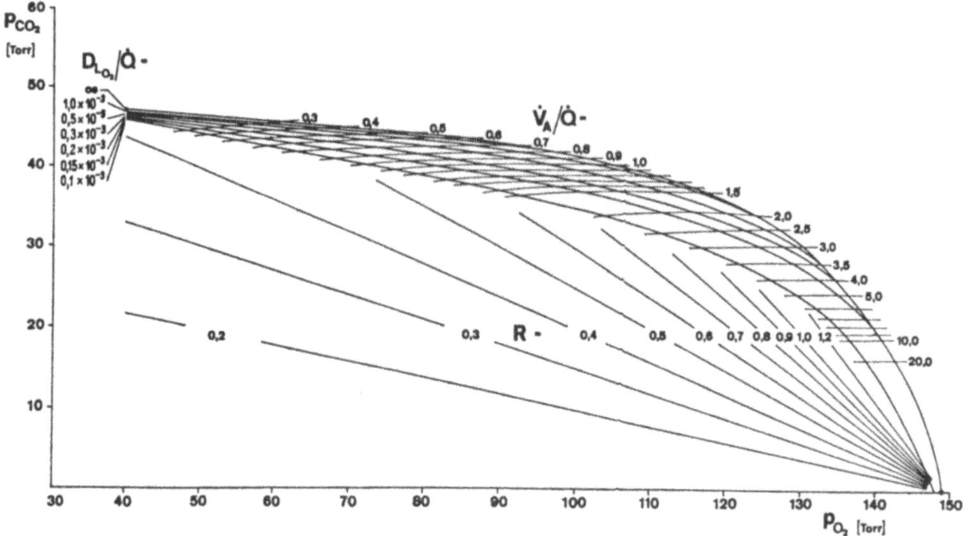

Abb. 9. Abhängigkeit der arteriellen O_2- und CO_2-Drucke (P_{O_2}, P_{CO_2}) vom Ventilations-Perfusions-Verhältnis $\dot{V}_A/\dot{Q}$ und vom Diffusionskapazitäts-Perfusions-Verhältnis $D_L/\dot{Q}$ nach Vogel (1967)

tierenden arteriellen O_2- und CO_2-Drucke auf der Abszisse bzw. Ordinate direkt ablesen. Damit ist erstmalig die Abhängigkeit der arteriellen Blutgaswerte von den für die Lungenfunktion relevanten Parametern quantitativ festgelegt worden.

4. Die Inhomogenitäten des Diffusionskapazitäts-Perfusions-Verhältnisses

Eine wesentliche Bedeutung für den Arterialisierungseffekt kommt schließlich den funktionellen Inhomogenitäten in der Lunge zu. Schon beim Gesunden, in besonderem Maße aber beim Lungenkranken findet man eine ungleichmäßige Verteilung von Ventilation, Perfusion und Diffusion auf die verschiedenen Lungenabschnitte. Diese Inhomogenitäten führen stets zu einer Herabsetzung des arteriellen O_2-Druckes und in geringerem Maße zu einem Anstieg des arteriellen CO_2-Druckes. Sofern der Inhomogenitätseffekt stärker ins Gewicht fällt, spricht man von einer Verteilungsstörung.

Wie zunächst VISSER u. MAAS (1959) sowie PIIPER (1961) theoretisch begründeten und wie wir auch experimentell nachweisen konnten, sind im pathologischen Fall neben den Inhomogenitäten des Ventilations-Perfusions-Verhältnisses $\dot{V}_A/\dot{Q}$ auch die Verteilungsungleichmäßigkeiten des Diffusionskapazitäts-Perfusions-Verhältnisses $D_L/\dot{Q}$ von ausschlaggebender Bedeutung für den Arterialisierungseffekt in der Lunge. Vom Standpunkt des Gasaustausches her ergeben sich danach vier grundsätzliche Möglichkeiten für Lungenfunktionsstörungen, die in Abb. 10 schematisch dargestellt sind. Auf der Abszisse sind hier die Werte für das Ventilations-Perfusions-Verhältnis $\dot{V}_A/\dot{Q}$ aufgetragen. Die Ordinate enthält die

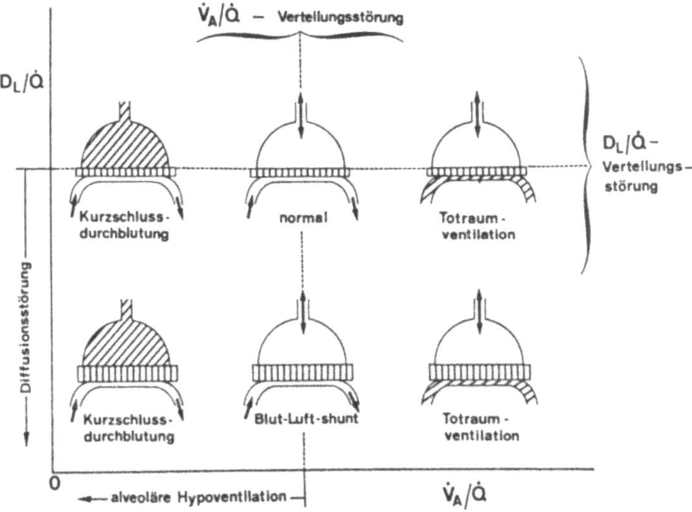

Abb. 10. Einteilung der Lungenfunktionsstörungen. Der Arterialisierungseffekt hängt vom Ventilations-Perfusions-Verhältnis $\dot{V}_A/\dot{Q}$ (Abszisse) und vom Diffusionskapazitäts-Perfusions-Verhältnis $D_L/\dot{Q}$ (Ordinate) ab. Eine alveoläre Hypoventilation (Abnahme von $\dot{V}_A/\dot{Q}$) führt zur Senkung des alveolären und arteriellen O_2-Druckes und zum Anstieg der entsprechenden CO_2-Drucke. Eine Diffusionsstörung (Abnahme von $D_L/\dot{Q}$) erhöht die alveolär-arterielle O_2-Druckdifferenz. Verteilungsungleichmäßigkeiten von $\dot{V}_A/\dot{Q}$ und $D_L/\dot{Q}$ bzw. Verteilungsstörungen 1. und 2. Art vermindern ebenfalls den Arterialisierungseffekt

Werte für das Diffusionskapazitäts-Perfusions-Verhältnis $D_L/\dot{Q}$. Eine Senkung von $\dot{V}_A/\dot{Q}$ stellt eine alveoläre Hypoventilation dar, wobei die funktionelle Kurzschlußdurchblutung als Extremfall einer solchen Störung aufzufassen ist. Eine Abnahme von $D_L/\dot{Q}$ kennzeichnet eine Diffusionsstörung. Sind die beiden maßgebenden Verhältnisse bei normalen Mittelwerten extrem ungleichmäßig über die Lunge verteilt, dann liegt eine $\dot{V}_A/\dot{Q}$- bzw. $D_L/\dot{Q}$-Verteilungsstörung oder in anderer Bezeichnung eine Verteilungsstörung 1. bzw. 2. Art vor. Im Endeffekt führen die vier genannten Funktionsstörungen, die in der Regel miteinander kombiniert vorkommen, alle zu demselben Ergebnis: Der arterielle O_2-Druck ist unter den Normwert gesenkt.

Bis vor kurzem war es nicht möglich, die Inhomogenitäten des Diffusionskapazitäts-Perfusions-Verhältnisses durch Messung zu erfassen. Erst in jüngster Zeit ist es uns gelungen, sämtliche vier die Arterialisierung bestimmenden Größen in einem Untersuchungsgang zu ermitteln (Thews u. Vogel, 1968; Vogel u. Thews, 1968). Dem Untersuchungsverfahren liegt folgendes Prinzip zugrunde: Nach einem plötzlichen Wechsel der inspiratorischen Konzentration eines Gases, das, wie z.B. Helium, kaum die alveolocapilläre Membran passieren kann, hängt die anschließende Einmischung in den Alveolarraum allein von der Ventilation und ihren regionalen Inhomogenitäten ab. Führt man gleichzeitig einen inspiratorischen Konzentrationswechsel eines gut diffusiblen Gases, wie etwa Kohlendioxyd, durch, dann ändert sich dessen alveoläre Konzentration nach Maßgabe der Ventilations-Perfusions-Verteilung. Wechselt man schließlich die Inspirationskonzentration eines diffusionsbeschränkten Gases, wie es Sauerstoff oder Kohlenmonoxyd darstellt, so folgt die Änderung der alveolären Konzentration dem Verteilungseinfluß von Ventilation, Perfusion und Diffusionskapazität. Alle drei Gase zusammen ermöglichen also bei Verfolgung ihres zeitlichen alveolären Übergangsverhaltens die Differenzierung der entscheidenden Inhomogenitäten.

Die fortlaufende Registrierung der alveolären Konzentration kann hierbei entweder mit Hilfe eines Massenspektrographen oder, wie in einem Teil unserer Untersuchungen, mit Hilfe eines Katapherometers für die He-Bestimmung, eines Ultrarotabsorptionsschreibers für die CO_2-Bestimmung und einer schnellanzeigenden Platinelektrode für die O_2-Messung erfolgen (s. Abb. 11). Den Verlauf der alveolären Einmischkurven nach einem plötzlichen inspiratorischen Konzentrationswechsel für CO_2, O_2 und He zeigt Abb. 12. Man erkennt die deutlichen Unterschiede in den Einmischzeiten, die auf das unterschiedliche Diffusionsverhalten

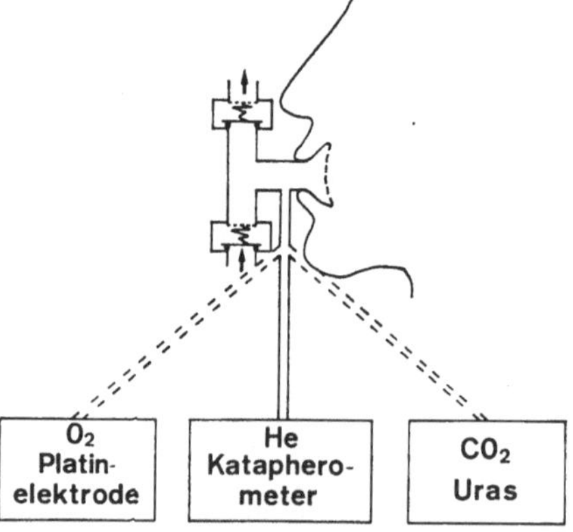

Abb. 11. Apparative Anordnung zur Analyse der ungleichmäßigen Verteilung von Ventilation, Perfusion und Diffusion in der menschlichen Lunge. Die fortlaufende Registrierung der endexspiratorischen Atemgaskonzentrationen erfolgt mit Hilfe eines Katapherometers für die He-Bestimmung, eines Ultrarotabsorptionsschreibers (URAS) für die CO_2-Bestimmung und einer schnellanzeigenden Platinelektrode für die O_2-Messung

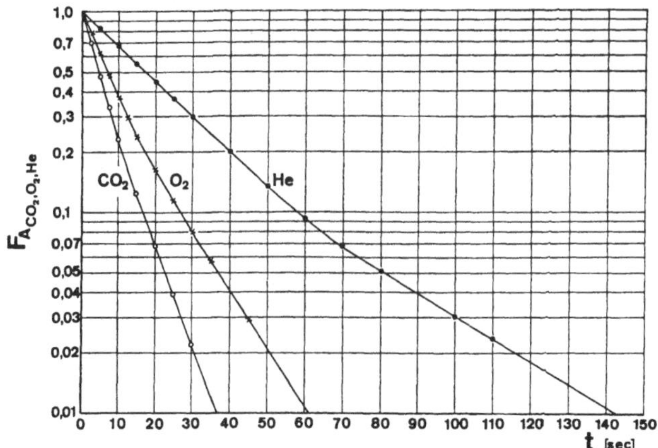

Abb. 12. CO_2-, O_2- und He-Einmischkurven in logarithmischem Maßstab nach einem plötzlichen inspiratorischen Konzentrationswechsel der drei Gase, an einem lungengesunden Jugendlichen aufgenommen. Die drei Kurven bilden die Grundlage zur quantitativen Bestimmung der Inhomogenitäten von Ventilation, Perfusion und Diffusion

der drei Gase zurückzuführen sind. Eine etwas komplizierte Auswertung erlaubt es, hieraus die Inhomogenitäten von $\dot{V}_A/\dot{Q}$ und $D_L/\dot{Q}$ zu bestimmen und als Verteilungskurven darzustellen. Das ist in Abb. 13 am Beispiel eines lungengesunden Jugendlichen geschehen. Die Verteilungskurven für das Diffusionskapazitäts-Perfusions-Verhältnis $D_L/\dot{Q}$ werden dabei auf die relative Teilventilation $\dot{V}_{Ai}/\dot{V}_{tot}$ (links im Bild) und auf die relative Teildurchblutung $\dot{Q}_i/\dot{Q}_{tot}$ (rechts im Bild) bezogen.

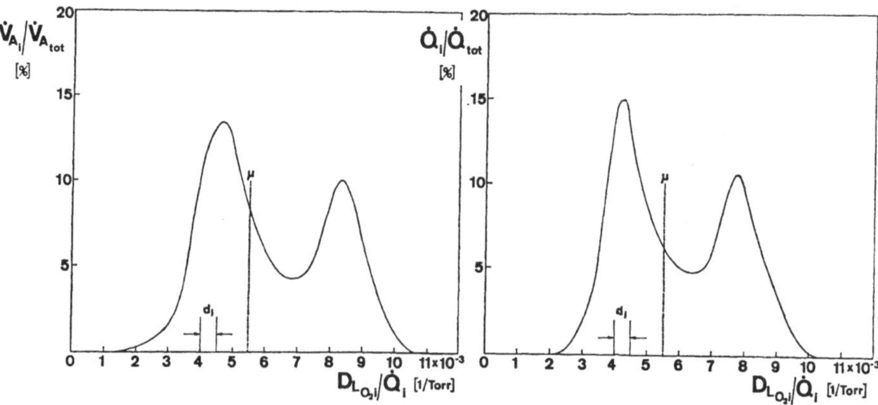

Abb. 13. Verteilungskurven für das Diffusionskapazitäts-Perfusions-Verhältnis $D_L/\dot{Q}$ (Abszisse), bezogen auf die relative Teilventilation $\dot{V}_{Ai}/\dot{V}_{A_{tot}}$ (Ordinate links) und der relativen Teildurchblutung $\dot{Q}_i/\dot{Q}_{tot}$ (Ordinate rechts). Der Ordinatenmaßstab wurde so gewählt, daß bei Unterteilung der Abszisse in Intervalle d_i das Flächenintegral 100% beträgt

Die weitere Auswertung führt schließlich zu dem Ergebnis, das in Abb. 14 dargestellt ist. Das Auswerteverfahren ist so angelegt, daß Ventilation, Perfusion und Diffusion in vier funktionell einheitlichen Kompartimenten ermittelt werden.

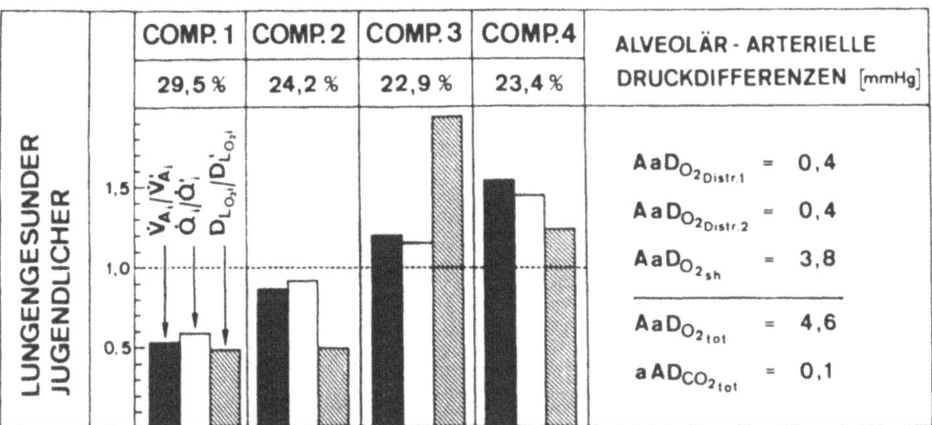

Abb. 14. Verteilung der relativen, auf die Größe des Alveolarraumes bezogenen Ventilation $\dot{V}_{A_1}/\dot{V}'_{A_1}$ (schwarze Säulen), der relativen Perfusion $\dot{Q}_1/Q_1'$ (weiße Säulen) und der relativen O_2-Diffusionskapazität D_L/D_L' (schraffierte Säulen), nach dem Verfahren von THEWS u. VOGEL an einer lungengesunden jugendlichen Versuchsperson bestimmt. Rechts sind die hieraus resultierenden alveolär-arteriellen Druckdifferenzen (AaD) angegeben. $AaD_{\text{Distr. 1}}$ = Druckdifferenz, verursacht durch $\dot{V}_A/Q$-Inhomogenitäten; $AaD_{\text{Distr. 2}}$ = Druckdifferenz, verursacht durch $D_L/\dot{Q}$-Inhomogenitäten; $A_{aD_{sw}}$ = shuntbedingte Druckdifferenz, AaD_{tot} = Gesamt-Druckdifferenz

Die drei Funktionsgrößen sind in der Darstellung der Abb. 14 jeweils zur Größe dieser Kompartimente in Beziehung gesetzt, wobei der Wert 1 den Funktionszustand kennzeichnet, der bei homogener Verteilung zu erwarten wäre. Die schwarzen Säulen charakterisieren die relative alveoläre Ventilation, die weißen Säulen die relative Durchblutung und die grauen Säulen die relative O_2-Diffusionskapazität. Man erkennt, daß Ventilation und Perfusion überall relativ gut aneinander angepaßt sind, während für die Diffusionskapazität erwartungsgemäß ein solch weitgehender Angleich nicht besteht. Auf der rechten Seite der Abbildung sind die hieraus resultierenden Werte für die alveolär-arteriellen Druckdifferenzen (AaD) angegeben. Dabei sind die Verteilungsungleichmäßigkeiten von $\dot{V}_A/\dot{Q}$ als Distribution 1 und diejenigen von $D_L/\dot{Q}$ als Distribution 2 gekennzeichnet, AaD_{sh} bedeutet den shuntbedingten Anteil und AaD_{tot} den Gesamtwert der AaD. Entsprechende Bezeichnungen erweisen sich auch für den pathologischen Fall als zweckmäßig: Liegen erhebliche Verteilungsungleichmäßigkeiten von $\dot{V}_A/\dot{Q}$ vor, so charakterisiert man diesen Zustand als eine Verteilungsstörung 1. Art, ist dagegen die Inhomogenität von $D_L/\dot{Q}$ besonders ausgeprägt, so spricht man von einer Verteilungsstörung 2. Art. Über die mit diesem Verfahren gewonnenen Ergebnisse wird in einem gesonderten Referat berichtet (vgl. HEIDENREICH, SCHMIDT, VOGEL u. THEWS).

Zusammenfassend läßt sich feststellen, daß sich in den letzten 10 Jahren unsere theoretischen Kenntnisse über den Gasaustausch in der Lunge bedeutend erweitert haben. Die vor uns liegende Aufgabe wird nun vor allem darin bestehen, diese neuen Gesichtspunkte für die klinische Medizin, insbesondere die Lungenfunktionsdiagnostik, nutzbar zu machen.

Literatur

BOHR, C.: Über die spezifische Tätigkeit der Lungen bei der respiratorischen Gasaufnahme. Scand. Arch. Physiol. **22**, 221 (1909).

FICK, A.: Über Diffusion. Pogg. Ann. **94**, 59 (1855).

FORSTER, R. E.: Exchange of gases between alveolar air and pulmonary blood: pulmonary diffusing capacity. Physiol. Rev. **37**, 391 (1957).

FRECH, W. E., D. SCHULTEHINRICHS, H. R. VOGEL u. G. THEWS: Modelluntersuchungen zum Austausch der Atemgase. 1. Die O_2-Aufnahmezeiten des Erythrocyten unter den Bedingungen des Lungenkapillarblutes. Pflügers Arch. ges. Physiol. **301**, 292 (1968).

GERTZ, K. H., u. H. H. LOESCHCKE: Bestimmung der Diffusionskoeffizienten von H_2, O_2, N_2 und He in Wasser und Blutserum bei konstant gehaltener Konvektion. Z. Naturforsch. **9b**, 1 (1954).

GIBSON, Q. H.: Stopped-flow apparatus for the study of rapid reactions. Disc. Faraday Soc. **17**, 137 (1954).

GROTE, J., u. G. THEWS: Die Bedingungen für die Sauerstoffversorgung des Herzmuskelgewebes. Pflügers Arch. ges. Physiol. **276**, 142 (1962).

— Die Sauerstoffdiffusionskonstanten im Lungengewebe und Wasser und ihre Temperaturabhängigkeit. Pflügers Arch. ges. Physiol. **295**, 245 (1967).

HARTRIDGE, H., and F. J. W. ROUGHTON: A method for measuring the velocity of very rapid chemical reactions. Proc. roy. Soc. **A 104**, 376 (1923).

— — The kinetics of hemoglobin. II. The velocity with which oxygen dissociates from its combination with hemoglobin. Proc. roy. Soc. **A 104**, 395 (1923).

— — The kinetics of hemoglobin. III. The velocity with which oxygen combines with reduced hemoglobin. Proc. roy. Soc. **A 107**, 654 (1925).

HEIDENREICH, J., W. SCHMIDT, H. R. VOGEL u. G. THEWS: Verteilungsungleichmäßigkeiten von $\dot{V}_A/\dot{Q}$ und $D_L/\dot{Q}$. Tagung der Gesellschaft für Lungen- und Atmungsforschung (1968).

HILL, A. V.: The diffusion of oxygen and lactic acid through tissues. Proc. roy. Soc. **B 104**, 39 (1928/29).

KLUG, A., F. KREUZER, and F. J. W. ROUGHTON: Simultaneous diffusion and chemical reaction in thin layers of hemoglobin solution. Proc. roy. Soc. **B 145**, 452 (1956).

KROGH, A., and M. KROGH: Rate of diffusion of CO into lungs of man. Skand. Arch. Physiol. **23**, 224 (1909).

MOCHIZUKI, M., and J. J. FUKUOKA: The diffusion of oxygen inside the red cell. Jap. J. Physiol. 8, 206 (1958).

MOLL, W.: Die Carrier-Funktion des Hämoglobins beim Sauerstofftransport im Erythrocyten. Pflügers Arch. ges. Physiol. **275**, 412 (1962).

NICOLSON, P., and F. J. W. ROUGHTON: A theoretical study of the influence of diffusion and chemical reaction velocity on the rate of exchange of carbon monoxide and oxygen between the red blood corpuscle and the surrounding fluid. Proc. roy. Soc. **B 138**, 241 (1951).

NIESEL, W., G. THEWS u. D. LÜBBERS: Die Messung des zeitlichen Verlaufes der O_2-Aufsättigung und -Entsättigung menschlicher Erythrocyten mit dem Kurzzeit-Spektralanalysator. Pflügers Arch. ges. Physiol. **268**, 296 (1959).

PIIPER, J.: Unequal distribution of pulmonary diffusing capacity and the alveolar-arterial pO_2-differences: theory. J. Appl. Physiol. **16**, 493 (1961).

— Variations of ventilation and diffusing capacity to perfusion determining the alveolar-arterial O_2-difference: theory. J. Appl. Physiol. **16**, 507 (1961).

ROUGHTON, F. J. W.: Diffusion and chemical reaction velocity as joint factors in determining the rate of uptake for oxygen and carbon monoxide by the red blood corpuscle. Proc. roy. Soc. **B 111**, 1 (1932).

—, and R. E. FORSTER: Relative importance of diffusion and chemical reaction rates in determing rate of exchange of gases in the human lung, with special reference diffusing capacity of pulmonary membrane and volume of blood in the lung capillaries. J. Appl. Physiol. **11**, 290 (1957).

SCHOLANDER, P. F.: Oxygen transport through hemoglobin solutions. How does the presence of hemoglobin in a wet membrane mediate an eightfold increase in oxygen passage? Science **131**, 585 (1960).

SCHULTEHINRICHS, D., H. R. VOGEL u. G. THEWS: Modelluntersuchungen zum Austausch der Atemgase. II. Der zeitliche Ablauf des Bohr-Effektes. Pflügers Arch. ges. Physiol. **301**, 302 (1968).

SIESJÖ, B. K., u. G. THEWS: Ein Verfahren zur Bestimmung der CO_2-Leitfähigkeit und des CO_2-Diffusionskoeffizienten im Gehirngewebe. Pflügers Arch. ges. Physiol. **276**, 192 (1962).

THEWS, G.: Eine Methode zur mathematischen Behandlung der Sauerstoffdiffusion in hämoglobin- und myoglobinhaltigen Lösungen. Naturwissenschaften **43**, 160 (1956).

— Untersuchung der Sauerstoffaufnahme und -abgabe sehr dünner Blutlamellen. Pflügers Arch. ges. Physiol. **268**, 308 (1959).

— Ein Verfahren zur Bestimmung des O_2-Diffusionskoeffizienten, der O_2-Leitfähigkeit und des O_2-Löslichkeitskoeffizienten im Gehirngewebe. Pflügers Arch. ges. Physiol. **271**, 227 (1960).

— Die Sauerstoffdiffusion in den Lungenkapillaren. Bad Oeynhausener Gespräche IV. Berlin-Göttingen-Heidelberg: Springer 1961.

— Die theoretischen Grundlagen der Sauerstoffaufnahme in der Lunge. Ergebn. Physiol. **53**, 42 (1963).

— Grundlagen und Möglichkeiten der Lungenfunktionsdiagnostik. Die ärztliche Fortbildung **17**, 504 (1967).

— Der Säure-Basen-Status des Blutes. Ärzteblatt Rheinland-Pfalz **21**, 211 (1968).

— u. H. R. VOGEL: Die Verteilungsanalyse von Ventilation, Perfusion und O_2-Diffusionskapazität in der Lunge durch Konzentrationswechsel dreier Inspirationsgase. I. Theorie. Pflügers Arch. ges. Physiol. **303**, 195 (1968).

VISSER, B. F., u. A. H. J. MAAS: Pulmonary diffusion of oxygen. Phys. inn. Med. Biol. **3**, 264 (1959).

VOGEL, H. R.: A Nomogram for O_2 and CO_2 partial pressures in lung capillaries in relation to $\dot{V}_A/\dot{Q}$ and $D_{LO_2}/\dot{Q}$. Germ. med. Mth. **12**, 335 (1967).

— u. G. THEWS: Die Verteilungsanalyse von Ventilation, Perfusion und O_2-Diffusionskapazität in der Lunge durch Konzentrationswechsel dreier Inspirationsgase. II. Durchführung des Verfahrens. Pflügers Arch. ges. Physiol. **303**, 206 (1968).

Diskussionsbemerkungen

U. SMIDT, Moers:

Wenn Aufsättigungszeiten in der Größenordnung von 0,1 sec gemessen werden sollen, muß eine wesentlich schnellere Änderung der Gaskonzentration im Reaktionsraum sichergestellt sein. Wie groß ist diese Zeit? Wie erreichen Sie sie? Wie kontrollieren Sie sie?

H. R. VOGEL, Mainz:

Die entscheidende Frage in diesem Zusammenhang ist, ob die Zeit des Gaswechsels klein ist gegenüber den zu messenden Diffusionszeiten, d.h., ob man während des Diffusionsvorganges mit einem konstanten äußeren Partialdruck rechnen kann. Diese Frage wurde von THEWS bereits in seiner Erstbeschreibung der Methode untersucht (vgl. THEWS, 1959). Er fand, daß für den Gaswechsel im Außenraum der Blutlamelle maximal $8 \cdot 10^{-3}$ sec benötigt werden. Ein derart rascher Wechsel wird im übrigen dadurch erreicht, daß die verwendeten Gasgemische beim Wechsel unter erhöhtem Druck in die Reaktionskammer einströmen.

THEWS, G.: Pflügers Arch. ges. Physiol. **268**, 308 (1959).

L. GEISLER, Gießen:

Wenn die physiologischerweise vorkommenden Inhomogenitäten $\dot{V}A/\dot{Q}$ und $Du/\dot{Q}$ einen gewissen Grad erreichen, sprechen wir von Verteilungsstörung. Läßt sich aufgrund Ihrer methodischen Möglichkeiten eine Quantifizierung treffen, die exakt anzugeben erlaubt, wann eine klinisch relevante Verteilungsstörung vorliegt?

H. R. VOGEL, Mainz:

Eine extrem ungleichmäßige Verteilung von $\dot{V}_A/\dot{Q}$ und/oder von $D_L/\dot{Q}$ über die gesamte Austauschfläche der Lunge bei im übrigen normalen oder nur wenig veränderten Mittelwerten wird von uns als Verteilungs*störung* gekennzeichnet. Die bis jetzt vorliegenden Ergebnisse von Verteilungsanalysen ermöglichen jedoch noch keine Aussage darüber, bei welcher Verteilungsform eine klinisch relevante Verteilungsstörung vorliegt. Dazu fehlen uns ganz einfach statistisch sichere Angaben über das „normale" Distributionsverhalten der Lunge. Solange derartige Normalwerte fehlen, wird man das Ausmaß der Funktionsstörung notwendigerweise an der Höhe des arteriellen O_2-Partialdruckes messen müssen, der in allen derartigen Fällen mehr oder weniger deutlich herabgesetzt ist.

J. PIIPER, Göttingen:

Sie schätzen die pulmonale Kontaktzeit auf 0,2—0,3 sec. Aus dem von Herrn BACKMANN im vorangegangenen Referat erwähnten Capillarvolumenwert (an der Leichenlunge) von 250 ml errechnet sich eine Kontaktzeit von 2,5 sec. Was können Sie zu dieser Diskrepanz sagen?

Wie hoch ist der „Reaktionsanteil" des O_2-Aufnahme-Widerstandes in den Lungencapillaren im Vergleich zum „Diffusionsanteil" nach Ihren neuesten Befunden zu schätzen?

H. R. VOGEL, Mainz:

Die Kontaktzeit wurde von uns mit Hilfe von Modellversuchen an Blutlamellen bestimmt und liegt in der Größenordnung von 0,2—0,3 sec. Dabei verstehen wir unter Kontaktzeit diejenige Zeitspanne, in der der Erythrocyt mit der Alveolarluft in Diffusionskontakt steht. Man kann diese in unserer Definition funktionell verstandene Zeit in keinem Falle aus dem Capillarblutvolumen der Leichenlunge berechnen, da bei einem derartigen Verfahren auch diejenigen Capillargebiete mit in die Rechnung eingehen, die gar nicht am Gasaustausch teilnehmen können. Die zweite Frage nach dem Verhältnis zwischen „Reaktionsanteil" und „Diffusionsanteil" ist nicht pauschal zu beantworten. Uns interessierte bei unseren Untersuchungen in erster Linie die Frage, wie groß der gesamte Zeitbedarf für den Diffusionsvorgang mit gekoppelter chemischer Reaktion beim O_2-Austausch in der menschlichen Lunge ist und nach welcher Zeitfunktion die O_2-Aufnahme abläuft. Dabei fanden wir, daß Diffusion und Reaktion des Sauerstoffs in hohem Maße von den gegebenen CO_2-Drucken abhängen. (Einzelheiten bei SCHULTEHINRICHS et al., 1968). SCHULTEHINRICHS, D., H. R. VOGEL u. G. THEWS: Pflügers Arch. ges. Physiol. **301**, 302 (1968).

Ursachen pulmonalen Hochdrucks

G. REICHEL, Bochum*

Ein erhöhter Blutdruck im kleinen Kreislauf wird im Gefolge von zahlreichen Lungen- und Herzerkrankungen beobachtet. Eine Rückstauung bei Mitralfehlern, die Dekompensation des linken Herzens und verschiedene angeborene Herzfehler führen ebenso zu einem Druckanstieg wie Erkrankungen der Lunge und ihres Gefäßsystems [5, 11, 32, 33, 51, 57, 100]. Meine Erörterungen sollen sich auf die Hochdruckformen beschränken, die als Komplikation bei Erkrankungen der Lunge und des Bronchialsystems auftreten können.

Der Lungenkreislauf unterscheidet sich vom Körperkreislauf durch einige hämodynamische Besonderheiten, die für die Hochdruckgenese von Bedeutung sind. Bei intakten Pulmonalgefäßen ist eine Erhöhung des Herzzeitvolumens mit einer Widerstandserniedrigung im Lungengefäßgebiet verbunden, so daß eine akute Steigerung des Lungendurchflusses bis zum 2—3fachen des Normalen keine

* Prof. Dr. G. REICHEL, Institut für Lungenfunktionsforschung, 4630 Bochum, Hunscheidtstraße 12.

Druckerhöhung im kleinen Kreislauf zur Folge hat [15]. Selbst chronische Volumenbelastungen des Herzens, wie sie bei der Thyreotoxikose [6], beim Ventrikel- oder Vorhofseptumdefekt sowie bei der arteriovenösen Fistel der Lunge [33] vorkommen, haben in der Regel nur eine leichte Erhöhung der systolischen Druckwerte in der Pulmonalis zur Folge. Die Erhöhung des Druckes unter pathologischen Bedingungen hängt weitgehend von einem Mißverhältnis zwischen Gefäßweite und Durchflußvolumen ab. Die Gefäßreserven der Lunge sind jedoch so groß, daß die Einengung der Lungenstrombahn durch Gefäßverlust, durch Obliteration und durch Verstopfung in vielen Fällen lediglich zu einer vermehrten Druckbelastung des rechten Herzens unter Arbeit führt.

Selbst bei ausgedehnteren intrapulmonalen Prozessen mit erheblicher Reduzierung des Gefäßquerschnittes, wie wir sie z.B. bei fortgeschrittenen Silikosen beobachten, liegen die Druckveränderungen im kleinen Kreislauf bei normalem Herzzeitvolumen in 80% der Fälle im Normbereich (Abb. 1). Erst während des Arbeitsversuches kommt es mit Zunahme der Herztätigkeit zu einer vermehrten Druckarbeit des rechten Ventrikels (Abb. 1) [7, 59, 60, 61, 68, 82, 85, 86].

Selbst die nach Pneumektomie verbliebene Lungenstrombahn vermag noch ein Herzzeitvolumen von 4—6 Liter ohne wesentliche Druckerhöhung passieren zu lassen [7, 16, 87, 88]. Auch nach künstlicher Blockade eines Pulmonalisastes [14, 84, 103] wird in einem lungengesunden Gefäßgebiet lediglich eine Druckerhöhung von 5 mm Hg im Mittel beobachtet. Nur im vorgeschädigten Lungengefäßgebiet werden bei Blockade höhere Druckanstiege registriert [103]. Für die experimentelle Erzeugung eines Cor pulmonale bei der Ratte ist sogar eine Resektion von zwei Drittel der Lunge erforderlich [52]. Diese Befunde zeigen sehr deutlich, daß erst erhebliche Verminderungen des Gefäßquerschnittes allein in der Lage sind, zu einer nennenswerten Erhöhung des Pulmonalisdruckes und zum Cor pulmonale zu führen. Im Gefäßsystem organisch fixierte Druckerhöhungen werden deshalb fast nur bei generalisierten fortgeschrittenen Gefäßprozessen oder bei multiplen embolischen Verschlüssen in den Lungengefäßen gefunden [12, 31, 48, 55]. Zu solchen primären Lungenerkrankungen mit pulmonaler Hypertonie zählen die Endstadien der Endangitis obliterans, die Periarteriitis nodosa, die Wegnersche Granulomatose oder die primäre Pulmonalsklerose.

Die organisch fixierten Widerstandserhöhungen beim unkomplizierten Emphysem [3, 30, 31, 49] reichen dagegen im allgemeinen nicht aus, um einen wesentlichen Hochdruck im kleinen Kreislauf hervorzurufen. Ein Zusammenhang zwischen dem Ausmaß der Capillardestruktion und der Rechtsherzhypertrophie konnte bei Bronchitis und Emphysem pathologisch-anatomisch nicht nachgewiesen werden [17]. Erst in Kombination mit Ventilations- und Gasaustauschstörungen kommt es zu einer Häufung hochdruckbedingter Rechtsherzschädigungen. Die bei weitem häufigste Ursache des chronischen Cor pulmonale mit pulmonaler Hypertonie ist dabei die chronischobstruktive Emphysembronchitis [69, 94]. Wie schon [9, 13, 15, 24, 25, 26, 27, 37, 73, 74, 87, 88] zeigten, besteht in diesen Fällen zwischen der Höhe des arteriellen Sauerstoffdruckes und dem mittleren Pulmonalisdruck eine statistisch zu sichernde Korrelation (Abb. 2). Ähnliche Beziehungen sind auch für den Kohlensäuredruck und den pH-Wert nachzuweisen, wobei in unserem Material die statistische Signifikanz für die Beziehung pH-Wert zum mittleren Pulmonalisdruck strenger ist als die zum Kohlensäuredruck, ein Umstand, der auf die Bedeutung der Acidose für den pulmonalen Hochdruck hindeutet [20]. Es handelt sich bei diesen Veränderungen vorwiegend um eine von dem Gasaustausch und der Ventilation abhängige funktionelle Umstellung im kleinen Kreislauf. Die Abbildung 3 zeigt, daß sich mit therapeutischer Besserung

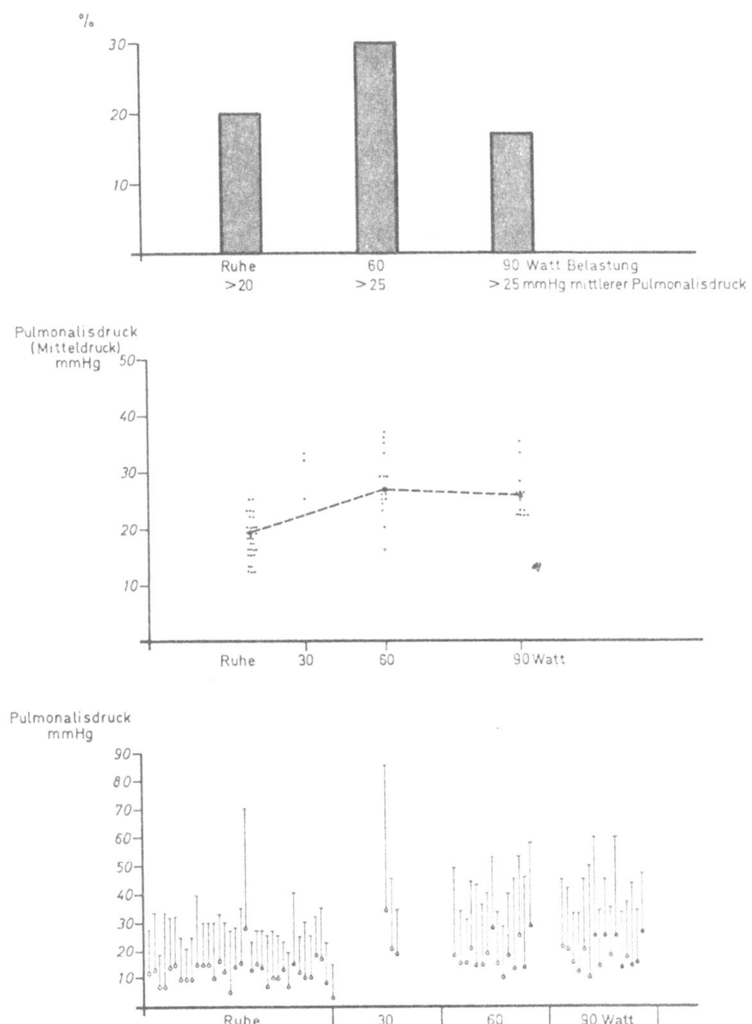

Abb. 1. Verhalten des Pulmonalisdruckes (Ordinate) in Ruhe und während Belastung (Abszisse) bei röntgenologisch fortgeschrittenen Silikosen ohne respiratorische oder ventilatorische Ausfallserscheinungen (Abbildung nach [82])

der Blutgasveränderungen und der Belüftungsstörung die erhöhten Pulmonalisdrucke weitgehend zurückbilden können.

Seit es Euler und Liljestrand [22] gelang, durch eine alveoläre Hypoxie eine Druckerhöhung im kleinen Kreislauf zu erzeugen, werden die erhöhten Pulmonalisdrucke in diesen Fällen vor allem der alveolären Hypoxie zur Last gelegt [25, 37, 87, 88]. Diese kann durch eine Engerstellung der kleinen Pulmonalgefäße und eine Steigerung des Herzzeitvolumens zu einem Hochdruck im kleinen Kreislauf führen [21, 22, 25, 26, 27, 38, 39, 40, 41, 42, 56, 64, 67, 72, 75, 76, 77, 83, 84, 92, 93, 97, 98, 99, 102] (Abb. 4).

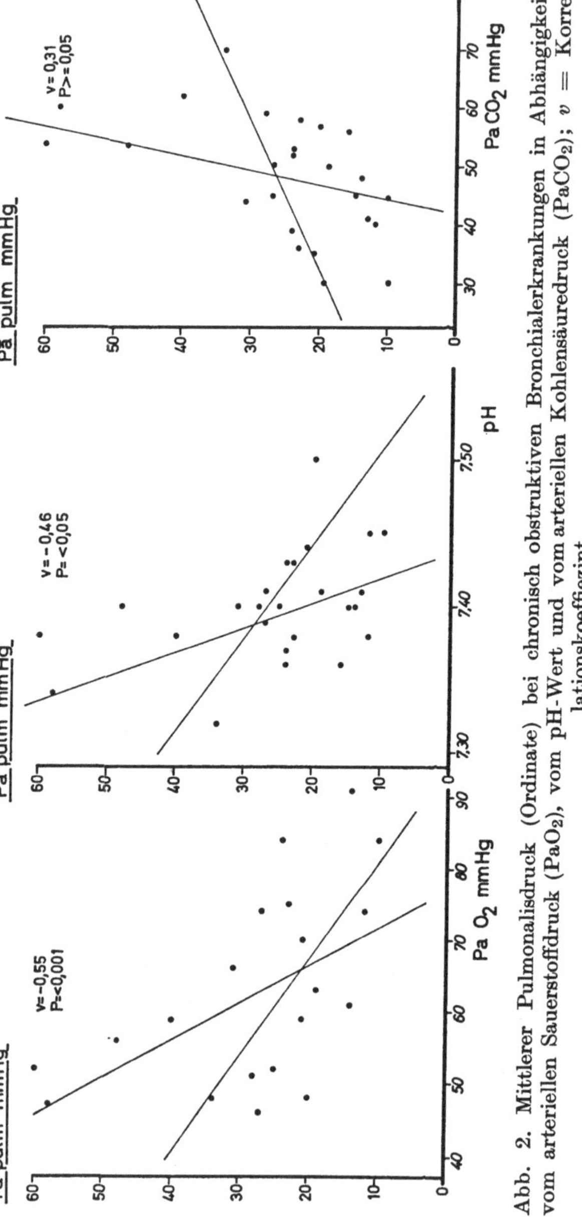

Abb. 2. Mittlerer Pulmonalisdruck (Ordinate) bei chronisch obstruktiven Bronchialerkrankungen in Abhängigkeit vom arteriellen Sauerstoffdruck (PaO_2), vom pH-Wert und vom arteriellen Kohlensäuredruck ($PaCO_2$); v = Korrelationskoeffizient

Über die Natur der vasokonstriktorischen Reaktion gibt es noch keine endgültigen Vorstellungen [25, 26]. Sicher ist nur, daß die Reaktion auch an der isolierten Lunge auslösbar ist, in der alle nervalen und humoralen Verbindungen mit dem übrigen Körper unterbrochen sind [65, 77, 92]. Am intakten Organismus ist darüber hinaus die von den Carotis- und Aorten-Chemoreceptoren ausgehende sympathische Innervation von zusätzlicher Bedeutung [2]. Zu denken ist an eine direkte Wirkung der Hypoxie auf die glatte Gefäßmuskulatur oder an ein intrapulmonales Reflexgeschehen [25, 26, 65, 66, 67]. An der Reaktion selbst dürften nicht nur, wie zunächst vermutet, die postcapillären Abschnitte des Gefäßsystems [77] beteiligt sein, sondern auch die präcapillären Teile [26, 64].

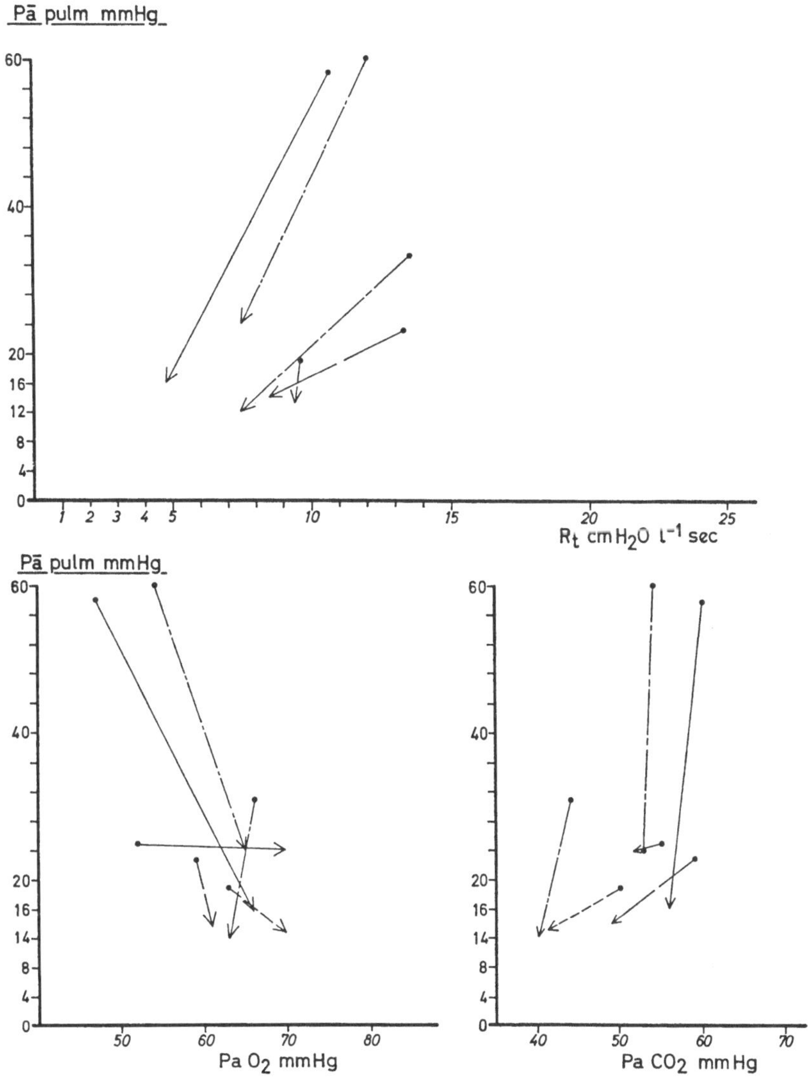

Abb. 3. Verhalten des mittleren Pulmonalisdruckes bei Patienten mit chronisch-obstruktiven Atemwegserkrankungen während der Therapie in Beziehung zur Änderung des bronchialen Strömungswiderstandes (R_t), zum arteriellen Sauerstoffdruck (PaO_2) und zum arteriellen Kohlensäuredruck ($PaCO_2$)

Für die Beurteilung der Hochdruckgenese bei chronisch-respiratorischen Insuffizienzen ist natürlich die Frage wichtig, ob die auf den Sauerstoffmangel zurückgehenden Einflüsse ausreichen, die beobachteten Druckanstiege in der Pulmonalis bei Kranken zu erklären. Im allgemeinen läßt sich im Tierexperiment durch eine alveoläre Hypoxie, wie die Abbildung 4 zeigt, lediglich eine Mitteldrucksteigerung von etwa 5—6 mm Hg erzeugen. Dasselbe gilt vom Menschen [7, 8, 19, 26, 27, 72, 93, 102].

Die bei den chronisch-respiratorischen Insuffizienzen häufig erhöht gefundenen Herzzeitvolumina [37, 44] können natürlich als zusätzlicher Faktor an der Schädi-

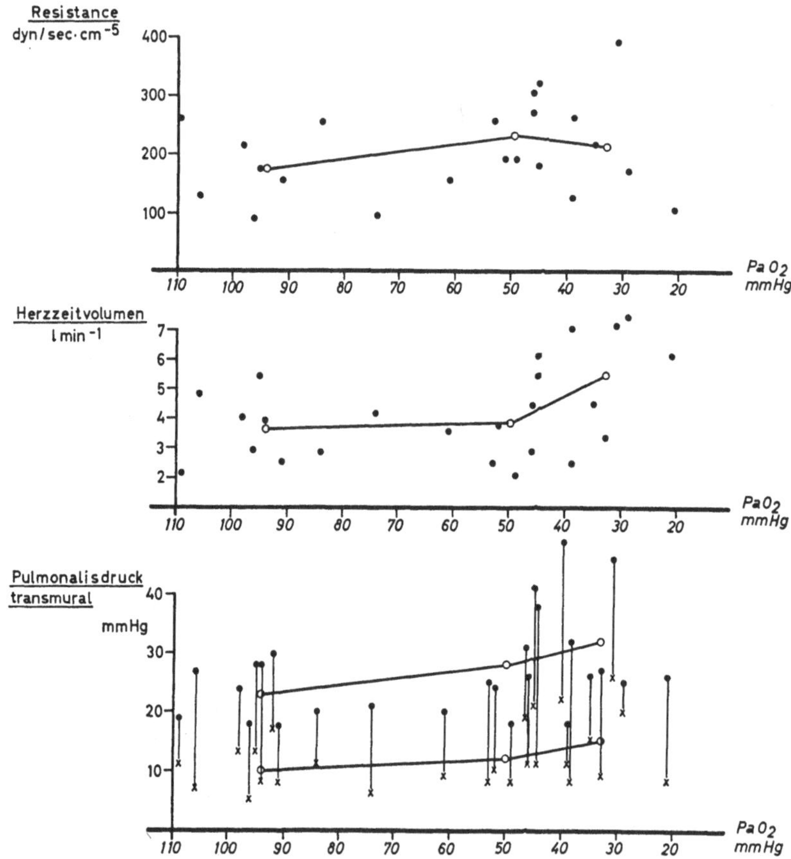

Abb. 4. Pulmonaler Gefäßwiderstand, Herzzeitvolumen und transmuraler Pulmonalisdruck (Ordinate) in Beziehung zum arteriellen Sauerstoffdruck (PaO_2) bei künstlicher alveolärer Hypoxie verschiedener Schweregrade. Die systolischen Druckwerte sind durch Punkte, die diastolischen durch Kreuze gekennzeichnet (Abbildung nach Reichel et al. [81])

gung und Überlastung des rechten Herzens teilhaben. Das vermehrte Herzminutenvolumen gehört jedoch nicht unbedingt, wie zunächst angenommen, als high output failure zum Krankheitsbild [23, 27, 29, 87]. Auch nach unseren Erfahrungen haben die Veränderungen des Herzzeitvolumens für die Hochdruckentstehung bei der chronisch-respiratorischen Insuffizienz in den meisten Fällen nur wenig Bedeutung. Wie aus der Abbildung 5 zu ersehen ist, kommt es vielfach mit Besserung des Krankheitsbildes und Zurückbildung der alveolären Hypoxie zu einem weiteren Abfall der arteriovenösen Sauerstoffsättigungsdifferenz und damit zu einer weiteren Zunahme des Herzminutenvolumens, obwohl der Pulmonalisdruck absinkt.

Mitentscheidend für das Ausmaß der Drucksteigerung in der Pulmonalis bei Emphysem-Patienten ist die organische Einschränkung des Gefäßbettes [3, 30, 31, 70]. In einem reduzierten Pulmonalgefäßgebiet muß der vasoconstrictorische Reiz bezüglich des Druckes intensiver beantwortet werden als in einem normal weiten. So resultiert z.B. im Tierexperiment nach Blockade eines Pulmonalisastes bei zusätzlicher alveolärer Hypoxie ein Druckanstieg von 10—15 mmHg [81, 83, 84]. Dabei ist von Bedeutung, daß die chronische Hypoxämie durch Gefäßwandveränderung zu einer zusätzlichen Widerstandserhöhung beiträgt [1, 75, 78]. Der einmal erhöhte Druck wiederum schädigt die Gefäße weiter und führt zu einer reaktiven Gefäßsklerose [31, 54], die ihrerseits eine Steigerung der Druckarbeit des

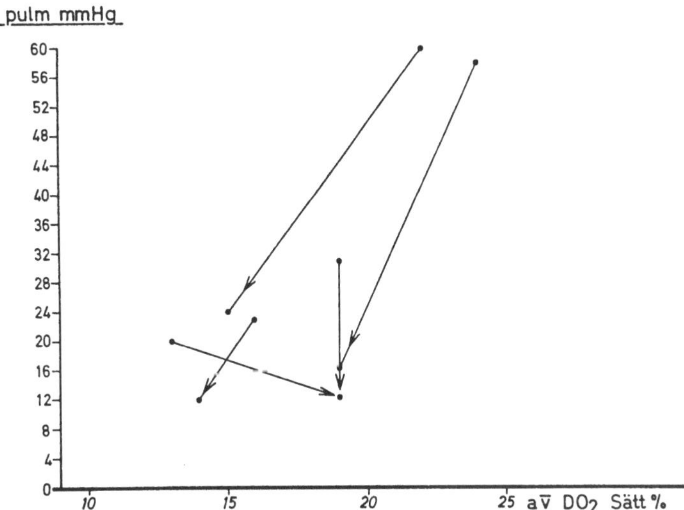

Abb. 5. Beziehungen zwischen mittlerem Pulmonalisdruck (Ordinate) und arteriovenöser Sauerstoffsättigungsdifferenz (Abszisse) bei 5 Patienten mit obstruktiven Bronchialerkrankungen vor und nach Krankenhausbehandlung

Herzens erforderlich macht. Die chronisch alveoläre Hypoxie erfährt in diesen Fällen durch sekundäre Gefäßwandschädigungen eine Steigerung ihrer Hochdruckwirkung. Durch Beseitigung einer chronischalveolären Hypoxie nach Inhalation von sauerstoffangereicherten Inspirationsgemischen ist zwar in vielen Fällen eine Erniedrigung der erhöhten Blutdruckwerte zu erhalten. Es bleibt jedoch ein gewisser Hochdruckrest bestehen, der auf die Gefäßkomponente hinweist [45, 46].

Das Cor pulmonale und die pulmonale Hypertonie sind vielfach mit einer Kohlensäureretention und Acidose verbunden (Abb. 2), so daß sich die Frage stellt, ob die hypoxische Vasoconstriction durch eine respiratorische Acidose verstärkt werden kann. Nach den Befunden von [4, 20, 35, 65, 66, 67] ist die Größe der Wasserstoffionenkonzentration für das Ausmaß der Vasoconstriction ausschlaggebend. Blutalkalose unterdrückt oder dämpft die Reaktion [20, 65], während die Acidose die Sauerstoffwirkung am Gefäßsystem fördert [4, 20, 35, 95]. Auch die von einigen Autoren beschriebene leichte Erhöhung des pulmonalen Gefäßwiderstandes nach Inhalation von Kohlensäure [10, 22, 47, 63, 101], kann auf die damit verbundene respiratorische Acidose zurückgeführt werden [4, 35, 95]. Die von Liljestrand 1958 [62] aufgestellte Hypothese, daß die Hypoxie über eine Freisetzung von Milchsäure und einen Anstieg der H-Ionenkonzentration ihre Wirkung entfaltet, wurde bisher allerdings nicht bestätigt.

Die drucksteigernde Wirkung der Acidose ist aber keinesfalls so ausgeprägt und sicher auslösbar wie die hypoxische Reaktion am Lungengefäßsystem. Im

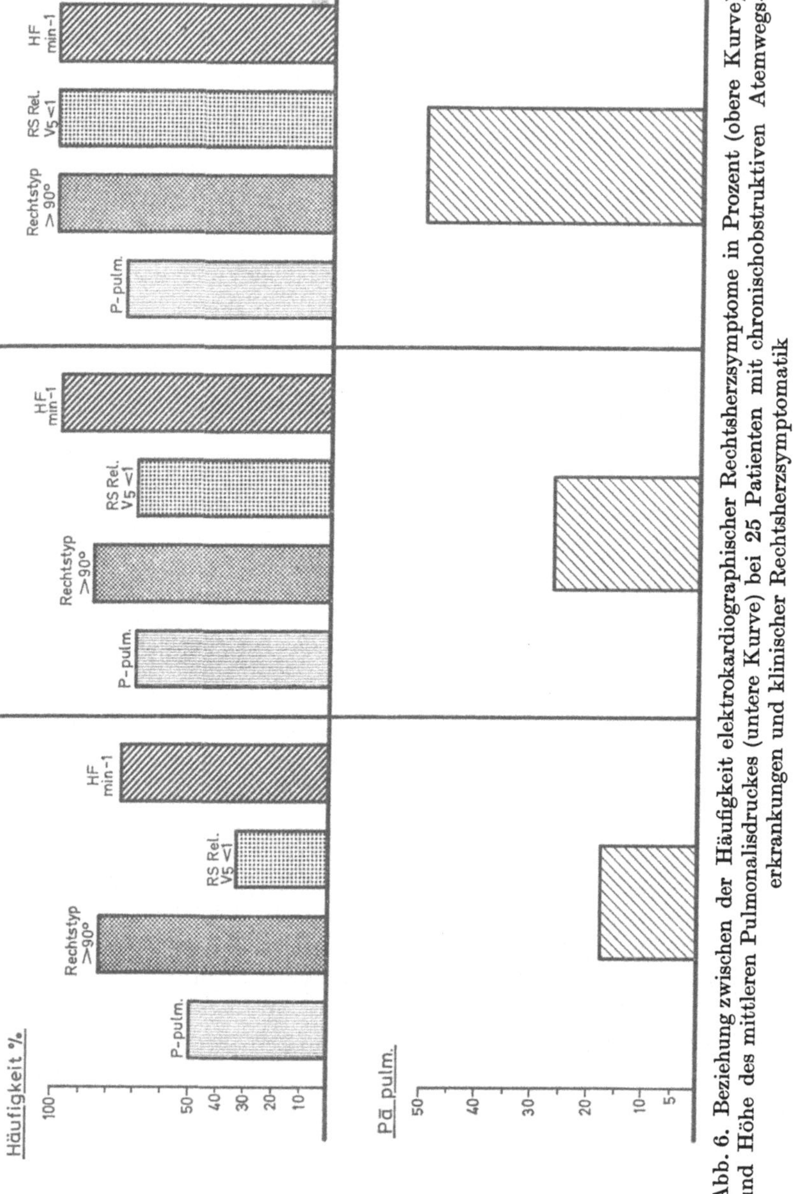

Abb. 6. Beziehung zwischen der Häufigkeit elektrokardiographischer Rechtsherzsymptome in Prozent (obere Kurve) und Höhe des mittleren Pulmonalisdruckes (untere Kurve) bei 25 Patienten mit chronischobstruktiven Atemwegserkrankungen und klinischer Rechtsherzsymptomatik

Experiment am Hund konnten wir uns ebensowenig wie [98] von einer reproduzierbaren Acidosewirkung am Pulmonalisdruck oder transmuralen Pulmonalisdruck überzeugen, sofern nicht der pH-Wert unter 7,20 absinkt. Auch FISHMAN [28] gelang es nicht, bei Emphysem-Patienten nach Inhalation von 3%iger Kohlensäure eine Erhöhung des pulmonalen Gefäßwiderstandes zu erlangen. Uns sind auch eine Anzahl von Stoffwechselacidosen nicht pulmonaler Genese bekannt, die ohne Druckerhöhung im kleinen Kreislauf einhergehen können, so daß die Bedeutung der Acidose für die Hochdruckentstehung bei respiratorischer Insuffizienz noch nicht voll zu übersehen ist.

Da die in der Klinik vorkommenden respiratorischen Insuffizienzen meist als Folge von obstruierenden Bronchialerkrankungen mit erhöhtem intrabronchialen Strömungswiderstand auftreten, spielt die mechanische Wechselwirkung zwischen Ventilation und Perfusion für die Veränderungen im kleinen Kreislauf eine nicht zu unterschätzende Rolle. Schon MINKOWSKI (1912) diskutierte den Einfluß physikalischer Größen auf die Gefäßweite und den pulmonalen Gefäßwiderstand. An isolierten Leichenlungen wies [34] bei Perfusionsversuchen nach, daß mit steigendem Alveolardruck die Durchströmbarkeit der Lunge abnimmt. Auch an der isolierten Lunge, wie am Ganztier, konnten gleiche Ergebnisse erzielt werden. Auf Einzelheiten der Wechselbeziehungen zwischen Ventilation und Perfusion wird Herr Dr. ZEILHOFER eingehen.

Relativ wenig ist bis zum heutigen Tage darüber bekannt, welchen Einfluß chemische Substanzen im kleinen Kreislauf entfalten. Für die Hochdruckentstehung dürfte u.a. das Serotonin [48, 96] Bedeutung haben, das zu einer starken Vasoconstriction im Pulmonalgefäßsystem mit Erhöhung des Pulmonalisdruckes führt. Interessant ist in diesem Zusammenhang der Befund von [53], daß nach Injektion von Endotoxinen eine Erhöhung des Pulmonalisdruckes beobachtet werden kann, die auf eine Widerstandszunahme im kleinen Kreislauf zurückgeht. Bei diesem Vorgang spielt offenbar das Serotonin als Überträgersubstanz eine entscheidende Rolle [18, 53]. Auch bronchusaktive Substanzen, wie das Acetylcholin und Histamin, die im Grunde genommen vasodilatatorisch wirken, können unter gewissen Voraussetzungen zu einer Pulmonalisdruckerhöhung und Widerstandszunahme im kleinen Kreislauf führen [89, 90, 91]. Die Bedeutung als Hochdruckursache ist allerdings nach unseren tierexperimentellen Erfahrungen gering.

Auch die als Mitursache einer pulmonalen Hypertonie immer wieder diskutierte Polyglobulie ist nach den Befunden bei der Höhenhypoxie von untergeordneter Bedeutung [45, 46].

Da die pulmonale Hypertonie durch den Kliniker meist erst an den sekundären Herzveränderungen diagnostiziert werden kann, ergibt sich die praktisch wichtige Frage, welche Beziehungen zwischen dem klinischen Bild eines Cor pulmonale und dem Hochdruck im kleinen Kreislauf bestehen. Aus elektrokardiographischen und klinischen Untersuchungen wissen wir, daß auch die klinische Rechtsherzsymptomatik, ähnlich wie die pulmonale Hypertonie, enge Beziehungen zu den Gasaustausch- und Ventilationsstörungen zeigt [80]. Die klinische Symptomatik eines Cor pulmonale ist aber mit einem Hochdruck im kleinen Kreislauf nicht immer identisch, wie die Gegenüberstellung vom mittleren Pulmonalisdruck und elektrokardiographischer Rechtsherzsymptomatik in der Abb. 6 zeigt. Die klinische Symptomatik deutet vor allem auf eine Insuffizienz des rechten Ventrikels hin, für die neben dem pulmonalen Hochdruck noch weitere Faktoren eine Rolle spielen müssen, wie z.B. das vermehrte Herzzeitvolumen, die mechanischen Rückwirkungen der Ventilation auf die Füllung und auf die Auswurfleistung des Herzens und nicht zuletzt direkte Schädigungen der Herzmuskulatur durch Toxine, Hypoxie und Acidose.

Zusammenfassung

In der Abb. 7 ist zum Schluß versucht worden, die verschiedenen Ursachen der pulmonalen Hypertonie bei Lungenerkrankungen schematisch darzustellen. Die funktionelle Hauptursache ist die alveoläre Hypoxie, die zu einer Steigerung des Herzzeitvolumens führen kann und zusammen mit der Acidose eine Vasoconstric-

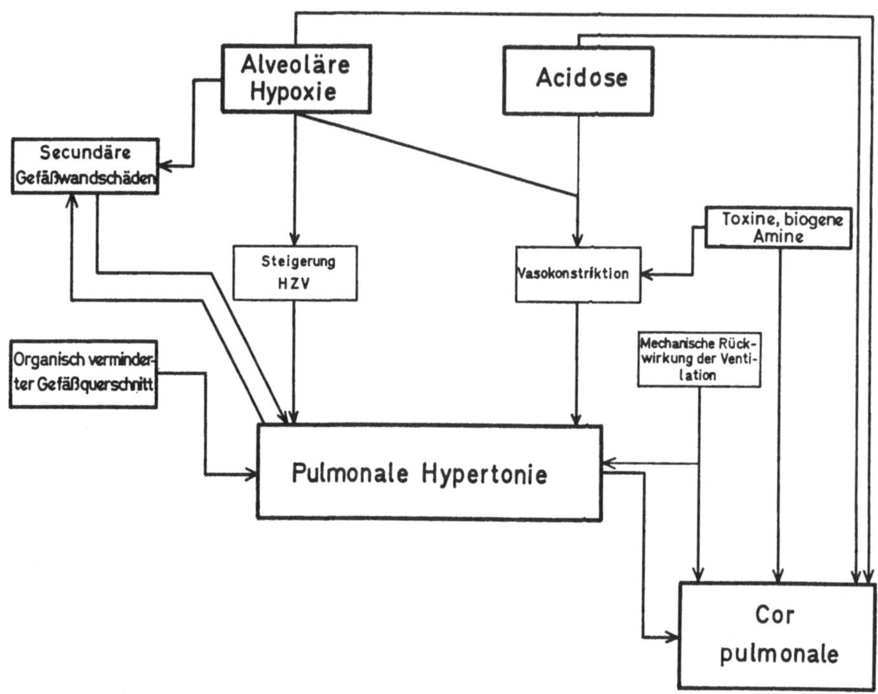

Abb. 7. Schematische Darstellung der Hochdruckursachen bei Lungen- und Bronchialerkrankungen

tion im Pulmonalgefäßsystem hervorruft. Die Druckveränderungen im kleinen Kreislauf werden verstärkt durch einen organisch verminderten Gefäßquerschnitt und durch sekundäre Gefäßwandschädigungen, die auf die Hypoxie und die pulmonale Hypertonie zurückgehen. Noch nicht voll zu übersehen sind die constrictorisch wirkenden Einflüsse von Toxinen und von körpereigenen Substanzen, die durch den Entzündungsprozeß freigesetzt werden, und die evtl. drucksteigernd im kleinen Kreislauf wirken können. Für das klinische Bild der Rechtsherzschädigung sind neben der pulmonalen Hypertonie und den mechanischen Rückwirkungen der Ventilation auf das Herz sicher noch direkte Schädigungen der Herzmuskulatur entscheidend, die u.a. durch die Hypoxie, die Acidose und die freiwerdenden Entzündungstoxine bedingt sind.

Literatur

1. Arias-Stella, J., and M. Saldana: The muscular pulmonary arteries in people native to high altitude. Med. thorac. **19**, 484 (1962).
2. Aviado, D. M., J. S. Ling, and C. F. Schmidt: Effects of anoxia on pulmonary circulation: Reflex pulmonary vasoconstriction. Amer. J. Physiol. **188**, 253 (1957).
3. Backmann, R.: Die Zirkulationszeit des Blutes in der normalen Lunge und in der senilatrophischen Emphysemlunge. Med. thorac. **20**, 113 (1963).
4. Bergofsky, E. H., D. E. Lehr, and A. P. Fishman: The effect of changes in hydrogen ion concentration on the pulmonary circulation. J. clin. Invest. **41**, 1492 (1962).
5. Bernsmeier, A.: Klinik des chronischen Cor pulmonale. Verh. dtsch. Ges. inn. Med. **72**, 509 (1967).
6. Bishop, J. M., K. W. Donald, and O. L. Wade: Circulatory dynamics at rest and on exercise in the hyperkinetic states. Clin. Sci. **14**, 329 (1955).

7. Bolt, W., u. H. W. Knipping: Zur Klinik des Lungenkreislaufes. Verh. dtsch. Ges. Kreisl.-Forsch. **17**, 87 (1951).
8. —, H. Valentin u. N. Tietz: Drucke in der Pulmonalarterie, Herzzeitvolumen und Atmung bei akuter respiratorischer Hypoxie entsprechend Höhen bis zu 4000 und 5000 Meter bei älteren Personen. Arch. Kreisl.-Forsch. **27**, 19 (1957).
9. Borden, C. W., R. H. Wilson, R. V. Ebert, and H. S. Wells: Pulmonary hypertension in chronic pulmonary emphysema. Amer. J. Med. 8, 701 (1950).
10. Borst, H. G., J. L. Whittenberger, E. Berglund, and M. McGregor: Effects of unilateral hypoxia and hypercapnia on pulmonary blood flow distribution in the dog. Amer. J. Physiol. **191**, 446 (1957).
11. Brod, J.: The general circulatory consequences in heart failure. Fortschr. Kardiol. **2**, 96 (1959).
12. Büchner, Ch., u. G. Könn: Temporär chronisches Cor pulmonale im Tierexperiment nach rezidivierender Mikroembolie. Beitr. path. Anat. **121**, 170 (1959).
13. Bühlmann, A., F. Schaub u. P. H. Rossier: Zur Ätiologie und Therapie des Cor pulmonale. Schweiz. med. Wschr. **84**, 587 (1954).
14. Carlens, E., H. E. Hanson, and B. Nordenström: Temporary unilateral occlusion of the pulmonary artery. J. thorac. Surg. **22**, 527 (1951).
15. Cournand, A.: Some aspects of the pulmonary circulation in normal man and in chronic cardio-pulmonary disease. Circulation **2**, 641 (1950).
16. —, A. Himmelstein, R. L. Riley, and O. W. Lester: A follow up study of the cardiopulmonary function in four young individuals after pneumonectomy. J. thorac. Surg. **16**, 30 (1947).
17. Cromie, J. B.: Correlation of anatomic pulmonary emphysema and right ventricular hypertrophy. Amer. Rev. resp. Dis. **84**, 657 (1961).
18. Davis, R. B., W. L. Bailey, and N. P. Hanson: Modification of serotonin and histamine release after E. coli endotoxin administration. Amer. J. Physiol. **205**, 560 (1963).
19. Doyle, J. T., J. S. Wilson, and J. V. Warren: The pulmonary vascular responses to shortterm hypoxia in human subjects. Circulation **5**, 263 (1952).
20. Enson, Y., C. Giuntini, M. L. Lewis, Th. Q. Morris, M. I. Ferrer, and R. M. Harvey: The influence of hydrogen ion concentration and hypoxia on the pulmonary circulation. J. clin. Invest. **40**, 1146 (1964).
21. Euler, U. S.: Physiologie des Lungenkreislaufs. Verh. dtsch. Ges. Kreisl.-Forsch. **17**, 8 (1951).
22. — and G. Liljestrand: Observations on the pulmonary arterial blood pressure in the cat. Acta physiol. scand. **12**, 301 (1946).
23. Evans, Th. O., L. van der Reis, and A. Selzer: Circulation effects of chronic pulmonary emphysema. Amer. Heart J. **66**, 741 (1963).
24. Ferrer, M. I., and R. M. Harvey: The relation between hypoxemia and pulmonary hypertension in chronic cor pulmonale. Fortschr. Kardiol. **2**, 293 (1959).
25. Fishman, A. P.: Respiratory gases in the regulation of the pulmonary circulation. Physiol. Rev. **41**, 214 (1961).
26. — Pulmonary vascular and circulatory responses to acute Hypoxia. Med. thorac. **19**, 438 (1962).
27. —, J. McClement, A. Himmelstein, and A. Cournand: Effects of acute anoxia on the circulation and respiration in patients with chronic pulmonary disease studied during the steady state. J. clin. Invest. **31**, 770 (1952).
28. —, H. W. Fritts, and A. Cournand: Effects of breathing carbon dioxide upon the pulmonary circulation. Circulation **22**, 220 (1960).
29. Fowler, N. P., R. N. Westcott, R. C. Scott, and E. Hess: The cardiac output in chronic cor pulmonale. Circulation **6**, 888 (1952).
30. Giese, W.: Die morphologischen Grundlagen der Ventilationsstörungen bei Emphysem und Bronchitis und ihre Rückwirkungen auf den Kreislauf. Verh. dtsch. Ges. inn. Med. **62**, 12/25 (1956).
31. — Morphologie des Cor pulmonale und seiner Ursachen. Verh. dtsch. Ges. inn. Med. **72**, 469 (1967).

32. Grosse-Brockhoff, F.: Hämodynamik der Lungenkreislaufstörungen. Verh. dtsch. Ges. Kreisl.-Forsch. **17**, 34 (1951).

33. — Pathophysiologie des Lungenkreislaufs. Lungen und kleiner Kreislauf. Bad Oeynhausener Gespräche I. Springer 1957, S. 64.

34. Hartung, W., u. L. Delfmann: Perfusionsversuche an Leichenlungen. Beitr. Klin. Tuberk. **123**, 41 (1960).

35. Harvey, R. M.: The influence of hydrogen ion in the control of pulmonary artery pressures in patients with obstructive disease of the lungs. Med. thorac. **22**, 108 (1965).

36. —, and M. I. Ferrer: A clinical consideration of cor pulmonale. Circulation **2**, 236 (1960).

37. — —, W. D. Richards Jr., and A. Cournand: Influence of chronic pulmonary disease on the heart and circulation. Amer. J. Med. **10**, 719 (1951).

38. Hertz, C. W.: Die Durchblutungsgröße hypoventilierter Lungenbezirke. Verh. dtsch. Ges. Kreisl.-Forsch. **21**, 447 (1955).

39. — Untersuchungen über den Einfluß der alveolären Gasdrucke auf die intrapulmonale Durchblutungsverteilung beim Menschen. Klin. Wschr. **34**, 472 (1956).

40. — Einfluß einseitiger Ventilationsstörung auf das Belüftungs- und Durchblutungsverhältnis jeder Lungenseite und auf die Arterialisierung. Dtsch. Arch. klin. Med. **207**, 58 (1961).

41. — Einseitige Ventilationsstörung und Arterialisierung. Physiologie und Pathologie des Gasaustausches in der Lunge. Bad Oeynhausener Gespräche IV. Springer 1961, S. 42.

42. Himmelstein, A., P. Harris, H. W. Fritts Jr., and A. Cournand: Effect of severe unilateral hypoxia on the partition of pulmonary blood flow in man. J. thorac. Surg. **36**, 369 (1958).

43. Holt, J. H., and B. V. Branscomb: Hemodynamic responses to controlled 100% oxygen breathing in emphysema. J. appl. Physiol. **20**, 215 (1965).

44. Howarth, S., J. McMichael, and E. P. Sharpey-Schafer: Effect of oxygen, venesection and digitalis in chronic heart failure from disease of the lungs. Clin. Sci. **6**, 187 (1947).

45. Hultgren, H. N., J. Kelly, and H. Miller: Pulmonary circulation in acclimatized man at high altitude. J. appl. Physiol. **20**, 233 (1965).

46. — — — Effect of oxygen upon pulmonary circulation in acclimatized man at high altitude. J. appl. Physiol. **20**, 239 (1965).

47. Hyde, R. W., W. H. Lawson, and R. E. Forster: Influence of carbon dioxide on pulmonary vasculature. J. appl. Physiol. **19**, 734 (1964).

48. Hyland, J. W., G. T. Smith, L. B. McGuier, D. C. Harrison, F. W. Haynes, and L. Dexter: Effect of selective embolization of various sized pulmonary arteries in dogs. Amer. J. Physiol. **204**, 619 (1963).

49. Junghannss, W.: Das Lungenemphysem im postmortalen Angiogramm. Virchows Arch. path. Anat. **332**, 538 (1959).

50. Kabins, S. A., C. Molina, and L. N. Katz: Pulmonary vascular effects of serotonin (5-OH-tryptamine) in dogs: its role in causing pulmonary edema. Amer. J. Physiol. **197**, 955 (1959).

51. Katz, L. N., H. Feinberg, and A. B. Schaffer: Hemodynamic aspects of congestive heart failure. Circulation **21**, 95 (1960).

52. Klöss, J.: Morphologische Veränderungen der Restlunge nach Lungenresektionen im Wachstumsalter. Klin. Wschr. **36**, 1173 (1958).

53. Kohler, J. A., Th. J. Tsagaris, H. Kuida, and H. H. Hecht: Inhibition of endotoxin-induced pulmonary vasoconstriction in dogs by alpha-methyl dopa. Amer. J. Physiol. **204**, 987 (1963).

54. Könn, G.: Die Bedeutung des Cor pulmonale für die Arbeits- und Sozialmedizin. Verh. dtsch. Ges. inn. Med. **72**, 597 (1967).

55. —, u. P. Berg: Tierexperimentelle chronische pulmonale Hypertonie nach rezidivierender Mikroembolie und ihre Rückwirkung auf Herz und Arterien. Beitr. path. Anat. **132**, 86 (1965).

56. Korner, P. I.: Circulatory adaptations in hypoxia. Physiol. Rev. **39**, 687 (1959).

57. Lagerlöf, H., and L. Werkö: Studies on the circulation in man. The effect of Cedilanid (Lanatosid C) on cardiac output and blood pressure in the pulmonary circulation in patients with compensated and decompensated heart disease. Acta cardiol. (Brux.) **4**, I (1949); — Ref. Kongr.-Zbl. ges. inn. Med. **124**, 67 (1950).

58. Lai, K. S., A. J. S. McFadzean, and R. Yeung: Microembolic pulmonary hypertension in pyogenic cholangitis. Brit. med. J. **1**, 22 (1968).

59. Lavenne, F.: Le retentissement cardio-vasculaire de la silicose et de l'anthraco-silicose. Rev. belge Path. **21**, 6 (1951).

60. — Le retentissement cardio-vasculaire de la silicose et de l'anthraco-silicose. Contribution à l'étude du cor pulmonale. Rev. belge Path. **21**, 264 (1951).

61. —, and F. Meerssmann: Anatomie pathologique de la circulation pulmonaire. Acta cardiol. (Brux.) **9**, 343 (1954).

62. Liljestrand, G.: Chemical control of the distribution of the pulmonary blood flow. Acta physiol. scand. **44**, 216 (1958).

63. Linde, L. M., D. H. Simmons, and N. Lewis: Pulmonary hemodynamics in respiratory acidosis in dogs. Amer. J. Physiol. **205**, 1008 (1963).

64. Lloyd, Th. C.: Effect of alveolar hypoxia on pulmonary vascular resistance. J. appl. Physiol. **19**, 1086 (1964).

65. — Influence of blood pH on hypoxic pulmonary vasoconstriction. J. appl. Physiol. **21**, 358 (1966).

66. Role of nerve pathways in the hypoxic vasoconstriction of lung. J. appl. Physiol. **21**, 1351 (1966).

67. — PO_2-dependent pulmonary vasoconstriction caused by procaine. J. appl. Physiol. **21**, 1439 (1966).

68. Magistretti, M., E. Sartorelli e E. Peirone: Studio dell'emodinamica pulmonare dei silicotici mediante il cateterismo cardiaco. Med. d. Lavoro **50**, 45 (1959).

69. Matthes, K., W. T. Ulmer u. D. Wittekind: Cor pulmonale. Handb. inn. Med. **4**. Berlin-Göttingen-Heidelberg: Springer 1960, S. 59.

70. Meessen, H.: Zur pathologischen Anatomie des Lungenkreislaufs. Verh. dtsch. Ges. Kreisl.-Forsch. **17**, 25 (1951).

71. —, u. H. Schulz: Lunge und kleiner Kreislauf. Bad Oeynhausener Gespräche I, 1956. Berlin-Göttingen-Heidelberg: Springer 1957.

72. Motley, H. L., A. Cournand, L. Werko, A. Himmelstein, and D. Dresdale: The influence of short periods of induced acute anoxia upon pulmonary artery pressures in man. Amer. J. Physiol. **150**, 315 (1947).

73. Mounsey, J. P. D., L. W. Ritzmann, and N. J. Selverstone: Cardiographic studies in severe pulmonary emphysema. Brit. Heart J. **14**, 442 (1952).

74. — —, J. Selverstone, W. A. Briscoe, and G. A. McLemore: Circulatory changes in severe pulmonary emphysema. Brit. Heart J. **14**, 153 (1952).

75. Naeye, R. L.: Hypoxemia, effects on the pulmonary vascular bed. Med. thorac. **19** 494 (1962).

76. Nahas, G. G., M. B. Visscher, G. W. Mather, F. J. Haddy, and H. R. Warner: Influence of hypoxia on the pulmonary circulation of nonnarcotized dogs. J. appl. Physiol. **6**, 467 (1954).

77. Nisell, O.: Reactions of the pulmonary venules of the cat with special reference to the effect of the pulmonary elastance. Acta physiol. scand. **23**, 361 (1951).

78. Peñaloza, D., F. Sime, N. Banchero, and R. Gamboa: Pulmonary hypertension in healthy man born and living at high altitudes. Med. thorac. **19**, 449 (1962).

79. Podlesch, I., K. Hinseler, F. Hertle u. W. T. Ulmer: Kardiopulmonale Korrelation bei Silikose. Klin. Wschr. **44**, 677 (1966).

80. Reichel, G., G. Dannenberg u. R. Redecker: Elektrokardiographische und lungenfunktionsdiagnostische Vergleichsuntersuchungen zur Frage der Rechtsherzbelastung bei chronischer Emphysembronchitis und Silikose. Z. Kreisl.-Forsch. **57**, 141 (1968).

81. —, E. Reif u. W. Weller: Über die Bedeutung der alveolargasabhängigen funktionellen Faktoren für die Entstehung der pulmonalen Hypertonie. Verh. dtsch. Ges. Kreisl.-Forsch. **31**, 77 (1965).

82. —, REICHEL G. and K. A. ROSENKRANZ: Prognosis of pulmonary hypertension in silicosis. Bull. Physio-Path. Resp. **4**, 197 (1968).
83. —, W. WELLER et E. REIF: Influence de l'hypoventilation alvéolaire sur la circulation pulmonaire. Bull. Physio-Path. Resp. **1**, 321 (1965).
84. — — — Der Einfluß der alveolären Hypoventilation auf den kleinen Kreislauf und das Herz. Med. thorac. **23**, 197 (1966).
85. ROSENKRANZ, K. A.: Über Veränderungen des Lungenkreislaufs durch Pneumokoniosen. Hefte zur Unfallheilkunde **87**, 63 (1965).
86. —, A. DREWS, J. HOLLING u. G. BUSCHMANN: Zur Hämodynamik des kleinen Kreislaufs bei leicht- und mittelgradiger Silikose. Beitr. Silikose-Forsch., Sdb.-Grundfragen Silikoseforsch. **6**, 557 (1965).
87. ROSSIER, P. H., u. A. BÜHLMANN: Cor pulmonale. Respiratorischer Teil. Verh. dtsch. Ges. inn. Med. **72**, 491 (1967).
88. — — u. K. WIESINGER: Physiologie und Pathophysiologie der Atmung. Handb. inn. Med. VIII. Berlin-Göttingen-Heidelberg: Springer 1958, S. 395.
89. RUDOLPH, A. M., M. D. KURLAND, P. A. M. AULD, and M. H. PAUL: Effects of vasolitator drugs on normal and serotonin-constricted pulmonary vessels of the dogs. Amer. J. Physiol. **197**, 617 (1959).
90. —, and E. M. SCARPELLI: Drug action on pulmonary circulation of unanaesthetized dogs. Amer. J. Physiol. **206**, 1201 (1964).
91. —, and ST. YUAN: Response of the pulmonary vasculature to hypoxia an H-Ion concentration changes. J. clin. Invest. **45**, 399 (1966).
92. SACKNER, M. A., D. H. WILL, and A. B. DUBOIS: The site of pulmonary vasomotor activity during hypoxia. J. clin. Invest. **45**, 112 (1966).
93. SCARBOROUGH, W. R., R. PENNEYS, C. B. THOMAS, B. M. BAKER, and R. E. MASON: The cardiovascular effect of induced controlled anoxemia. Circulation **4**, 190 (1951).
94. SCHÖLMERICH, P.: Pathophysiologie, Klinik und Differentialdiagnose des Cor pulmonale. In: Chronische Bronchitis. Stuttgart-New York: Schattauer 1968.
95. SHAPIRO, B. J., D. H. SIMMONS, and L. M. LINDE: Pulmonary hemodynamics during acute acid-base in the intact dog. Amer. J. Physiol. **210**, 1026 (1966).
96. SHEPHERD, J. T., D. E. DONALD, E. LINDER, and H. J. C. SWAN: Effect of small doses of 5-hydroxytryptamine (serotonin) on pulmonary circulation in the closed-chest dog. Amer. J. Physiol. **197**, 963 (1959).
97. STROUD, R. C., and H. L. CONN JR.: Pulmonary vascular effects of moderate and severe hypoxia in the dog. Amer. J. Physiol. **179**, 119 (1954).
98. —, and H. RAHN: Effect of O_2 and CO_2 tensions upon the resistance of pulmonary blood vessels. Amer. J. Physiol. **172**, 211 (1953).
99. ULMER, W. T., u. A. WENKE: Bronchospirometrische Untersuchungen zur Frage der gasspannungsabhängigen Durchblutungsregulation der Alveolar-Kapillaren. Arch. Kreisl.-Forsch. **26**, 256 (1957).
100. VARNAUSKAS, E.: Studies in hypertensive cardiovascular disease with special reference to cardiac function. Scand. J. clin. Lab. Invest. **7**, 5 (1955).
101. WEIL, P., P. F. SALISBURY, and D. STATE: Physiological factors influencing pulmonary artery pressure during separate perfusion of the systemic and pulmonary circulations in the dog. Amer. J. Physiol. **191**, 453 (1957).
102. WESTCOTT, T. N., N. O. POWLER, R. C. SCOTT, V. D. HAUENSTEIN, and J. MCGUIRE: Anoxia and human pulmonary vascular resistance. J. clin. Invest. **30**, 957 (1951).
103. WIDIMSKÝ, J., and J. KASALICKY: Cardio vascular adaption to acute pulmonary hypertension. Med. thorac. **21**, 369 (1964).

Diskussionsbemerkungen

J. WIDIMSKÝ, Prag:

Aus unseren Ergebnissen (J. WIDIMSKÝ u. Mitarb.: Cor pulmonale bei der Lungentuberkulose. Jena: Fischer 1963) geht hervor, daß man die Diagnose des Cor pulmonale hämodynamisch oder klinisch machen kann. Nach den hämodynamischen Verhältnissen kann man das Cor pulmonale in folgende Stadien unterteilen:

1. Dekompensiertes Cor pulmonale, 2. kompensiertes Cor pulmonale — pulmonale Hypertonie nur in der Ruhe, 3. latentes Cor pulmonale — pulmonale Hypertonie nur während leichter körperlicher Arbeit. Wir haben auch nachgewiesen, daß man bei der Autopsie die Hypertrophie der rechten Kammer schon bei diesem Stadium (St. 3) finden kann.

Die klinische Diagnose ist möglich nur für dekompensiertes und kompensiertes Cor pulmonale. Sie ist viel weniger genau als die hämodynamische Diagnose, trotzdem ist es aber möglich, nach unseren Erfahrungen, mit dem EKG 70% der Patienten mit kompensiertem Cor pulmonale zu erfassen. Mit einer Kombination von EKG und Röntgenuntersuchung des Herzens und Lungengefäße steigt die Zahl der positiven Diagnosen auf 90%.

G. REICHEL, Bochum:

Nach unseren Erfahrungen ist die sich auf klinische, elektrokardiographische und röntgenologische Kriterien stützende Diagnose des Cor pulmonale nicht immer mit der hämodynamischen Diagnose eines erhöhten Blutdruckes im kleinen Kreislauf identisch. Gerade beim dekompensierten oder zur Dekompensation neigenden Cor pulmonale finden wir sehr häufig ausgeprägtere elektrokardiographische, röntgenologische und klinische Zeichen der Rechtsherzschädigung ohne einen Hochdruck im kleinen Kreislauf.

A. SCHAEDE, Bonn:

Zur Frage einer Zunahme der Häufigkeit der pulmonalen Hypertonie. Die Feststellung einer „pulmonalen Hypertonie“ nimmt anteilmäßig am Gesamtkrankengut der Klinik und der kardiologischen Fälle zu. Das dürfte zu einem Teil methodisch bedingt sein, da immer häufiger direkte Druckmessungen im Pulmonalkreislauf mit dem Herzkatheter durchgeführt werden. In letzter Zeit fielen aber einige Fälle mit pulmonaler Hypertonie auf, bei denen in der Anamnese die Einnahme von Appetitzüglern, insbesondere Menocil, angegeben wurde.

G. REICHEL, Bochum:

Auch uns sind in letzter Zeit einige Fälle mit pulmonaler Hypertonie bekannt geworden, bei denen in der Anamnese über die Einnahme von Appetitzüglern berichtet wurde. Bei einigen dieser Patienten fanden sich eine verminderte Lungencompliance und ein auffallender Abfall des arteriellen Sauerstoffdruckes unter Belastung. Derartige Ausfallserscheinungen sind uns von fibrotischen Lungenprozessen bekannt.

S. DAUM, Prag:

Wir haben bei 4 Patienten während der rechtsseitigen Herzkatheterisation auch Serotonin i.v. infundiert, ohne irgendwelche Veränderungen in der Lungenzirkulation (Druckanstieg) zu sehen.

Die Hypoxie wirkt ganz anders bei Gesunden und anders bei Kranken mit Lungenemphysem. Bei Gesunden nimmt die Lungenarteriolarresistenz trotz Herzminutenvolumenanstieg ab. Der Druck in AP bleibt unverändert oder nimmt ab. Aber auch der Druck im rechten Vorhof und in den „Lungencapillaren“ fällt. Die Hypoxie muß wirklich sehr schwer sein (F_{JO_2} 8—9%), wenn der Pulmonaldruck ansteigt.

In akuten Versuchen mit höherer CO_2-Einatmungsmischung sehen wir, daß die Hyperkapnie ohne Veränderungen im pH (kompensierte hyperkapnische Acidose) in keiner Korrelation mit PA_m steht. Aber, wenn es zum pH-Abfall kommt (nicht kompensierte hyperkapnische Acidose), steigt der Druck nicht nur in der Art. pulmonalis, aber auch im rechten Vorhof und in den „Lungencapillaren“.

Bei Kranken mit globaler Respirationsinsuffizienz, wo schon Pa_{O_2} erniedrigt ist, ist auch Pa_{CO_2} und pH tangiert. Man kann sehr schwer in diesen Fällen sagen, was ist durch die Hypoxie oder durch die Acidose verursacht.

Wir haben bei Lungenarteriographien während der Atmung der hypoxischen Mischung, während der hyperkapnischen Mischung getrennt und dann während der Atmung der hypoxischen-hyperkapnischen Mischung gesehen, daß die Wirkung der beiden sich enorm potenziert.

G. Reichel, Bochum:

Die pulmonalisdrucksteigernde Wirkung der Hypoxie ist sicher vom Zustand des Pulmonalgefäßsystems abhängig. Auf die Bedeutung des Gefäßquerschnittes für diese Reaktion bin ich in meinem Vortrag eingegangen. Die Erfahrung von Herrn Daum, daß bei Gesunden die Lungenarteriolen-Resistenz unter Hypoxie trotz Herzminutenvolumenanstieg leicht abnehmen kann, läßt sich auch im Tierexperiment bestätigen (Abb. 4). Wahrscheinlich kommt es unter Hypoxie durch eine druckpassive Vasodilatation in großen Gefäßgebieten zu einer Gegenregulation, die der hypoxischen Pulmonalisdrucksteigerung entgegenwirkt. Die Abb. 4 bestätigt auch die Bemerkung von Herrn Daum, daß wesentliche Druckerhöhungen im kleinen Kreislauf unter experimentellen Bedingungen erhebliche Hypoxiegrade voraussetzen.

Die Bedeutung der Acidose bei Hyperkapnie wird auch in unserem Material aus der Abb. 2 ersichtlich. Hier ergaben sich bei einer Gegenüberstellung von Kohlensäuredruck, pH-Wert einerseits und mittlerem Pulmonalisdruck andererseits verwertbare statistische Korrelationen nur für die Beziehung pH-Wert zum mittleren Pulmonalisdruck, nicht aber für die Relation zwischen Kohlensäure- und mittlerem Pulmonalisdruck. Diese Befunde scheinen die tierexperimentellen Ergebnisse zu bestätigen, nach der die Größe der Wasserstoffionen-Konzentration für das Ausmaß der hypoxischen Vasoconstriction ausschlaggebend ist.

D. W. Behrenbeck, Bonn:

Für das Acetylcholin hat Wood [Brit. Heart J. **20**, 557 (1958)] eine kurzdauernde drucksenkende Wirkung nachgewiesen. Entscheidend scheint dabei zu sein, daß dieser druckreduzierende Effekt nur bei einer Hypertonie im Lungenkreislauf wirksam wird.

H. Michel, Berlin:

Ist die Trienspidalfibrose beim Carcinoid-Syndrom Folge eines Serotonin-bedingten pulmonalen Hochdruckes oder von Serotonin-Ausschwemmung aus Lebermetastasen?

E. Kehler, Bleckede:

Wie sehr hämodynamische Globaleffekte das Ergebnis verschiedenster Interferenzen sein können, zeigt auch folgende Überlegung: Provoziert man eine bronchiale Obstruktion, z.B. mit Acetylcholin (ACh), dann steigt der Pulmonalarteriendruck an. Infundiert man dieses ACh, dann sinkt der pulmonale Gefäßwiderstand ab. Das konnten nicht nur die Tierexperimentatoren am isolierten Perfusionspräparat, sondern auch Kliniker, wie Widimský, besonders aber auch die Schule von Cournand zeigen. Infundiert man einem Hund ACh und registriert man dabei keine Druckänderungen, dann spricht das nicht etwa gegen eine Vasoaktivität des ACh, sondern für eine intakte noradrenergische Gegenregulation.

Gegenregulative Einflüsse sind es auch, die zu einem reziproken Verhalten zwischen großem und kleinem Kreislauf führen können. Herr Reichel hat eine solche ACh-Kurve gezeigt (gegensinniges Druckverhalten in der Art. femoralis und pulmonalis). Kunze hat das zum physiologischen Regelfall erklärt und Brugsch hat für die klinische Diagnose der pulmonalen Hypertonie die Hypotonie im Körperkreislauf postuliert. Umgekehrt kommt es bei Gesunden unter Katecholaminen zu einem Druckanstieg im großen und zu einem Druckabfall im kleinen Kreislauf mit pulmonaler Vaso- und Bronchodilatation. Wir haben uns in Frankfurt mit Hauss und Hoff bei diesem „sympathikoadrenalen" Funktionszustand der Lunge auf die Bezeichnung „ergotrope Lungenexpansion" geeinigt.

H. Schönthal, Mannheim:

Bei 2 Patienten mit eindeutigem Carcinoid-Syndrom zeigten spirometrische Untersuchungen, daß während eines Flush es zu einer erheblichen obstruktiven Ventilationsstörung kommt

(Klin. Wschr. 1966). Diese Tatsache spricht dafür, daß Serotonin oder serotoninähnliche Substanzen eher indirekt über eine bronchiale Obstruktion als direkt an den Lungengefäßen selbst vasoconstrictorische Effekte auslösen. Bisher fehlten m.E. Messungen des Druckes der Art. pulmonalis bei Patienten mit Carcinoid-Syndrom vor und während eines Flush-Zustandes.

J. Widimský, Prag:

Acetylcholin ist die wirksamste vasodilatatorische Substanz für den kleinen Kreislauf. Wir müssen sie aber in solcher Dosis in den rechten Vorhof infundieren, daß kein Effekt am großen Kreislauf erkennbar ist. Die Resultate Prof. Michels mit Acetylcholin kann man durch Bronchoconstriction erklären. In seinem Versuch kam es zu einem starken Abstieg des Aortadruckes, der uns beweist, daß Acetylcholin in den großen Kreislauf gekommen ist und so auch zu Bronchialarterien und daß die Bronchoconstriction die einfachste Erklärung des Anstieges des Druckes in der Art. pulmonalis ist.

Den Effekt des Acetylcholins haben wir deutlich an Mitralstenosepatienten bewiesen, wo die Dauerinfusion in den rechten Vorhof sowohl in Ruhe als auch während der Belastung zur Verminderung der Druck- und Resistancewerte im kleinen Kreislauf geführt hat. Man muß auch betonen, daß der vasodilatatorische Effekt deutlicher an Patienten mit ausgeprägtem Lungenhypertonus zustande kommt als an Patienten mit normalen Druckverhältnissen im kleinen Kreislauf.

J. Widimský, Prag:

Serotonin hat keine vasoconstrictorische Wirkung. Es ist nicht gelungen, bei Patienten mittels Serotonin-Infusion einen Anstieg des Lungenarteriendruckes zu provozieren (Boys, Cournand).

Unsere Erfahrungen zeigten an 3 Patienten mit Carcinoid-Syndrom mit deutlich erhöhtem Serotoninblutspiegel normale Druckverhältnisse im kleinen Kreislauf. Auch die Verabreichung von Serotoninblockern konnte nach unseren Erfahrungen keine hypotensive Wirkung bei Patienten mit Cor pulmonale erzeugen. Es scheint, daß verschiedene Pharmaca verschiedene Wirkung bei verschiedenen Species haben können. Serotonin hat keine vasoconstrictorische Wirkung bei Menschen, aber deutliche Wirkung bei Hunden und Ratten.

G. Reichel, Bochum:

Die hämodynamische Beurteilung des Acetylcholins im kleinen Kreislauf bietet gewisse Schwierigkeiten, da die direkte vasodilatatorische Wirkung durch Veränderungen im großen Kreislauf und am Bronchialsystem überlagert werden kann. Das geht auch aus der von mir gezeigten Abbildung hervor, aus der zu ersehen war, daß es unter der Acetylcholin-Infusion nicht nur zu einer erheblichen Umstellung im Systemkreislauf kommt, sondern auch eine Bonchialobstruktion mit Zunahme der intrathorakalen Druckschwankungen provoziert wird. Letztere hat nach unseren Erfahrungen wiederum starke alveoläre Hypoxien zur Folge, die sich constrictorisch auf die Gefäße des kleinen Kreislaufes auswirken können und möglicherweise die vasodilatatorische Wirkung des Acetylcholins überdecken. Die je nach Applikationsart und Dosis des Acetylcholins verschieden starken Einflüsse mögen für die in der Literatur beschriebenen unterschiedlichen hämodynamischen Globaleffekte am Pulmonalisdruck verantwortlich sein.

Das Serotonin zeigt bei Hund und Ratte eine starke vasoconstrictorische Wirkung auf das Pulmonalgefäßsystem. Nach den Erfahrungen beim Carcinoid-Syndrom und den Experimenten von Cournand, der beim Mensch Serotonin infundierte, ohne einen Anstieg des Lungenarteriendruckes zu messen, lassen sich diese tierexperimentellen Ergebnisse nicht ohne weiteres auf den Menschen übertragen.

Die Klinik der gestörten Lungenzirkulation

N. G. M. Orie, Groningen (Holland) *

An erster Stelle möchte ich der Gesellschaft für Lungen- und Atmungsforschung für ihre freundliche Einladung danken. Dabei muß ich jedoch darauf aufmerksam machen, daß mein Thema viel beschränkter sein wird, als es sich dem Titel nach vermuten ließe. Nur die Einflüsse von einigen häufiger vorkommenden Lungenkrankheiten sollen besprochen werden und auch dies nur bei Erwachsenen. Es könnte einem bange werden, wenn man sich darüber Rechenschaft gibt, wieviel über diese Probleme in theoretischer Hinsicht schon studiert und gearbeitet wurde. Es ist nur ein geringer Trost, daß nicht nur der Kliniker, sondern auch der forschende Arzt öfters extrapolieren muß, um Schlußfolgerungen ziehen zu können. Als Kliniker weiß man außerdem, daß man nicht alle Arbeiten kennt und sicherlich nicht imstande ist, alle Tatsachen in eine kurze klinische Übersicht einzubauen. Sollten Sie den Eindruck bekommen, daß unerschütterliche Tatsachen dargestellt würden, so seien Sie sich bewußt, daß es sich um die einzige Möglichkeit handelt, nicht auf jedem Gebiet uferlos Zweifel zu predigen. Als man mich einlud, habe ich schon gesagt, daß es „im Westen" nichts Neues gäbe. Es handelt sich nur um neu formulierte alte Tatsachen.

Problemstellung

An erster Stelle sollte man bei einer Besprechung der Klinik der gestörten Lungenzirkulation die *Überlastung* des rechten Herzens vom *Versagen* des kleinen Kreislaufs zu trennen versuchen.

Semantisch ist Cor pulmonale „a misnomer". Entweder man will die Überbelastung des rechten Herzens beschreiben: dann werden viele Fälle hier eingereiht, die nie (oder noch Jahrzehnte lang) nicht versagen werden. Was noch merkwürdiger ist, unter den Fällen, die versagen, wird man viele Krankheitsformen haben, die man vorher kaum als Cor pulmonale, das heißt als überbelastet, klassifizieren konnte.

Meint man nur *Versagen* des rechten Herzens als Folge (von oft nur kurzfristiger) pulmonaler Überbelastung, dann gibt es keine Schwierigkeiten. Leider stimmt aber der Wortgebrauch dann nicht mit der Literatur überein [21] und auch der Ausdruck chronisches Cor pulmonale ist dann nur für Ausnahmefälle brauchbar.

Dazu kommt, daß auch der Ausdruck „Versagen" keineswegs eindeutig ist, wenn man nicht präzisiert: „in Ruhe", „bei leichter Arbeit" oder „bei voller Belastung".

Diese Begriffe sind meist in der Literatur wenig scharf umrissen, was zu bedauern ist, da es sich ja um zwei grundsätzlich verschiedene Vorgänge handelt.

* Professor Dr. N. G. M. Orie, Department of Medicine, State University, 59 Oostersingel, Groningen (Holland).

Ein gutes Verständnis ist um so mehr notwendig, da es sich bei dem jeweiligen Patienten stets um eine komplexe Situation handelt, wo eine möglichst genaue Analyse erforderlich ist. Ein Patient, der *chronisch schwer überbelastet ist,* kann längere Zeit hindurch völlig kompensiert sein; andererseits kann ein Kranker mit einer nur *leichten chronischen Überbelastung* durch eine plötzlich hinzutretende schwere *akute* Belastung zum Versagen gebracht werden. Auch kann ein chronisch schwer überlasteter Herzpatient bei nur leichter Belastung versagen, aber bei völliger Ruhe kompensiert sein.

Aus den heute morgen besprochenen pathogenetischen Möglichkeiten und auch aus den in der Literatur bekannten Daten [2, 8, 21] ist leicht zu verstehen, daß die Ursache der Überlastung bzw. des Versagens *anatomisch* und deshalb stationär, *funktionell* und deshalb wechselnd, oder *gemischt* sein kann. Es handelt sich also vielfach um einen Zustand, der nicht stationär ist, der sich vielmehr rasch ändern kann.

Das ergibt sich aus der Art der Erkrankungen, wobei — unter bestimmten Vorbedingungen — eine Überlastung resp. ein Versagen festgestellt werden können.

Tabelle 1. *Ursache für Überlastung bzw. Versagen des rechten Herzens*

Obstruktive Lungenkrankheiten, meistens reversibel	*wenig, nur teilweise reversibel,* z. B. *Bronchitis*[a], *Emphysem* *völlig reversibel* — z. B. *schwere Asthmaanfälle* Hauptsächlich *funktionelle* — vorübergehende — Gefäßbetteinschränkung
Restriktive Lungenkrankheiten, meistens irreversibel	*Verlust von Lungengewebe* — *Lungengranulomatose* — beziehungsweise *Fibrose* Hauptsächlich *anatomische* — bleibende — Gefäßbetteinschränkung

[a] Für die Semantik von Bronchitis-Emphysem sei verwiesen auf Orie [22, 23].

In der Tabelle 2 möchte ich noch gerne die hämodynamischen und klinischen Merkmale der Überbelastung und des Rechtsversagens darstellen.

Tabelle 2

	Hämodynamische Merkmale	Klinische Merkmale
Überbelastung des rechten Herzens	Erhöhter Lungengefäß-Widerstand und/oder erhöhtes Herzminutenvolumen	$P_2 >$ Nur bei starker Überbelastung Pulsationen im Epigastrium
Versagen des rechten Herzens	Erhöhter enddiastolischer Druck in der rechten Herzkammer[a]	Erhöhung des venösen Druckes (Ödem der unteren Körperteile) (Lebervergrößerung) (Gewichtszunahme) (Ascites) (Cyanose)

[a] Namentlich bei Klappenfehlern nicht immer Zeichen von Versagen.

Getrennt sollten noch die Dyspnoe und die Cyanose kurz in Betracht gezogen werden.

Dyspnoe

Die Dyspnoe ist nicht charakteristisch, weder für eine Überlastung des rechten Herzens, noch für sein Versagen, weil die Ruhe-Atemarbeit — soweit Atemarbeit überhaupt als Index für die Dyspnoe betrachtet werden kann — bei Patienten mit Überlastung des rechten Herzens häufig nicht oder kaum erhöht ist. Bei überwiegender Fibrose kann die Atemarbeit auch in Ruhe gesteigert sein, desgleichen auch bei komplizierenden bronchialen oder pulmonalen Entzündungsprozessen bei obstruktiver Atemwegserkrankung.

Obgleich Ruhedyspnoe also nicht zum Bilde des Rechtsversagens oder zum Bilde der respiratorischen Insuffizienz gehört, wird ein Patient mit obstruktiver Lungenerkrankung bei Arbeit meistens kurzatmig werden. Eine obstruktive Bronchialerkrankung kann ausnahmsweise auch eine Ruhedyspnoe hervorrufen; sie muß dann von einer Dyspnoe bei Linksversagen, d. i. Asthma Cardiale[1] unterschieden werden. Diese Unterscheidung ist *rein klinisch* oft sehr schwierig. Diese Auffassung steht in Übereinstimmung mit den Ergebnissen von Ulmer [12].

Cyanose

Eine Überbelastung des rechten Herzens geht auch nicht notwendigerweise mit Cyanose einher. Selbst wenn die arterielle Sauerstoffsättigung, oder genauer gesagt der arterielle Sauerstoffdruck, deutlich erniedrigt ist, was bei reinem Emphysem oder reiner Fibrose im allgemeinen nicht der Fall ist, wird meistens keine Cyanose hervorgerufen. Nur bei Versagen des rechten Herzens, wenn im allgemeinen nicht nur die arterielle Spannung sinkt, aber auch die Sauerstoffausschöpfung aus dem Capillarblut zunimmt, wird Cyanose beobachtet. Bei der arteriellen Untersättigung spielt oft ein vergrößerter Shunt durch ein entzündetes Gebiet eine wesentliche Rolle.

Die folgenden Methoden können (und sollen) die Diagnose Rechtsversagen weiter bestätigen.

Venöser Druck

Obgleich die direkte Messung des zentralen venösen Druckes heutigentags sehr viel benutzt wird und, fast kann man sagen, eine Art Modeuntersuchung geworden ist, hat sie — Ausnahmefälle ausgeschlossen — keine wesentlichen Vorteile und viele Nachteile. Die bequeme, leicht wiederholbare periphere Meßmethode nach Lewis-Borst [13] sollte bei allen entsprechenden Patienten zu den routinemäßig durchzuführenden Bestimmungen gehören. Der venöse Druck muß schon als erhöht betrachtet werden, wenn der rechte Vorhofdruck bei der Diastole 2 cm H_2O übersteigt ($= \pm R - 3$). Auch haben größere *Schwankungen* des Pleuraldruckes wahrscheinlich keinen wesentlichen Einfluß auf die Meßwerte, weil während des Inspiriums gemessen wird und der Inspirationsdruck beim Emphysem im allgemeinen nicht erniedrigt zu sein pflegt. Eine Korrektion für etwaige Druckschwankungen braucht deshalb nicht vorgenommen zu werden. Wenn der venöse Druck erhöht ist und die Vene pulsiert, liegt unzweifelhaft ein Versagen vor —

[1] Wenn cardiale Dyspnoe mit pfeifenden Rasselgeräuschen einhergeht, muß im allgemeinen mit gleichzeitig bestehendem — unabhängigen — obstruktiven Bronchialleiden gerechnet werden.

wenn der venöse Druck aber normal ist, kann nur gesagt werden, daß unter diesen Ruhebedingungen kein Versagen zu verzeichnen ist.

Zirkulationszeit

Die Zirkulationszeit ist ein zu wenig benütztes Hilfsmittel bei der Untersuchung dieser Patienten. Obgleich die theoretischen Grundlagen für die Blutstromgeschwindigkeit kompliziert sind [11], läßt es sich doch gut als diagnostisches Hilfsmittel und auch als Parameter für Therapieeffekte benutzen, vor allem, wenn bei einem bestimmten Patienten schon frühere Meßwerte vorliegen.

Können Klappenfehler ausgeschlossen werden — denn hierbei wäre unsere Erfahrung nicht ausreichend —, so können folgende Faustregeln aufgestellt werden.

Tabelle 3

Werte bei Gesunden	
Normale Zirkulationszeit	12—17 sec
Bei Erkrankungen der Lunge	
Kurze Zirkulationszeit	8—12 sec
Anatomische oder funktionelle Überbelastung Anatomischer R nach L Shunt im Lungenkreislauf	
Normale bzw. leicht verlängerte Zirkulationszeit	16—20 sec
Wird gefunden bei Rechtsversagen bei anatomischer oder funktioneller Überbelastung	
Stark verlängerte Zirkulationszeit	>20 sec[a]
Große Möglichkeit von zusätzlichem Versagen des linken Herzens Meistens präexistentes Herzleiden	

[a] Unsere Erfahrung beruht auf der Magnesiumsulfatmethode; 5 cm^3 (15%) wird schnell in die Cubitalvene des freiliegenden Armes eingespritzt. Der Untersuchte wird angewiesen, ein an der Zunge auftretendes Wärmegefühl aufzuzeigen.

Man wird bei Patienten mit rein pulmonalem Versagen des rechten Herzens meistens eine leicht verlängerte Zirkulationszeit finden, die durch entsprechende Behandlung verkürzt werden kann.

Mit Hilfe der Magnesiumsulfat-Methode wird im allgemeinen bei normalen Personen eine Zirkulationszeit von 12 bis 16—17 sec beobachtet. Eine sehr sorgfältige Technik ist dabei Voraussetzung. Die Körpergröße des Untersuchten spielt eine gewisse Rolle, im allgemeinen ist jedoch ihre Berücksichtigung nicht unbedingt notwendig, obgleich man in Extremfällen selbstverständlich den Maßen des Patienten Rechnung tragen muß. Auch die Pulsfrequenz sollte in der Klinik in Rechnung gezogen werden [11]; wir selbst haben damit keine Erfahrung.

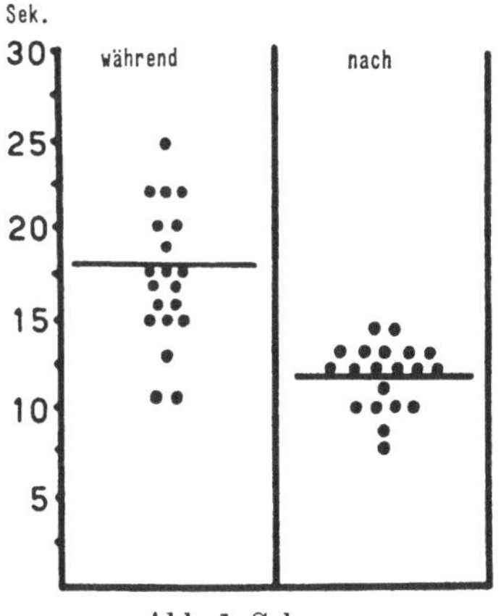

Abb. 1. Schema

Das Röntgenbild

Das Röntgenbild des Herzens ist im allgemeinen beim Emphysem nicht vergrößert: es besteht ja gewöhnlich kein pulmonaler Hochdruck. Eine (klinisch) nachweisbare Vergrößerung des rechten Herzens kommt meist nur bei seinem Versagen zustande. Eine bleibende Vergrößerung findet man im allgemeinen nur dann, wenn dauernd ziemlich stark erhöhte Druckwerte vorliegen, z.B. Durchschnittswerte von 30—40 mm Hg. Normalerweise geht die Vergrößerung wieder zurück, wenn das Versagen beseitigt ist. Das Bild einer Vergrößerung des rechten Herzens ist ziemlich typisch, es wird fast immer von einem vergrößerten Pulmonalisbogen und einer Drehung begleitet und zeigt in *R*-Schrägstellung die Vergrößerung der rechten Herzkammer (Outflow tract).

Ein Pleuraexsudat gehört nicht zum Bild des unkomplizierten Rechtsversagens. Im allgemeinen kommt es hierzu nur dann, wenn zusätzlich auch ein Versagen des linken Herzens vorliegt, was auch für den Vanishing-Tumor zutrifft. Über die Frequenz und Ursache einer Beteiligung des linken Herzens gehen die Angaben auseinander [17].

Lungenfunktion

Es gibt kein typisches Lungenfunktionsbild, welches für die Voraussage einer Überbelastung des rechten Herzens oder eines Herzversagens typisch wäre. Im großen ganzen gibt es zwei Situationen, denen man oft begegnet:

1. Das vorwiegend obstruktive Bild des unkomplizierten Emphysems, d.h. die stark vergrößerte Lunge mit weitgehendem Elastizitätsverlust und weitgehender Irreversibilität der obstruktiven Störung.

Obwohl angegeben wird, das Emphysem stelle einen völlig irreversiblen Zustand dar, gilt dies in der Praxis nur selten; selbst wenn sich die spirographischen Befunde auch nach entsprechender Medikation nicht zu bessern scheinen, läßt sich doch recht häufig eine Verbesserung der Atemarbeit feststellen.

2. Das vorwiegend restriktive Bild ist den diffusen Lungenfibrosen eigen; es kann jedoch auch als Folgezustand obstruktiver Lungenerkrankungen, als „Bronchitis“, Bronchiektasen oder Lungencirrhose in Erscheinung treten.

Es gibt sehr viele Ursachen für ein rein restriktives Bild, das aber jederzeit durch einen — unabhängigen! — obstruktiven Symptomenkomplex kompliziert sein kann. Abhängig von der Situation in den verschiedenen Ländern wird z.B. als wichtigste restriktive Komponente die Tuberkulose, eine Sarkoidose und in Grubengebieten selbstverständlich die Anthrakosilikose in Erscheinung treten.

Dort, wo diese letzten Krankheiten relativ wenig häufig auftreten, werden es die Komplikationen der obstruktiven Krankheit selbst, die Bronchiektasen oder die weniger deformierten Bronchitisbilder mit peribronchialen Fibrosen, sein, die als restriktiver Teil des Funktionsbildes am meisten im Vordergrund stehen.

Eine Fibrose als solche wird nur in seltenen Fällen ein Versagen des rechten Herzens verursachen; Versagen infolge Fibrose kommt aber bei sonst schon herzgestörten Kranken, besonders im hohen Lebensalter oder wenn eine übermäßige Fibrose besteht, vor. Im allgemeinen wird das Versagen durch Infektionen hervorgerufen, die am häufigsten bei obstruktiv gestörten Kranken vorkommen. Es handelt sich fast immer um Pneumococcus und Haemophilus influenzae. Das Risiko des Rechtsherzversagens für den jeweiligen Patienten kann nach Tabelle 4 abgeschätzt werden.

Tabelle 4. *Gefahr der Entstehung eines Versagens des rechten Herzens*

	T.K.	pO_2 Ruhe	pO_2 Arbeit	P_{AP} Ruhe	P_{AP} Arbeit	Risiko
Reine Fibrose (ohne obstruktive Komponente)	$\ll$ normal	fast normal	↓	↑	↑	gering [a]
Reines Emphysem (wenig [b] Schwankungen; starker Elastizitätsverlust)	$\gg$ normal	fast normal	(↓) oder ↑	(↑)	↑	gering
Fibrose und Obstruktionssyndrom nur unwesentlich infiziert	< normal	fast normal	↓ oder ↓	↑	↑	etwas erheblicher
Emphysem und fibrotische Komplikationen nur unwesentlich infiziert	< normal	fast normal	(↓) oder ↓	↓	↑	
Gemischtes Obstruktions- [c] und fibrotisches Syndrom mit häufigen Infektionen (Haemophilus influenzae oder andere gramnegative Stäbchen) (fast immer Bronchiektasen vorhanden)	< normal	↓	↓			!!

Fast immer wird das tatsächliche Versagen von der akuten (konditionierten: obstruktiven!) Bronchialentzündung ausgelöst. Außerhalb des Krankenhauses: Pneumokokken!

[a] Falls es jedoch zum Versagen des rechten Herzens kommt, ist dieser Zustand schwer beeinflußbar.

[b] Dies stimmt also im großen und ganzen überein mit was als „Pinkt and Puffing" and

[c] „Blue and Bloated" beschrieben ist (Dornhorst [4]), was wahrscheinlich mit „emphysematous" and „bronchial" types of chronic airways obstruction (Burrows et al. [1]) identisch ist.

Fast bei jedem Patienten mit Versagen des rechten Herzens lassen sich eine erhebliche Hypoxie, eine bedeutende Erniedrigung des Atemstoßwertes und ein erhöhter Prozentwert der funktionellen Residualkapazität feststellen. Die Totalkapazität pflegt viel weniger vergrößert zu sein, als man mit Rücksicht auf die obstruktiven Befunde erwarten würde. Nach entsprechender Behandlung sind die arteriellen Sauerstoffwerte im Blut oft fast wieder normal. Ein Rechtsversagen, bei welchem keine oder nur geringe ($PaO_2 > 60$ mmHg) Hypoxie zu finden ist, muß immer den Verdacht auf komplizierende Faktoren, einen abnormal schlechten Herzmuskel, Herzinfarkt oder Anämie hervorrufen.

Der Druck in der Lungenarterie

Wie schon gesagt, ist der Druck in der Arteria pulmonalis bei reinem Emphysem im wesentlichen normal. Bei anderen Lungenkrankheiten haben wir Druckwerte vorgefunden, die im allgemeinen die 30—40 mm Hg Mittelwerte nicht überschreiten [1]. Bei welchem Druck oder Druckanstieg das Herz versagt, hängt teilweise von der Anstiegsgeschwindigkeit, teilweise vom Zustand des Herzmuskels ab; die Schwere der Erkrankung und vielleicht auch die Art der die Infektion auslösenden Mikroorganismen spielen hierbei eine Rolle. Auch der Grad der Hypoxie und die pH-Werte sollen dabei wichtig sein. Bei jungen Menschen entsteht kein Versagen, oder nur bei extrem hohem Druck, der höher als 80—100 mm Hg ist. Ältere Leute

Tabelle 5. *Werte des unkomplizierten Emphysems*

Infizierter Auswurf während Untersuchung	Bronchiektasen	durchschnittl. Druck i.d. Art. pulm. cm H_2O	periphere arterielle O_2-Sättigung in %	Residualvolumen		Funktionelles Residualvolumen	
				% der theoret. tot. Kap.	% der aktuellen tot. Kap.	% der theoret. tot. Kap.	% der aktuellen tot. Kap.
—	—	16	94	78,3	56	100	72
—	—	23,5	90,5	48,3	36,6	70,5	53,5
—	—	15	93,5	77,8	67	100	83
—	—	20	93	70,4	53,7	92	70,5
—	—	18,5	93,5	31,7	29	59,8	55
—	—	25	94	74	62	91,5	76
—	—	17,5	93	33,4	31,8	70,6	66,7
—	—	24,5	91	44,6	48	61,4	66,1

versagen bei Druckwerten von mehr als 40—50 mm Hg; bei Werten von weniger als 40 mm Hg kommt es meistens nicht zum Versagen.

Das Elektrokardiogramm

Ein klares Anzeichen für die Begriffsverwirrung auf dem Gebiete des Lungenherzens kann im Ausdruck das „EKG des Cor pulmonale“ gesehen werden. Es gibt u.E. drei verschiedenartige Situationen:

A. Das EKG bei Emphysem (d.h. ein EKG ohne Überbelastung); es ist praktisch normal, nur, was die Position und die Distanz von der Brustwand betreffen, gibt es einzelne Abweichungen.

B. Das EKG bei Fibrose bzw. Gefäßsklerose (ein EKG bei chronischer Überbelastung); entspricht etwa dem EKG bei Pulmonalstenose, ist aber selten so stark ausgeprägt. Unter 40 mm Hg ist es selten. Kann nur beurteilt werden, wenn der akute Zustand vorüber ist.

Die zuverlässigen Zeichen sind:

S_{I}, Q_{III} oder $S_{I} r S R'_{III}$.

Frontaler QRS-Vektor $> 110°$.

$P \geqq 3$ mm.

Drehung des horizontalen Vektors im Uhrzeigersinn.

Öfters ist ein partieller R-Schenkelblock anwesend [7, 3].

C. Das EKG bei Hypoxie und akutem Versagen des rechten Herzens in einer dieser beiden Situationen; ist entweder identisch mit dem EKG bei Embolie oder dem Rechtsversagen bei Mitralfehlern [5].

Es ist aber klar, daß das EKG nie ein „einfaches“ Kriterium sein kann, weil immer RL-Verhältnisse in stark positionsabhängiger Weise registriert werden, abgesehen von funktionellen Schwankungen im pulmonalen Druck.

Laboratoriumsbefunde

Die Laboratoriumsbefunde, die im allgemeinen beim Versagen des rechten Herzens festzustellen sind, rühren teilweise von den Bronchialinfektionen her: Ein eitriges Sputum, worin bei mikroskopischer Untersuchung Pneumokokken und meistens auch Haemophilus influenzae gefunden werden, die deshalb — bisweilen — erhöhte Senkungsgeschwindigkeit, falls diese nicht durch eine

Erythrocytose stark erniedrigt ist, sind typisch. Eine Erythrocytose wird übrigens meist nicht gefunden, wahrscheinlich deshalb nicht, weil die chronische Infektion die zwar bestehende verstärkte Erythrocytenbildung durch einen verstärkten Abbau wieder ausgleicht [14]. Bei sehr starken und sehr akuten Hypoxien findet man bisweilen auch eine Normoblastose [6]. Selbstverständlich wird beim Rechtsversagen auch eine Urobilinurie gefunden, bisweilen auch eine leichte Albuminurie. Andere Abweichungen sind meistens durch Medikamente bedingt.

Therapie

Die Therapie kann nicht kurz gefaßt werden. Die Prinzipien müssen aus dem Obengesagten abgeleitet werden, sie sind im Detail in der Literatur mehrfach beschrieben [19, 15, 18].

Die u. a. wesentlichen Punkte [17], die teilweise von den üblichen Gesichtspunkten in der Literatur abweichen, sind die folgenden:

Weil die Hypoxie den pulmonalen Hochdruck auslöst.

I. O_2-Atmung.
Weil in der Mehrzahl der Fälle die Luftwegentzündung das auslösende Moment für die Hypoxie darstellt, ist ihre Beseitigung auch Hauptziel der Therapie.

II. Antibiotica (meistens gegen Pneumokokken überlagert auf H. Influenza).
Weil die Luftwegentzündung durch Bronchiallumenverengung entweder als Äußerung des obstruktiven Grundleidens und/oder durch Virusinfektionen ausgelöst wird.

III. Bronchuserweiternde Mittel, die an die Infektion angepaßt sind.
Corticosteroide,
Aminophylline.
Unter diesen Umständen geben wir gerne Aminophylline.

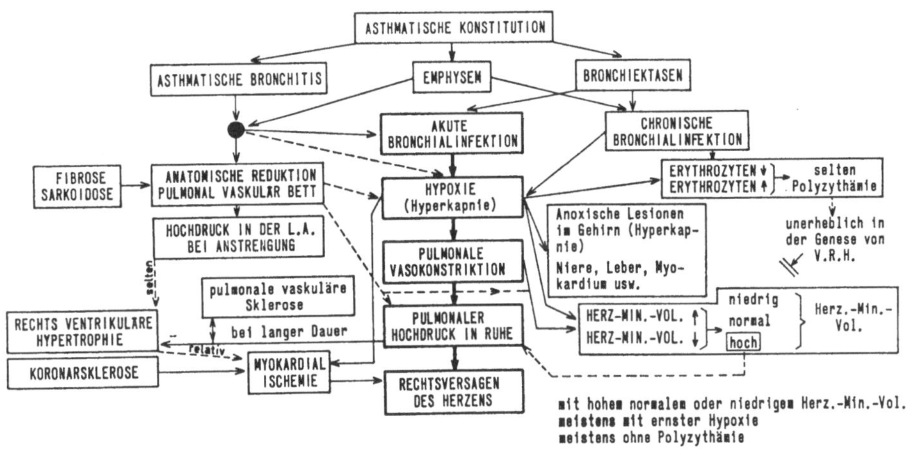

Verschiedenes : a.o.
1. ernste Anaemie : H.M.V. ↑
2. histologische und toxische Lesionen des Myokardiums durch Infektionen
3. Alter : verringerte Adaptionsmöglichkeit der koronären Gefässe an Hypoxie

V.R.H. = Versagen des rechten Herzens
H.M.V. = Herz Minuten Volumen
L.A. = Lungen Arterie

Abb. 2. Zirkulationszeit ($MgSO_4$) während und nach der Dekompensation (20 Fälle)

Dieses ermöglicht im allgemeinen, auch Sauerstoff zu geben, ohne daß es zur Apnoe und zum Kohlendioxid-Koma kommt. Auf alle anderen Mittel, obgleich des öfteren als Unterstützung nützlich (z.B. Diuretica, Digitalis-Präparate, Aderlaß), kann in vielen Fällen verzichtet werden. Sollte auf diese Weise kein Erfolg erzielt werden, so gelingt es des öfteren, mit künstlicher Beatmung ein Rechtsversagen zu beseitigen. Acetasolamide und ähnliche Mittel sind im Spätstadium öfters sehr nützlich.

Dieser klinische Überblick der pulmonalen Überbelastung des Herzens soll vor allem zur Grundlage für weitere klinische Diskussionen dienen.

Literatur

1. Burrows, B., C. M. Fletcher, B. E. Heard, N. L. Jones, and J. S. Wootliff: The emphysematous and bronchial types of chronic airways obstruction. A clinico-pathological study of patients in London and Chicago. Lancet, april 16, pp. 830—835 (1966).
2. Cournand, A.: The pulmonary circulation in normal man and in chronic cardio-pulmonary diseases. Symposia du Ve Congrès Mondial de Cardiologie 1968, pp. 5—36.
3. Detry, J. M., et R. Kremer: Correlation entre l'électrocardiogramme et l'hémodynamique pulmonaire dans la pneumoconiose des houilleurs, les pneumopathies non professionnelles et le rétrécissement mitral. Revue de l'Institut d'Hygiene des Mines, Hasselt, **23**, 3—44 (1968).
4. Dornhorst, A. C.: Lancet **1**, 1185 (1955).
5. Goodwin, John: Electrocardiography. In: Clinical disorders of the pulmonary circulation. Eds.: R. Daley, J. F. Goodwin, and R. E. Steiner. London: J. A. Churchill Ltd. 1960, pp. 169—197.
6. Groen, J., and E. G. Godfried: The occurrence of normblasts in the peripheral blood in congestive heart failure. An indication of unfavorable prognosis. Blood **3**, 1445 (1948).
7. Gurtner, H. P., M. Gertsch, C. Salzmann, M. Scherrer, P. Stucki, and F. Wyss: Häufen sich die primär vasculären Formen des chronischen Cor pulmonale? (Are the primary vascular forms of chronic cor pulmonale becoming commoner?) Schweiz. med. Wschr. **98**, 1579—1589 (1968).
8. Harvey, R. M.: The influence of hydrogen ion in the control of pulmonary artery pressure in patients with obstructive disease of the lungs. Med. thorac. **22**, 108—117 (1965).
9. — Y. Enson, A. Cournand, and M. I. Ferrer: Cardiac output in Cor pulmonale. Arch. Kreisl.-Forsch. **46**, 7—17 (1965).
10. Herles, F., V. Ježek, and S. Daum: Site of pulmonary resistance in Cor pulmonale in chronic bronchitis. Brit. Heart J. **30**, 654—660 (1968).
11. Juchems, R.: Ein hämodynamischer Parameter: Das Kreislaufzeit-Herzfrequenzprodukt. Fortschr. Med. **84**, 853—856 (1966).
12. Kammler, E., u. W. T. Ulmer: Untersuchungen zur pulmonalen und kardialen Dyspnoe. Respiration **25**, 421—433 (1968).
13. Molhuyzen, J. A.: De centrale veneuze druk. Thesis. Amsterdam: Scheltema & Holkema 1953.
14. Rouing, P. J. E., W. Veeger, J. J. M. Vegter, M. C. Woldring, H. J. Sluiter, G. J. Tammeling, H. O. Nieweg, and N. G. M. Orie: Hypoxemia — Erythropoiesis and Hemolysis. Med. thorac. **19**, 26 (1962).
15. Schaede, A.: Die Therapie des chronischen Cor pulmonale. In: Chronische Bronchitis. pp. 391—415. Eds. K. Ph. Bopp and F. H. Hertle. Stuttgart — New York: F. K. Schattauer 1968.
16. Selvester, R. H., and H. B. Rubin: New criteria for the electrocardiographic diagnosis of emphysema and cor pulmonale. Amer. Heart J. **69**, 437—447 (1965).
17. Sheila, R. B., E. Cohn Keith, F. L. Eldridge, and E. W. Hancock: Left ventricular failure secondary to chronic pulmonary disease. Amer. J. Med. **45**, 229—241 (1968).

18. SLUITER, H. J., G. J. TAMMELING, and N. G. M. ORIE: The treatment of acute respiratory failure in patients with chronic aspecific respiratory affections (CARA). Selected Papers 7, 5–45 (1964).
19. STUART-HARRIS, C. H., and T. HANLEY: Chronic bronchitis, emphysema and Cor pulmonale.
20. WARD, H. P., and J. M. T. HOLMAN: The association of nucleated red cells in the peripheral smear with Hypoxemia. Ann. intern. Med. 67, 1190–1194 (1967).
21. Chronic Cor pulmonale. Report of an Expert Committee. World Health Organization. Technical report series, No. 213. Geneva 1961.
22. Bronchitis. An International Symposium. University of Groningen, Royal Van Gorcum, Assen. Eds.: N. G. M. ORIE, and H. J. SLUITER. Springfield: Thomas 1960.
23. Bronchitis. Second International Symposium. University of Groningen, Royal Van Gorcum, Assen. Eds.: N. G. M. ORIE, and H. J. SLUITER. Springfield: Thomas 1964.

Diskussionsbemerkungen

J. MEIER-SYDOW, Frankfurt a. M.:

Sie betonen die Bedeutung der Steroide für die Behandlung der obstruktiven Bronchitis noch mehr, als dies in Deutschland üblich ist. Darf ich deshalb meine Frage überspitzt formulieren: Wenn eine akute eitrige Bronchitis besteht, bei der sich diskrete Zeichen der Bronchialobstruktion finden, geben Sie nicht Antibiotika, sondern Steroide?

N. G. M. ORIE, Groningen:

Eine akute eitrige Bronchitis muß schon, bevor sie besteht, mit Steroiden behandelt werden. Wir glauben nämlich, und wahrscheinlich nicht ganz ohne Argumente, daß eine bakterielle Entzündung fast immer die Folge ist von entweder einer vorangehenden Obstruktion durch Virus oder durch eine voranstehende Obstruktion durch andere Reize.

Wenn das erste der Fall ist, kann man Virusinfekte nur mit Steroiden dämpfen. Wenn das zweite der Fall ist, hätte man selbstverständlich mit anderen Mitteln vorbeugen können; aber wenn schon eine eitrige Bronchitis vorliegt, hat sich die sekundäre bakterielle Entzündung schon entwickelt, und man muß unseres Erachtens mit Steroiden und wahrscheinlich, um am schnellsten zu Resultaten zu kommen, auch mit Antibiotica behandeln.

Intrapulmonaler Rechts-Links-Shunt bei Lungen- und Herzerkrankungen

R. MÜRTZ, Düsseldorf*

Der intrapulmonale Rechts-Links-Shunt entspricht definitionsgemäß der Menge venösen Blutes, die sich ohne Aufsättigung in den Alveolarcapillaren dem arterialisierten Blute zumischt. Bei Gesunden beträgt diese venöse Beimischung in der Lunge, die überwiegend von in die Lungenvenen abfließendem Bronchialvenenblut herrührt [6, 15, 16, 17], nach unseren Untersuchungen in Übereinstimmung mit anderen Autoren je nach Alter 1–4% des Herzzeitvolumens [3, 8, 11, 14].

Erkrankungen der Lunge und des Herzens sowie auch der Leber u.a. führen bekanntlich je nach ihrer Ausprägung zu einer merklichen arteriellen Hypoxämie.

* Prof. Dr. R. MÜRTZ, I. Med. Klinik der Universität, 4000 Düsseldorf, Moorenstraße 5.

Für diese, als Ausdruck einer vermehrten venösen Beimischung in der Lunge, kommen ursächlich infrage:

1. eine alveoläre Minderbelüftung,
2. Verteilungsstörungen,
   a) Ventilations-Perfusionsstörungen,
   b) Diffusions-Perfusionsstörungen,
3. eine Diffusionsstörung,
4. Zirkulationsstörungen,
   a) Durchblutung arterio-venöser Anastomosen der Lungengefäße,
   b) Vermehrte Durchblutung veno-venöser Verbindungen zwischen Bronchialvenen und Lungenvenen.

Bei Lungenkranken können einzelne bzw. alle genannten Störungen den Grad der venösen Beimischung prägen, während bei Erkrankungen des rechten Herzens vorwiegend die vermehrte Durchblutung veno-venöser Verbindungen den Hypoxämiegrad bestimmt [11].

Sieht man von der venösen Beimischung bei Erkrankungen des rechten Herzens sowie auch einer portalen Hypertension ab, so entspricht die venöse Beimischung in der Lunge der Lungenfunktionsstörung. Es liegt daher nahe, die mit einer Hypoxämie einhergehende pulmonale Störung als partielle Ineffektivität des Herzzeitvolumens (venöse Beimischung) auszudrücken. Als Maß hierfür kann das ineffektive Stromvolumen in Prozent des Herzzeitvolumens oder in l/min dienen.

Über diese Betrachtungsweise, welche die venöse Beimischung in der Lunge als Maß für den Grad verschiedenartiger Lungenfunktionsstörungen darstellt, soll hier anhand der Untersuchungen bei Patienten mit Lungenemphysem, Lungenfibrose und primär pulmonaler Hypertonie berichtet werden.

Erläuterung der Abkürzungen

pO_{2A}	Alveolare Sauerstoffspannung (mm Hg),
pCO_{2a}	Arterielle Kohlensäurespannung (mm Hg),
A_sAD	O_2-Druckdifferenz zwischen der Soll-(Norm)-O_2-Spannung und der vorliegenden O_2-Spannung in der Alveole (mm Hg),
AaD	Alveolar-arterielle O_2-Druckdifferenz (mm Hg),
Ac′D	Alveolar-endcapilläre O_2-Druckdifferenz (mm Hg),
c′aD	Endcapillär-arterielle O_2-Druckdifferenz (mm Hg),
C_{As}	Aus der Soll-(Norm)-O_2-Spannung in der Alveole berechneter O_2-Gehalt im Lungencapillarblut (Vol.-%),
C_A	Aus der vorliegenden alveolaren O_2-Spannung berechneter O_2-Gehalt im Lungencapillarblut (Vol.-%),
C_a	Arterieller Sauerstoffgehalt im Blut (Vol.-%),
$C_{\overline{V}}$	Venöser Sauerstoffgehalt im Blut (Vol.-%),
C_{sat}	Sauerstoffkapazität (Vol.-%),
AVD	Arterio-venöse Sauerstoffdifferenz (Vol.-%),
0,0031	Löslichkeitskoeffizient für Sauerstoff im Blut bei 37 °C (ml O_2/100 ml Blut/mm Hg),
HZV	Herzzeitvolumen (l/min),
Sh_{Hyp}	Shunt (venöse Beimischung) infolge alveolarer Minderbelüftung (% des HZV bzw. l/min),
Sh_f	Venöse Beimischung infolge von Verteilungs-, Diffusions- und Zirkulationsstörungen (% des HZV bzw. l/min),
Sh_{V+D}	Shunt infolge Verteilungs- und Diffusionsstörungen (% des HZV bzw. l/min),
Sh_{vas}	Vasculäre Kurzschlußdurchblutung (% des HZV bzw. l/min),

TK %dS	Totalkapazität der Lunge (% des Sollwertes),
VK %dS	Vitalkapazität der Lunge (% des Sollwertes),
RV %TK	Residualvolumen (% der Totalkapazität),
AST%	Atemstoßtest/sec (% der Vitalkapazität),
AGW %dS	Atemgrenzwert (% des Sollwertes),
AP	Druck in der Arteria pulmonalis (mm Hg).

Methodik

Die spirometrischen Untersuchungen erfolgten am Pulmotest in Verbindung mit dem Diaferometer. Das Residualvolumen wurde mit der Helium-Verdünnungsmethode gemessen. Die Soll-VK wurde nach der Gleichung von Baldwin, Cournand und Richards [2] berechnet. Die Soll-TK ergab sich aus einer Modifikation der Gleichung von Bühlmann [4] wie von uns [13] beschrieben. Der Soll-Atemgrenzwert errechnete sich aus Soll-VK · 28. Der respiratorische Quotient wurde, wie von uns [12] anderenorts näher dargelegt, bestimmt. Die Sauerstoffkapazität wurde mit der Methode nach Van Slyke, die Sauerstoffsättigung mit dem Hämoreflektor nach Brinkmann, die Sauerstoffspannung mit dem Hämoxytensiometer, das pH mit dem pH-Meter 22 und die CO_2-Spannung mit Hilfe von pH-CO_2-Spannungskurven ermittelt. Die arterio-venöse Sauerstoffdifferenz bzw. das Herzzeitvolumen wurde vermittels Herzkatheterisierung (z. T. Mikromethode) gemessen.

Aus den Meßgrößen unter Luftatmung und unter Hyperoxie (O_2-Druck in der Einatmungsluft > 400 mm Hg) wurde — nach Berechnung des alveolaren Sauerstoffdruckes anhand der Alveolarluftgleichung — die AaD_{O_2}, $c'aD_{O_2}$ und $Ac'D_{O_2}$ ermittelt.

Zur Erfassung des funktionellen Shunts (Sh_f), der die venöse Beimischung aus Zirkulations-, Diffusions- und Verteilungsstörungen in sich schließt, wurde — entsprechend der von uns [9, 10] früher näher dargelegten Shuntberechnung — folgende Gleichung angewandt:

$$Sh_f = \frac{C_A - C_a}{C_A - C_{\bar{V}}} \cdot 100 .$$

Darin bedeutet C_A den aus der vorliegenden alveolaren O_2-Spannung berechneten O_2-Gehalt im Lungencapillarblut.

Der rein vasculäre Shunt (Sh_{vas}), bestimmt mit dem Hyperoxieverfahren, wurde, falls die arterielle Sauerstoffspannung unter Hyperoxie mehr als 140 mm Hg betrug, berechnet nach der Gleichung:

$$Sh_{vas} = \frac{AaD \cdot 0{,}31}{AVD + AaD \cdot 0{,}0031} .$$

Lag die arterielle O_2-Sättigung (unter Hyperoxie) unter 100%, so erfolgte die Berechnung nach der Gleichung:

$$Sh_{vas} = \frac{C_A - C_a}{C_A - C_{\bar{V}}} \cdot 100.$$

C_A entspricht dabei dem O_2-Gehalt im Lungencapillarblut unter den Bedingungen der Sauerstoffspannung in der Alveolarluft bei Hyperoxie.

Die venöse Beimischung infolge Verteilungs- und Diffusionsstörung (Sh_{V+D}) errechnete sich aus der Subtraktion des Sh_{vas} von Sh_f ($Sh_{V+D} = Sh_f - Sh_{vas}$).

Die venöse Beimischung in der Lunge für den durch eine alveoläre Minderbelüftung hervorgerufenen Hypoxämiegrad ergab sich nach der Gleichung:

$$Sh_{Hyp} = \frac{C_{As} - C_a}{C_{As} - C_{\bar{V}}} \cdot 100 - Sh_f .$$

Tabelle 1.

Name	Alter	TK %dS	RV %TK	AST %VK	AGW %dS	C_{sat} Vol.-%	AVD Vol.-%	HZV l/min	pO_{2a} mm Hg	pCO_{2a} mm Hg
T.U.	19, m.	82	28	51	55	21,7	5,0	4,50	72	44
H.M.	29, m.	111	55	24	25	23,1	4,8	5,62	60	55
M.E.	40, m.	112	59	20	15	19,5	5,3	4,79	55	69
T.U.	20, m.	90	35	41	48	21,7	5,0	4,50	72	41
D.F.	48, w.	130	44	55	56	19,9	4,4	5,11	90	39
E.W.	36, m.	100	42	48	49	23,3	5,1	6,49	64	46
R.W.	60, m.	109	41	28	33	21,0	5,0	4,20	76	45
W.H.	27, w.	94	43	21	18	20,0	5,0	3,72	59	40
L.W.	44, m.	110	52	22	18	23,5	6,0	3,67	40	66
G.A.	68, m.	125	46	42	50	20,0	3,9	7,18	71	44
Kyphoskoliose										
H.H.	43, m.	41	50	65	24	22,5	7,0	2,53	42	65

Tabelle 2.

Name	Alter	TK %dS	VK %dS	AST %VK	AGW %dS	C_{sat} Vol.-%	AVD Vol.-%	HZV l/min	pO_{2a} mm Hg
S.A.	54, m.	75	75	73	69	20,9	5,6	4,20	56
H.W.	32, m.	88	90	77	78	22,1	4,2	7,21	80
P.M.	29, w.	65	62	74	57	20,6	5,0	5,16	96
P.M.	30, w.	67	65	80	86	21,0	5,0	4,90	82
S.I.	31, w.	70	66	88	94	17,8	4,4	5,00	88
V.F.	28, m.	69	52	60	45	25,7	4,8	5,31	60
S.H.	27, m.	76	72	89	75	22,8	5,0	5,60	62
M.E.	60, w.	65	50	80	71	20,5	5,0	4,42	54
M.E.	61, w.	60	46	83	59	24,4	5,0	4,24	58
R.I.	49, w.	90	73	60	55	25,7	6,0	3,12	55
Hämosiderose									
F.J.	44, w.	99	95	73	96	24,6	6,5	4,23	59

Tabelle 3.

Name	Alter	AP mm Hg	TK %dS	VK %dS	AST %VK	AGW %dS	C_{sat} Vol.-%	AVD Vol.-%	HZV l/min	pO_{2a} mm Hg
K.I.	22, w.	90/40	77	74	81	81	19,1	7,4	2,93	62
S.W.	24, m.	55/20	127	127	70	110	22,8	5,4	5,28	75
S.W.	26, m.	80/40	127	127	70	111	21,2	5,1	5,88	82
H.E.	56, m.	70/25	112	104	78	95	24,5	7,4	3,48	55
T.H.	44, m.	115/60	107	108	67	100	22,4	6,5	3,57	64
K.I.	22, w.	95/50	78	78	80	81	19,1	7,4	3,00	60
B.H.	39, m.	175/100	70	60	74	60	25,1	7,0	2,83	52
E.H.	38, w.	130/70	103	81	62	69	19,3	7,0	3,00	60
S.R.	19, m.	90/45	111	105	80	107	22,4	7,6	2,96	55
K.B.	27, w.	100/40	106	103	75	98	25,2	7,3	3,15	79
Tricuspidalinsuffizienz										
D.N.	38, m.	18/8	93	96	65	68	23,7	7,0	3,57	70

Lungenemphysem

pO_{2A} mm Hg	AaD mm Hg	Sh_f %	Sh_f l/min	AaD_{O_2} mm Hg	Sh_{vas} %	Sh_{vas} l/min	AcD mm Hg	Sh_{V+D} %	Sh_{V+D} l/min	Sh_{Hyp} %
93	21	14,2	0,64	89	5.2	0,24	14	9,0	0,40	3,5
81	21	21,8	1,22	55	3,4	0,19	19	18,4	1,03	8,1
76	21	36,1	1,73	76	4,3	0,20	20	31,8	1,53	10.5
98	26	15,9	0,72	133	7,6	0.34	17	8,3	0,38	
104	14	7,25	0,37	97	6,4	0,32	1	0,8	0,05	
94	30	24,0	1,56	132	7,4	0,49	24	16,6	1,07	2.8
99	23	13,9	0,59	109	6,3	0,27	14	7,6	0,32	
100	41	27,8	1,04	243	13,1	0,49	29	14,7	0,55	
71	31	41,2	1,52	465	19,3	0,71	25	21,9	0,81	6,5
98	27	18,5	1,33	61	4,1	0,26	22	14,4	1,07	
				Vol.-%						
83	41	44,3	1,12	1,89	21,3	0,54	34	23,0	0,58	3,2

Lungenfibrose

pCO_{2a} mm Hg	pO_{2A} mm Hg	AaD mm Hg	Sh_f %	Sh_f l/min	AaD_{O_2} mm Hg	Sh_{vas} %	Sh_{vas} l/min	AcD mm Hg	Sh_{V+D} %	Sh_{V+D} l/min
35	112	56	27,8	1,17	156	8,0	0,34	50	19,8	0,83
40	100	20	13,6	0,98	140	9,4	0,67	6	4,2	0,31
35	114	18	6,1	0,32	71	4,2	0,22	6	1,9	0,10
34	111	29	12,6	0,62	83	4,9	0,24	18	7,7	0,38
41	100	12	6,5	0,33	69	4,6	0,23	4	1,9	0,10
44	102	42	31,3	1,66	79	4,9	0,26	39	26,4	1,40
44	98	36	26,0	1,45	54	3,2	0,18	33	22,8	1,27
48	96	42	33,2	1,47	103	6,0	0,27	39	27,2	1,20
47	102	44	30,7	1,30	79	4,7	0,20	41	26,0	1,10
47	97	42	30,0	0,94	199	9,4	0,29	37	20,6	0,65
35	110	51	34,0	1,44	460	18,0	0,76	38	16,0	0,68

Primäre pulmonale Hypertonie

pCO_{2a} mm Hg	pO_{2A} mm Hg	AaD mm Hg	Sh_f %	Sh_f l/min	AaD_{O_2} mm Hg	Sh_{vas} %	Sh_{vas} l/min	AcD mm Hg	Sh_{V+D} %	Sh_{V+D} l/min
31	117	55	19,5	0,57	127	5,0	0,15	48	14,5	0,42
34	115	40	19,0	1,00	85	4,7	0,25	34	14,3	0,75
30	117	35	15,8	0,93	81	4,7	0,28	24	11,1	0,65
35	112	57	29,0	1,01	439	15,6	0,54	42	13,4	0,47
43	94	30	18,1	0,65	118	5,3	0,19	26	12,8	0,46
34	116	56	20,4	0,61	119	4,8	0,14	50	15,6	0,47
35	109	57	28,7	0,81	155	6,4	0,18	53	22,3	0,63
31	114	54	21,7	0,65	173	7,1	0,21	46	14,6	0,44
33	114	59	26,6	0,79	405	14,2	0,42	44	12,4	0,37
28	112	33	11,4	0,36	160	6,4	0,20	16	5,0	0,16
34	113	43	17.0	0,61	461	17,0	0,61	0	0	0

Darin entspricht C_{As} dem aus der Soll-O_2-Spannung in der Alveolarluft ($pO_{2A} = 100$ mm Hg) berechneten Sauerstoffgehalt im Lungencapillarblut.

Untersuchter Personenkreis

Zur Darstellung der Lungenfunktionsstörung in Form der Kreislaufineffektivität (venöse Beimischung in % des HZV und l/min) wurden aus unserem vielfältigen Untersuchungsgut lediglich 3 Gruppen von Lungenerkrankungen ausgewählt; und zwar jeweils 10 Patienten mit obstruktivem Lungenemphysem, 10 Patienten mit Lungenfibrose unklarer Genese (Hamman-Rich-Syndrom) und 10 Patienten mit primär pulmonaler Hypertension. Die Diagnose der Emphysematiker basiert auf den klinischen Daten und der Funktionsanalyse. Die Lungenfibrosen wurden bioptisch gesichert und eine primär pulmonale Hypertension bei entsprechender Druckerhöhung im kleinen Kreislauf dann angenommen, wenn kein Anhalt für eine sekundäre pulmonale Hypertonie gefunden wurde.

Ergebnisse

Die ventilatorischen und gasanalytischen Untersuchungsergebnisse der Emphysematiker sind in Tabelle 1, der Patientengruppe mit Lungenfibrose unklarer Genese in Tabelle 2 und der Patienten mit primär pulmonaler Hypertension in Tabelle 3 zusammengestellt. Tabelle 1 ist zusätzlich ein Patient mit erheblicher Kyphoskoliose, Tabelle 2 ein Patient mit ausgeprägter idiopathischer Hämosiderose und Tabelle 3 ein Patient mit erheblicher Tricuspidalinsuffizienz hinzugefügt.

Wie aus den Tabellen ersichtlich ist, variiert die alveolar-arterielle O_2-Druckdifferenz unter Luftatmung von Patient zu Patient erheblich. Auch ihre Unterteilung in die alveolar-endcapilläre O_2-Druckdifferenz und die endcapillär-arterielle O_2-Druckdifferenz läßt gleichermaßen von Fall zu Fall ausgeprägte Differenzen erkennen. Korrelationsversuche zwischen diesen Größen und den aus ihnen berechneten venösen Beimischungen (AaD/Sh_f und $c'aD/Sh_{vas}$) ergeben ebenso — wie erwartet — eine große Streuung. So resultiert z.B. in diesem Untersuchungsgut dieselbe venöse Beimischung (Sh_f) bei doppelt großer AaD. Dies erklärt sich aus der unterschiedlichen Sauerstoffspannung in der Alveolarluft, dem unlinearen Verlauf der O_2-Dissoziationskurve, der differenten O_2-Kapazität des Blutes und der uneinheitlichen arterio-venösen O_2-Differenz. Aus diesem Grunde bieten die O_2-Gradienten kein vergleichbares Maß für den Grad der vorliegenden Funktionsstörungen.

Demgegenüber erhält man aus der Gegenüberstellung des vasculären zum funktionellen Shunt — wie Abb. 1a zeigt — einen guten Einblick in den prozentualen Anteil der vasculären Kurzschlußdurchblutung am funktionellen Shunt. So ist z.B. — wie aus der Abb. 1a ersichtlich — die venöse Beimischung des Patienten mit Tricuspidalinsuffizienz rein vasculär bedingt, während bei der Hämosiderose und der Kyphoskoliose der vasculäre Anteil rund 50% beträgt. Auf diese Weise läßt sich — nach Berechnung des funktionellen Shunts und der Bestimmung der vasculären Kurzschlußdurchblutung — die für den Hypoxämiegrad verantwortliche Funktionsstörung für jeden Einzelfall anteilmäßig erfassen. Dies verdeutlicht auch Abb. 1b in der Beziehung des vasculären Shunts zur venösen Beimischung aus Verteilungs- und Diffusionsstörungen. Hieraus ist noch übersichtlicher zu erkennen, daß nur bei wenigen Patienten die venöse Beimischung vorwiegend aus einer vasculären Kurzschlußdurchblutung resultiert und bei mehr als zwei Drittel der Fälle die venöse Beimischung aus Verteilungs- und Diffusions-

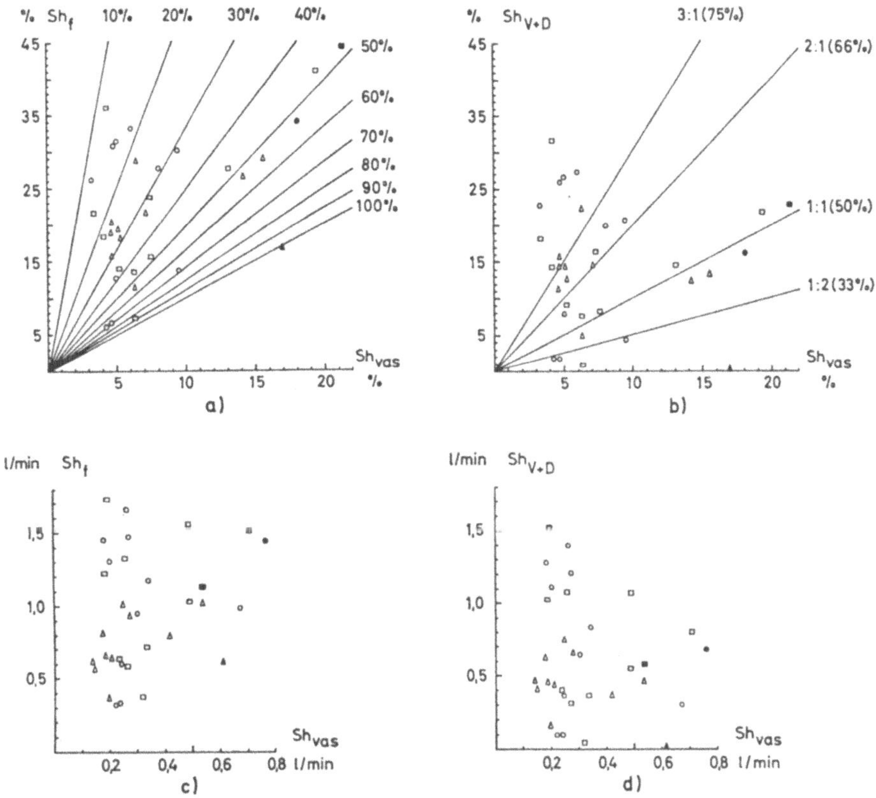

Abb. 1. Meßdaten (% des HZV bzw. l/min) des funktionellen Shunts (Sh_f) — venöse Beimischung aus Zirkulations-, Verteilungs- und Diffusionsstörungen — bzw. der venösen Beimischung infolge Verteilungs- und Diffusionsstörungen (Sh_{V+D}) in Relation zur vasculären Kurzschlußdurchblutung (Sh_{vas}). Eingetragen sind jeweils 33 Meßwerte: 10 von Emphysematikern □, 10 von Lungenfibrosen ○, 10 von primär pulmonaler Hypertonie △, 1 Kyphoskoliose ■, 1 idiopathische Hämosiderose ●, 1 isolierte Tricuspidalinsuffizienz ▲. In Teilbild a wird durch die eingetragenen „Prozentlinien" (10—100%) der prozentuale Anteil der vasculären Kurzschlußdurchblutung (Sh_{vas}) am funktionellen Shunt (Sh_f) wiedergegeben. Teilbild b stellt in den eingezeichneten Linien das Verhältnis von Sh_{V+D}/Sh_{vas} dar; d.h. für die Linie 3:1 beträgt der Anteil der venösen Beimischung aus Verteilungs- und Diffusionsstörung 3/4 und derjenige der vasculären Kurzschlußdurchblutung 1/4 des funktionellen Shunts (Sh_f). Teilbild c und d geben in entsprechender Anordnung die ineffektiven Stromvolumina in l/min wieder

störungen deutlich überwiegt. Bei gut der Hälfte der Lungenkranken macht der Anteil der venösen Beimischung aus Verteilungs- und Diffusionsstörung mehr als zwei Drittel des funktionellen Shunts aus.

Entsprechende Gegenüberstellungen der absoluten Shuntgrößen — Abb. 1c und d — zeigen, daß Funktionsstörungen der Lunge zu einer beträchtlichen Kreislaufineffektivität führen können, und zwar zu ineffektiven Stromvolumina von mehr als 1,5 l/min. Während die von uns gemessenen vasculären Kurzschlußdurchblutungen in der Lunge maximal 0,75 l/min betrugen, fanden wir venöse Beimischungen auf Grund von Verteilungs- und Diffusionsstörungen von doppelter Größe.

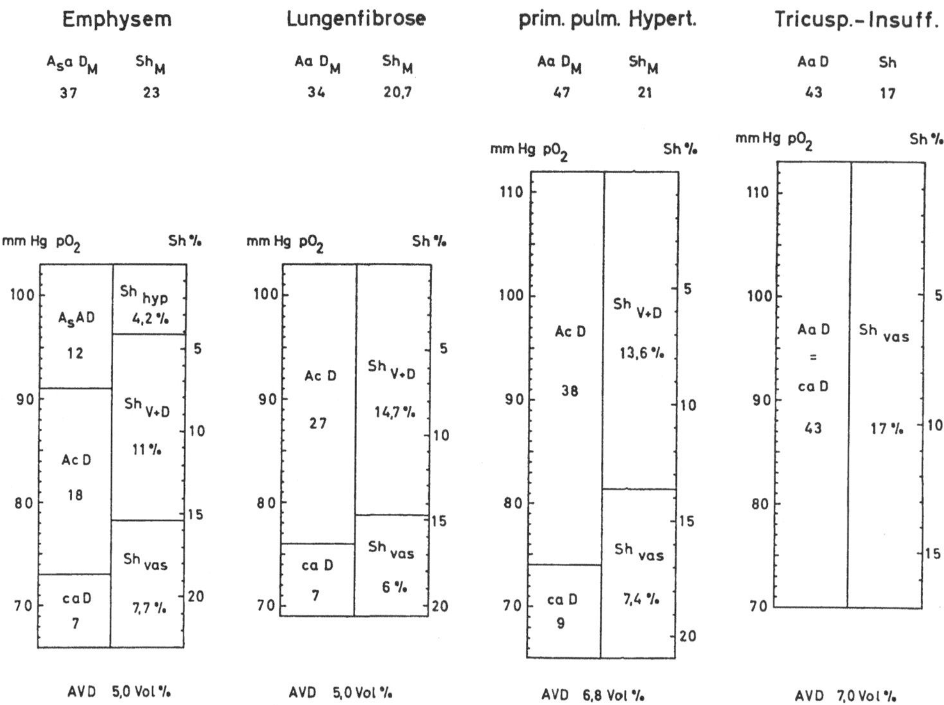

Abb. 2. Übersicht über die mittlere alveolar-arterielle O_2-Druckdifferenz bzw. A_SaD sowie ihre Teilkomponenten und die aus ihr berechneten venösen Beimischungen getrennt für 10 Emphysematiker, 10 Lungenfibrosen, 10 primär pulmonale Hypertensionen und 1 Pat. mit isolierter Tricuspidalinsuffizienz (Symbole und Abkürzungen s. unter Erläuterungen). Die den partiellen Funktionsstörungen entsprechenden Shuntformen (Sh_{Hyp}, Sh_{V+D}, Sh_{vas}) wurden jeweils aus der mittleren AaD bzw. aus dem Mittelwert der Teilkomponenten berechnet, weshalb sie — als Folge des unlinearen Verlaufs der O_2-Dissoziationskurve — von dem Mittelwert in den Tabellen gering variieren

Wie aus Abb. 1a—d hervorgeht, variiert die venöse Beimischung (Sh_f) wie auch der vasculäre Shunt (Sh_{vas}) und die venöse Beimischung aus Verteilungs- und Diffusionsstörung (Sh_{V+D}) von Patient zu Patient unabhängig von der vorliegenden Erkrankung sehr stark. Andererseits ergibt die Mittelwertbildung bei den 3 Krankheitsgruppen (Lungenemphysem, Lungenfibrose und pulmonale Hypertonie) jeweils einen Shunt von rund 20%. Dies verdeutlicht die Abb. 2, welche die mittlere venöse Beimischung der 3 untersuchten Patientengruppen sowie eines Patienten mit Tricuspidalinsuffizienz darstellt. Man erkennt auch in dieser Abb. 2, daß die venöse Beimischung aus unterschiedlicher Funktionsstörung ein anderes Verhältnis untereinander aufweist als die entsprechenden Teilkomponenten der AaD. So gliedert sich z.B. bei der Emphysemgruppe die der mittleren A_SaD von 37 mm Hg entsprechende venöse Beimischung von 23% auf in eine venöse Beimischung aus alveolarer Minderbelüftung von 4,2%, in eine venöse Beimischung aus Verteilungs- und Diffusionsstörung von 11% und in eine vasculäre Kurzschlußdurchblutung von 7,7%. Für die Kranken mit Lungenfibrose ergibt sich entsprechend einer mittleren AaD von 34 mm Hg eine venöse Beimischung von 20,7%, die sich aus einer venösen Beimischung infolge von Verteilungs- und

Diffusionsstörung von 14,7% und einer vasculären Kurzschlußdurchblutung von 6% zusammensetzt. Bei den Fällen mit primär pulmonaler Hypertension berechnet sich bei einer AaD von im Mittel 47 mm Hg eine venöse Beimischung von 21%, welche sich aufgliedert in eine venöse Beimischung aus Verteilungs- und Diffusionsstörung von 13,6% und in eine vasculäre Kurzschlußdurchblutung von 7,4%. Bei dem Patienten mit Tricuspidalinsuffizienz wurde die AaD von 43 mm Hg allein durch eine vasculäre Kurzschlußdurchblutung hervorgerufen, welche aus einer venösen Beimischung über veno-venöse Verbindungen resultierte [11].

Diskussion

Wie aus den Tabellen 1—3 und der Abb. 1 hervorgeht, streuen die Einzelmeßergebnisse — wie auch bei anderen Autoren [1, 5, 7] — und die hieraus berechneten Shuntgrößen insgesamt und in jeder Krankheitsgruppe sehr stark. Signifikante Korrelationen waren daher aus den gasanalytischen Daten weder für die Krankheitsgruppen untereinander noch für die Teilkomponenten der AaD zu den aus ihr berechneten Shuntgrößen auffindbar. Für die fehlende Korrelation bezüglich der 3 Erkrankungsformen ist sowohl die unterschiedliche Ausprägung des Krankheits-Schweregrades als auch die im Einzelfall unabhängig davon verschieden ausgebildete Partialfunktionsstörung verantwortlich. Die große Streubreite in der Relation der AaD sowie ihrer Teilkomponenten zur entsprechenden venösen Beimischung erklärt sich aus der unterschiedlichen O_2-Spannung in der Alveolarluft, dem unlinearen Verlauf der O_2-Dissoziationskurve, der differenten O_2-Kapazität des Blutes und der uneinheitlichen arterio-venösen Sauerstoffdifferenz. Die Meßfehler selbst fallen hingegen bei dieser Betrachtungsweise (alle erforderlichen Größen wurden gemessen) wenig ins Gewicht. Allerdings kann sich bei der Ermittlung der vasculären Kurzschlußdurchblutung dann eine erhebliche Fehlbestimmung ergeben, wenn die angewandte O_2-Spannung in der Inspirationsluft zu niedrig ($<$ 400 mm Hg) lag und die arterio-venöse Differenz nicht gemessen wurde.

Setzt man eine genügend hohe O_2-Spannung in der Inspirationsluft voraus, so wird die Fehlerbreite des vasculären Shunts vorwiegend bestimmt durch den Meßfehler der AVD. Dies geht eindeutig aus Berechnungen des vasculären Shunts mit unterschiedlicher arterio-venöser O_2-Differenz bei konstanter AaD_{O_2} hervor. Wie aus diesen Resultaten zu erkennen, ergibt sich bei der Berechnung der vasculären Kurzschlußdurchblutung bei lediglich angenommener und nicht gemessener AVD dann bereits ein erheblicher Fehler, wenn der angenommene Wert von dem tatsächlichen um $\pm$ 1 Vol.-% abweicht. Allein für diese Schwankungsbreite von $\pm$ 1 Vol.-% von der tatsächlich vorhandenen AVD beträgt die Fehlerbreite $\pm$ 20% der ermittelten Shuntgröße. Rechnet man noch eine Ungenauigkeit bei der Bestimmung der AaD_{O_2} von $\pm$ 10 mm Hg hinzu, so kann die Fehlerbreite vor allem bei einer kleineren AaD_{O_2} (um 100 mm Hg) etwa $\pm$ 25 bis $\pm$ 30% betragen. Diese Fehlermöglichkeiten bei der Bestimmung der vasculären Kurzschlußdurchblutung setzen voraus, daß — ein genügend hoher Sauerstoffdruck in der Inspirationsluft vorausgesetzt — sowohl die AaD sehr genau (durch Doppelmessungen) als auch die AVD exakt gemessen werden müssen. Liegen Meßwerte zugrunde, so ist die mögliche Fehlerbreite minimal. Die gleichen Anforderungen sind auch für die Ermittlung der venösen Beimischungsformen bezüglich einzelner

Funktionsstörungen in der Lunge zu stellen. Unter Berücksichtigung aller Fehlermöglichkeiten, sowohl bei der Bestimmung der AaD_{O_2} als auch bei der Bestimmung der venösen Beimischung, erhält man durch Letztere und insbesondere durch ihre Teilkomponenten einen guten Einblick in den Schweregrad der vorliegenden Funktionsstörungen der Lunge.

Für die Mitarbeit bei der Durchführung der Untersuchungen und die Unterstützung bei der Auswertung der Ergebnisse danke ich herzlich Frl. H. ROHRBACH.

Zusammenfassung

Untersuchungen über den intrapulmonalen Rechts-Links-Shunt bzw. die venöse Beimischung in der Lunge an 3 Krankheitsgruppen (Patienten mit Lungenemphysem, mit Lungenfibrose und mit primär pulmonaler Hypertonie) ergaben, daß die Bestimmung der venösen Beimischung bzw. des ineffektiven Herzzeitvolumens einen guten Einblick in die vorliegenden Lungenfunktionsstörungen gewährt. Während die gesamte venöse Beimischung alle an einer Hypoxämie beteiligten Funktionsstörungen erfaßt, läßt sich durch ihre Aufgliederung in eine venöse Beimischung aus a) alveolärer Minderbelüftung, b) infolge von Verteilungs- und Diffusionsstörungen und c) bedingt durch eine vasculäre Kurzschlußdurchblutung der anteilmäßige Schweregrad der vorliegenden partiellen Funktionsstörungen der Lunge erfassen. Im Mittel — bei sehr variablen Einzelwerten — fand sich sowohl bei den Emphysematikern als auch bei den Patienten mit Lungenfibrose und primär pulmonaler Hypertonie eine Erhöhung der vasculären Kurzschlußdurchblutung auf rund 7% des Herzzeitvolumens sowie eine doppelt so große venöse Beimischung (von rund 14% des HZV) auf der Basis von Verteilungs- und Diffusionsstörungen. Die im Mittel bei Patienten mit Lungenemphysem vorliegende alveolare Minderbelüftung bewirkte eine venöse Beimischung von 4%.

Literatur

1. BALCHUM, O. J., R. C. JUNG, A. F. TURNER, and G. JACOBSON: Pulmonary artery to vein shunts in obstructive pulmonary disease. Amer. J. Med. **43**, 178 (1967).
2. BALDWIN, E. DE F., A. COURNAND, and D. W. RICHARDS, Jr.: Pulmonary insufficiency (I. Physiological classification, clinical methods of analysis, standard values in normal subjects). Medicine (Baltimore) **27**, 243 (1948).
3. BARTELS, H., R. BEER, E. FLEISCHER, H. J. HOFFHEINZ, J. KRALL, G. RODEWALD, J. WENNER u. I. WITT: Bestimmung von Kurzschlußdurchblutung und Diffusionskapazität der Lunge bei Gesunden und Lungenkranken. Pflügers Arch. ges. Physiol. **261**, 99 (1955).
4. BÜHLMANN, A.: Theoretische Normalwerte für Lungenvolumen und Ventilationsvolumen (Totalkapazität und Vitalkapazität, Residualluft usw., Atemminutenvolumen, Sauerstoffaufnahme, Atemäquivalent, Korrekturen auf Normal- und Lungenverhältnisse). Verh. dtsch. Ges. inn. Med. **62**, 130 (1956).
5. DOLL, E., H. REINDELL u. K. WURM: Störungen des Sauerstofftransportes in der Lunge bei Lungenfibrosen unter besonderer Berücksichtigung der O_2-Diffusionskapazität. Klin. Wschr. **40**, 238 (1962).
6. GROSSE-BROCKHOFF, F., u. W. SCHOEDEL: Physiologie und Pathophysiologie des Kreislaufs. In: Handbuch für Thoraxchirurgie. Berlin-Göttingen-Heidelberg: Springer 1958.
7. GURTNER, H. P., M. GERTSCH, C. SALZMANN, M. SCHERRER, P. STUCKI, u. F. WYSS: Häufen sich die primär vasculären Formen des chronischen Cor pulmonale? Schweiz. med. Wschr. **98**, 1579 (1968).

8. Hofer, P., u. M. Scherrer: Altersabhängigkeit des alveolo-arteriellen O_2-Partialdruckgradienten in Normoxie, Hypoxie und Hyperoxie. Med. thorac. **22**, 450 (1965).
9. Mürtz, R.: Über die Erregbarkeit des Atemzentrums bei congenitalen Vitien. Diss. Bonn 1952.
10. — Über die Berechnung von relativen, prozentualen und absoluten Shuntgrößen bei Patienten mit kongenitalem Vitium. Z. Kreisl.-Forsch. **44**, 714 (1955).
11. — Veno-venöse Kurzschlußdurchblutung in der Lunge. Bad Oeynhausener Gespräche IV. Berlin-Göttingen-Heidelberg: Springer 1961.
12. — u. H. Begenat: Über eine fortlaufende Bestimmung der Kohlendioxydausscheidung und des respiratorischen Quotienten während Lungenfunktionsanalysen. Med. thorac. **24**, 171 (1967).
13. — u. E. T. Eckern: Zur Lungenfunktion bei Herz- und Lungenkranken unter besonderer Berücksichtigung der ventilatorischen Verteilungsstörung. Z. Kreisl.-Forsch. **50**, 668 (1961).
14. Scherrer, M.: Störungen des Gasaustausches in der Lunge. Bern-Stuttgart: Hans Huber 1961.
15. Schoedel, W., P. Heimburg: Die funktionelle Bedeutung der broncho-pulmonalen Gefäßverbindungen. Z. Kreisl.-Forsch. **51**, 515 (1962).
16. Schoenmackers, J.: Über Bronchialvenen und ihre Stellung zwischen großem und kleinem Kreislauf. Arch. Kreisl.-Forsch. **32**, 1 (1960).
17. Tobin, Ch.: The bronchial arteries and their connections with other vessels in the human lung. Surg. Gynec. Obstet. **95**, 741 (1952).

Diskussionsbemerkungen

D. W. Behrenbeck, Bonn:

Der Nachweis eines Rechts-Links-Shunts und seine Lokalisation läßt sich bei großen Kurzschlußströmen mit Hilfe der unblutigen chroxymetrischen und farbphotometrischen Untersuchung führen. Eine exakte Lokalisation läßt sich in jedem Fall durch Farbphotometrien mit intrakardialer Farbinjektion bei der Rechtsherzkatheterisierung erreichen, wobei gleichzeitig die Shuntgröße ungefähr angegeben werden kann. In letzter Zeit haben wir dazu mit gutem Erfolg und ohne großen Aufwand die Mikrokatheter-Sondierung einsetzen können und sehr wohl zwischen Rechts-Links-Shunts auf pulmonaler, ventrikulärer und atrialer Ebene unterscheiden können.

R. Mürtz, Düsseldorf:

Der Nachweis des Rechts-Links-Shunts und seiner Lokalisation mit Hilfe der Rechtsherz-Katheterisierung ist mir aus eigenen Untersuchungen, die ich schon vor fast 20 Jahren im Kardiologischen Arbeitskreis der Bonner Medizinischen Universitätsklinik durchführte, durchaus bekannt. Zu dieser Zeit habe ich auch die Erfassung der Shuntgrößen mittels eines Nomogramms und die Fehlerbreite dieser Methode beschrieben (Z. Kreisl.-Forsch. **44**, 714 (1955)). Die Mikrokathetersondierung wird auch von mir seit längerem angewandt. Sie ist sicher für eine Lokalisation des Shunts geeignet. Zur exakten Shuntgrößenbestimmung ziehe ich jedoch das Hyperoxie-Verfahren vor.

H. Fabel, Hannover:

Mißt man kontinuierlich den arteriellen O_2-Druck unter Sauerstoffatmung und wartet ein steady state ab, so kann man regelmäßig einen beträchtlichen Anstieg des O_2-Druckes nach einem einzigen tiefen Atemzug beobachten. Dieser Druckanstieg hält häufig mehrere Minuten an und kann durch die Eröffnung von in Ruhe nicht belüfteten Alveolen erklärt werden. Am ausgeprägtesten sind diese Veränderungen bei Adipösen und bei einem Teil der Lungenfibrosen. Der vasculäre Shunt muß danach in einen fixen Anteil und einen funktionell reversiblen Anteil unterteilt werden, wobei der funktionelle Anteil gegenüber dem fixen Anteil überwiegen kann.

R. MÜRTZ, Düsseldorf:
Ihre Aufteilung in einen fixen und funktionell reversiblen Anteil des „vasculären" Shunts entspricht der venösen Beimischung über eine echte vasculäre Kurzschlußdurchblutung und über eine Durchblutung nicht belüfteter Alveolen zum Zeitpunkt der Untersuchung. Sicherlich können bei der Bestimmung der venösen Beimischung mit dem Hyperoxieverfahren solche reversiblen Shunts miterfaßt werden, wenn man während der länger dauernden Untersuchung nicht mehrfach kräftig durchatmen läßt. Wird dies jedoch beachtet und erfolgt die Blutentnahme aus der Arterie langsam (zeitlich über mehrere Atemzüge), so wird auch die bekannte Schwankung des O_2-Druckes in Abhängigkeit von der Atmung inklusive reversibler Shunts weitgehend eliminiert. Die vasculären Shunts, die ich hier besprach, werden unter Beachtung dieser Kriterien ermittelt. Deshalb entsprechen die von mir hier wiedergegebenen vasculären Shunts überwiegend dem fixen Anteil, der m. E. bei den dargestellten Fällen über veno-venöse Verbindungen — wie ich sie 1960 in Bad Oeynhausen näher erläuterte — zustande kommt.

Das Druckverhalten im Lungenkreislauf bei arterieller Hypertonie

TH. OCKENGA, K. PABST, F. H. HERTLE und H. G. JUST, Mainz *

Arterielle Hypertonie führt im Gefolge linksventrikulärer Hypertrophie zu einer Erhöhung des diastolischen Füllungsdrucks im linken Vorhof und Ventrikel. Wie aus Untersuchungen von SELZER u. Mitarb., EICHNA u. Mitarb., HICKAM u. Mitarb. sowie LEWIS u. Mitarb. [9, 10, 1, 3, 4] bekannt ist, kann chronische linksventrikuläre Überlastung verschiedener Genese eine Zunahme des pulmoarteriellen Druckes zur Folge haben, die nach SELZER u. Mitarb. [9, 10] dem Verhalten bei Mitralklappenstenose weitgehend entspricht. Während die Hämodynamik des Lungenkreislaufs bei Mitralstenose hinreichend untersucht und bekannt ist, liegen über das pulmonalarterielle Druckverhalten bei arterieller Hypertonie weit weniger Untersuchungen vor. Da die Mikrokathetermethode nach GRANDJEAN eine Messung des Druckes der Pulmonalarterie auf einfache und wenig eingreifende Weise erlaubt [5, 6], konnte von uns an einer größeren Anzahl von Hypertoniekranken das Druckverhalten im Lungenkreislauf untersucht werden.

Methodik

Bei 34 Patienten beiderlei Geschlechts, die sich wegen arterieller Hypertonie in klinischer Behandlung befanden, wurde mit einem Mikrokatheter nach der Methode von GRANDJEAN [5, 6] der Druck in der Pulmonalarterie gemessen. In 8 Fällen wurde außerdem der Brachialarteriendruck registriert und eine Bestimmung des Herzminutenvolumens mit der Farbstoffindikatormethode durchgeführt, so daß die Strömungswiderstände im Körper- und Lungenkreislauf berechnet werden konnten. Bei 3 Patienten mit arterieller Hypertonie und 1 Patienten mit Aortenstenose wurde das Druckverhalten in der Pulmonalarterie unter Belastung auf dem Fahrradergometer in sitzender Haltung untersucht und mit den Werten von Normalpersonen verglichen.

Ergebnisse

In Abb. 1 ist der mittlere pulmonalarterielle Druck von 32 Patienten im Alter von 30—70 Jahren in Abhängigkeit vom mittleren arteriellen Blutdruck einge-

* Anschrift der Verfasser: II. Med. Univ. Klinik und Poliklinik, 6500 Mainz, Langenbeckstraße 1.

tragen. Die offenen Kreise bezeichnen Patienten mit Symptomen manifester Herzinsuffizienz. Die gestrichelte Linie parallel zur Abscisse gibt die obere Grenze des normalen mittleren Pulmonalarteriendruckes bei 20 mm Hg an. Man erkennt, daß bei 12 von 32 Hypertoniepatienten unter der Bedingung körperlicher Ruhe keine Erhöhung des Pulmonalarteriendruckes vorliegt. Die Mehrzahl dieser Patienten [10] zeigt nur eine mäßige Hypertonie des Körperkreislaufs mit Erhöhung des arteriellen Mitteldrucks auf Werte bis zu 135 mm Hg. Bei 20 Patienten

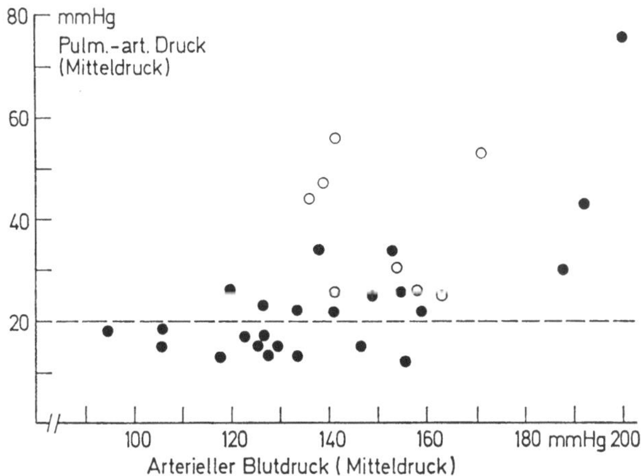

Abb. 1. Verhalten des Pulmonalarterienmitteldrucks in Abhängigkeit vom mittleren arteriellen Blutdruck. ---- obere Normgrenze des pulmonalarteriellen Mitteldrucks

ist hingegen eine Erhöhung des Pulmonalarteriendrucks auf 22—71 mm Hg, im Mittel auf 34 mm Hg zu verzeichnen. Der arterielle Mitteldruck im Körperkreislauf liegt bei 17 Patienten dieser Gruppe oberhalb 135 mm Hg. Eine Abhängigkeit des mittleren Pulmonalarteriendrucks von der Höhe des mittleren arteriellen Blutdrucks ist deutlich.

Bei 8 Hypertoniepatienten wurde das Herzminutenvolumen gemessen sowie der periphere und pulmonale Gesamtströmungswiderstand berechnet. Es ist zu bemerken, daß die Werte für den Lungengefäßwiderstand nicht dem arteriolären Strömungswiderstand entsprechen, da der Druck im linken Vorhof aus technischen Gründen nicht gemessen werden konnte. Der Normalwert des pulmonalen Gefäßwiderstandes in Höhe von 45 dyn sec cm^{-5}/m^2 Körperoberfläche wurde bei 5 Patienten überschritten, in 4 Fällen um den $2^1/_2$—4fachen Betrag. Die ausgeprägtesten Erhöhungen des pulmonalen Widerstandes fanden sich bei Fällen mit starker Erhöhung auch des peripheren Widerstandes, dessen obere Grenze mit 400 dyn sec cm^{-5}/m^2 Körperoberfläche anzusetzen ist. Bei 2 von 4 Fällen mit ausgeprägter Erhöhung des peripheren und pulmonalen Widerstandes war das Herzminutenvolumen (ausgedrückt durch den Herzindex) erniedrigt, in einem Fall normal. In einem weiteren Fall lag es an der unteren Normgrenze. Insgesamt zeigten also nur 2 von 8 Patienten eine Herabsetzung des Herzminutenvolumens.

Abb. 2 gibt den Pulmonalarterienmitteldruck unter körperlicher Belastung auf dem Fahrradergometer mit 1 Watt pro kg Körpergewicht (erste Belastungsstufe) und $1^1/_2$ Watt pro kg Körpergewicht (zweite Belastungsstufe) wieder. Der schraffierte Bereich entspricht dem Verhalten bei Normalen. Die untere Kurve (● — ●) beschreibt den Versuchsablauf bei einer 40jährigen Patientin mit einem arteriellen Blutdruck von 190/120 mm Hg. Während der Pulmonalarteriendruck in Ruhe im Normbereich liegt und in der ersten Belastungsstufe nur knapp über die obere Normgrenze ansteigt, wird diese bei Belastung mit $1^1/_2$ Watt pro kg

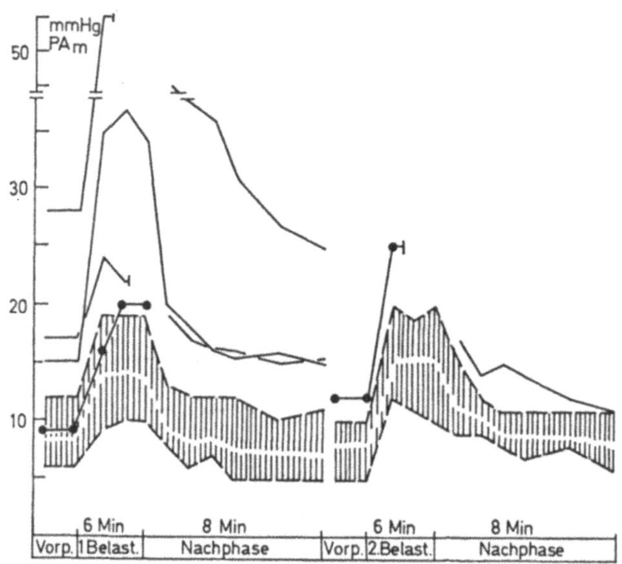

Abb. 2. Verhalten des pulmonalarteriellen Mitteldrucks unter Belastung mit 1 Watt/kg Körpergewicht (1. Belastung) und $1^1/_2$ Watt/kg Körpergewicht (2. Belastung) bei Normalen (schraffierter Bereich) und Patienten mit linksventrikulärer Drucküberlastung durch arterielle Hypertonie und Aortenstenose

Körpergewicht deutlich überschritten. Der Versuch mußte nach 1 min wegen starker Dyspnoe vorzeitig abgebrochen werden. Bei 2 weiteren Patienten lag schon in Ruhe der mittlere Pulmonalarteriendruck oberhalb der Norm. Er stieg unter Belastung weiter an, in einem Fall mit arterieller Hypertonie auf 45 mm Hg. Bei dem anderen Patienten lag eine hochgradige Aortenstenose vor. Es kam ebenfalls zum Auftreten einer Pulmonalhypertonie mit Zunahme des pulmonalarteriellen Druckes unter Belastung. Die obere Kurve von einem Patienten mit ausgeprägtem arteriellem Hochdruck zeigt schon in Ruhe das Vorhandensein einer erheblichen pulmonalen Hypertonie an, die unter Belastung noch weiter stark zunimmt.

Zusammenfassung der Ergebnisse und Diskussion

Bei Patienten mit arterieller Hypertonie fand sich in zwei Drittel der Fälle ein Anstieg des Pulmonalarteriendrucks, der eine Beziehung zur Höhe des arteriellen Drucks im Körperkreislauf aufwies. In einem Teil der Fälle wurde eine Erhöhung des Gesamtströmungswiderstandes im Lungenkreislauf gemessen.

In einer umfangreichen Studie untersuchten SELZER u. Mitarb. das Verhalten von pulmonalarteriellem Druck und pulmonalarteriolärem Gefäßwiderstand bei Patienten mit dekompensierter Linksherzinsuffizienz unterschiedlicher Genese nach erfolgter Rekompensation. Dabei fand sich eine vom Grad der linksseitigen Vorhofdruckerhöhung abhängige Zunahme des Pulmonalarteriendruckes und Gefäßwiderstandes, die in ihrem Ausmaß mit der bei Mitralstenosen gleichen Vorhofdruckes weitgehend vergleichbar war. Unsere Beobachtungen an Patienten mit pulmonaler Hypertonie entsprechen grundsätzlich den von SELZER u. Mitarb. [9, 10] an rekompensierten Herzinsuffizienten gewonnenen Ergebnissen. Im Gegensatz zu den von SELZER untersuchten Kranken lag bei der Mehrzahl unserer Patienten keine manifeste Linksherzinsuffizienz vor. Trotzdem erreichte die zu beobachtende pulmonale Hypertonie zum Teil erhebliche Grade. Sie trat in Einzelfällen unter Ergometerbelastung auch dann in Erscheinung, wenn in Ruhe noch normale oder fast normale Werte gemessen wurden. Obwohl aus technischen Gründen der Druck im linken Vorhof nicht erfaßt werden konnte, darf angenommen werden, daß auch bei unseren Patienten der pulmonalarterielle Druckanstieg nicht nur „passiv" vom linken Vorhof über die Lungenvenen auf die Lungenarterien übertragen wurde, sondern daß eine Zunahme des pulmonalarteriolären Gefäßwiderstandes vorlag. Als auslösende Ursache ist bei Hypertoniepatienten, entsprechend den Vorstellungen von SELZER, die Erhöhung des enddiastolischen linksseitigen Vorhof- und Ventrikeldrucks im Gefolge einer Wandhypertrophie der linken Kammer anzunehmen. Der Mechanismus der pulmonalen Widerstandserhöhung ist im einzelnen bisher nicht geklärt. Von RODBARD [7] wird ein durch capilläre Congestion ausgelöster bronchoconstrictiver Reflexmechanismus angenommen, der eine Erhöhung des arteriolären Widerstandes induziert.

Unter dem Gesichtspunkt einer Zunahme des pulmonalen Gefäßwiderstandes kann der Anstieg des diastolischen Pulmonalarteriendrucks unter Belastung in pathologischen Fällen nicht als direktes Maß für die Erhöhung des enddiastolischen Druckes im linken Vorhof und Ventrikel verwertet werden. Eine verminderte Anpassung der pulmonalen Gefäße an das unter Belastung vergrößerte Durchflußvolumen ist als mitbestimmender Faktor zu berücksichtigen.

Klinisch ist vor allem von Bedeutung, daß bei Patienten mit arterieller Hypertonie mehr als üblich mit einer sekundären Druckerhöhung im Lungenkreislauf gerechnet werden muß, welche das rechte Herz belastet und die Förderleistung des Herzens, vor allem unter körperlicher Belastung, einschränkt. Schwere Behinderungen des respiratorischen Gaswechsels sind im Frühstadium kaum zu erwarten. Auffallend ist, daß bei vielen Patienten mit pulmonaler Hypertonie eine mehr oder weniger stark in Erscheinung tretende Belastungshyperventilation zu beobachten ist [2, 8, 11]. Bei Patienten mit chronischer Linksherzüberlastung infolge arterieller Hypertonie dürften sich progredient ähnliche respiratorische Funktionsstörungen entwickeln, wie sie für die chronische Stauungslunge und bei Mitralstenose mit chronischer Induration bekannt sind.

Literatur

1. EICHNA, L. W., S. J. FARBER, B. RADER, E. PELLEGRINO, R. E. ALBERT, I. D. ALEXANDER, H. TAUBE, and S. YOUNGWIRTH: Cardiovascular dynamics, blood volume, renal function and electrolyte excretion in the same patients during congestive failure and after recovery of cardiac compensation. Circulation **7**, 674 (1953).
2. HEILMANN, R. S., B. S. TABAKIN, J. S. HANSON, and R. L. NAEYE: Alterations of circulatory dynamics in pulmonary vascular obstruction secondary to recurrent pulmonary emboli. Amer. J. Med. **32**, 298 (1962).

3. HICKAM, J. B., and W. H. CARGILL: Effect of exercise on cardiac output and pulmonary arterial pressure in normal patients and in patients with cardiovascular disease and pulmonary emphysem. J. clin. Invest. **27**, 10 (1948).
4. LEWIS, B. M., H. E. J. HOUSSAY, F. W. HAYNES, and L. DEXTER: The dynamics of both right and left ventricles at rest and during exercise in patients with heart failure. Circulat. Res. **1**, 312 (1953).
5. OCKENGA, TH.: Erfahrungen mit der Mikrokathetermethode nach GRANDJEAN. Ärztl. Praxis **20**, 2321 (1968).
6. — F. H. HERTLE u. H. G. JUST: Zur Diagnose der latenten Linksherzinsuffizienz mit Hilfe der Mikrokathetermethode nach GRANDJEAN im Belastungsversuch. Verh. dtsch. Ges. Inn. Med. 1968 (im Druck).
7. RODBARD, S.: Broncho-motor tone. A neglected factor in the regulation of the pulmonary circulation. Amer. J. Med. 356 (1953).
8. SADOUL, P., G. FAIVRE, J. M. GILGENKRANTZ, F. CHERIER et C. SAUNIER: Etude de la fonction respiratoire dans le coeur pulmonaire chronique post-embolique. J. franc. Med. Chir. thorac. **16**, 433 (1962).
9. SELZER, A., and MCCAUGHEY: Hemodynamic patterns in chronic cardiac failure. Amer. J. Med. **28**, 337 (1960).
10. — Hemodynamic sequelae of sustained elevation of left atrial pressure. Circulation **20**, 243 (1959).
11. YU, P. N.: Primary pulmonary hypertension: Report of six cases and review of literature. Ann. intern. Med. **49**, 1138 (1958).

Diskussionsbemerkungen

D. W. BEHRENBECK, Bonn:

Sie zeigen in Ihren Befunden eine Drucksteigerung in der Arteria pulmonalis auf, die während der Arbeit gemessen wurde. In Abhängigkeit von der methodischen Anordnung kann der gemessene Druck in der Art. pulmonalis durch intrapulmonale Drucksteigerungen überhöht sein, so daß der ermittelte Druck nicht dem tatsächlichen in der Art. pulmonalis entspricht. Haben Sie die intrapulmonalen Veränderungen bestimmt?
Bei Ihren Probanden handelt es sich z.T. um Patienten mit einer Mitralstenose. Unter Belastungsbedingungen führt die erzwungene Herzminutenvolumensteigerung zu einer Widerstandserhöhung durch das eingeengte Mitralostium, d.h. primär kommt es zur Drucksteigerung im linken Vorhof, so daß die Drucksteigerung in der Arteria pulmonalis ohne direkte oder indirekte Messung des Druckes im linken Vorhof nicht ohne weiteres auf eine gefäßbedingte Widerstandserhöhung im kleinen Kreislauf zurückgeführt werden darf. Auch diastolische Druckerhöhungen anderer Ursache im linken Herzen machen es unmöglich, allein aus dem Druck in der Art. pulmonalis auf eine pulmonale Widerstandserhöhung zu schließen.

T. OCKENGA, Mainz:

Eine Erhöhung des pulmonalen Gefäßwiderstandes kann bei jenen von uns beobachteten Fällen vermutet werden, die eine sehr hochgradige pulmonale Hypertonie zeigten. Die unter Belastung bei Hypertoniekranken in der Art. pulmonalis gemessenen Druckwerte wurden mit Daten verglichen, die unter gleichen methodischen Voraussetzungen an einem Normalkollektiv gewonnen wurden. Eine primär pulmonale Erkrankung wurde klinisch und spirometrisch soweit wie möglich ausgeschlossen.
Patienten mit Mitralstenose wurden von uns nicht untersucht. Ich zitierte Befunde von SELZER.

H.-J. HAUCH, Hamburg:

Ich erkenne nicht die Möglichkeit bei den Druckerhöhungen im Lungenkreislauf etwas anderes anzunehmen als die Folgen der Insuffizienz des linken Herzens. Nichts berechtigt zu anderen Annahmen, die zwar interessant sein mögen, es sei denn, die Messung des linken Vorhofdruckes bzw. des enddiastolischen Druckes in der linken Kammer hätte normale Werte ergeben.

Die Klinik, die „keine manifeste oder latente Herzinsuffizienz" zeigte, beweist leider zu wenig und kann für den Nachweis der postulierten Zusammenhänge nicht mit ausreichender Sicherheit verwertet werden.

H. J. Brandt, Berlin:

Wenn Selzer bei gleichzeitiger Hypertonie im großen und kleinen Kreislauf regelmäßig den Druck im linken Vorhof erhöht gefunden hat, warum nehmen Sie, ohne den Vorhofdruck gemessen zu haben, an, er sei unwichtig für die reflektorische Entstehung einer pulmonalen Hypertonie?

T. Ockenga, Mainz:

Wahrscheinlich habe ich mich mißverständlich ausgedrückt. Auch wir sehen keinen Grund als Ursache für den überhöhten Pulmonalarteriendruck bei Hypertoniepatienten etwas anderes als eine Erhöhung des linken Vorhofdruckes anzunehmen. Die Frage bleibt offen, ob dabei eine Vorhofdruckerhöhung durch linksventrikuläre Insuffizienz Voraussetzung ist, oder ob auch eine Steigerung des linksseitigen Vorhofdruckes durch Zunahme des diastolischen Füllungswiderstandes der linken Kammer infolge Wandhypertrophie bei noch erhaltener Leistungsfähigkeit des Ventrikels hierfür ausreicht. Der letztgenannte Mechanismus kann bekanntlich ebenfalls zu einer nicht unbeträchtlichen Erhöhung, vor allem des enddiastolischen Vorhofdruckes, führen. Eine Entscheidung hierüber ist aber mit klinischen Mitteln gewiß nicht möglich.

R. Juchems, Würzburg:

Ihre Untersuchungen zeigen also — wenigstens bei einigen Patienten — eine Linearität im Verhalten des peripheren Gesamtwiderstandes und Lungengefäßwiderstandes. Somit konnten Sie bei Patienten mit arterieller Hypertonie, der ja als Widerstandshochdruck gilt, auch einen Anstieg des Gefäßwiderstandes im kleinen Kreislauf nachweisen.

Ich möchte fragen: Handelt es sich ausschließlich um Patienten mit essentieller Hypertonie oder ist das Krankengut nicht einheitlich? Zum Beispiel liegen bei Patienten mit Urämie andere hämodynamische Verhältnisse vor als bei labilen Hochdruckkranken?

Weiter möchte ich fragen, ob die Beziehung zwischen Lungenarterienwiderstand und peripherem Gesamtwiderstand bei kompensierten und dekompensierten Hochdruckkranken bestand?

T. Ockenga, Mainz:

Unser Krankengut ist nicht einheitlich. Überwiegend handelt es sich um Patienten mit essentieller Hypertonie. Es fand sich eine Abhängigkeit der pulmonalen Hypertonie vom Schweregrad und von der Dauer der arteriellen Drucksteigerung ohne ersichtliche nähere Beziehung zur Pathogenese des Hochdruckes. Pulmonale Hypertonie wurde bei kompensierten und dekompensierten Hochdruckkranken beobachtet. Sie war wesentlich stärker ausgeprägt in Fällen kardialer Dekompensation, ein Umstand, der weiterhin die Bedeutung einer linksseitigen Vorhofdrucksteigerung für Entstehung und Schweregrad der pulmonalen Hypertonie unterstreicht.

Zur Genese des Cor pulmonale beim Pickwick-Syndrom

ERICH DOLL und WOLFGANG KUHLO, Freiburg *

Beim ausgeprägten Pickwick-Syndrom entwickelt sich ein chronisches Cor pulmonale, also ein Herz mit einer Hypertrophie der rechten Herzkammer. Diese Hypertrophie muß definitionsgemäß die Folge einer Hypertonie des Lungenkreislaufes sein, welche ihrerseits von Krankheiten hervorgerufen sein muß, die primär auf die Funktion oder die Struktur der Lunge einwirken.

Drei verschiedene pulmonale Basalaffektionen führen, jede für sich oder gemeinsam, durch eine Reduktion des Gesamtgefäßquerschnittes des kleinen Kreislaufes zu einer Widerstandserhöhung im Lungenkreislauf und damit zu einer pulmonalen Hypertonie.

Diese sind:

1. Primär intravasale, also in den Lungengefäßen sich abspielende Prozesse: z.B. Mikroembolien der Lunge oder die End- und Panarteriitis obliterans. Bei diesen Krankheitsbildern sieht man die raschesten Verläufe und die ausgeprägtesten pulmonalen Hypertonien mit Pulmonalarterienmitteldrucken von über 100 mm Hg [14, 15].

2. Pulmonale, perivasculär gelegene Parenchymveränderungen, die das Lungenstrombett von außen her einengen — z.B. die diffusen interstitiellen Fibrosen verschiedenster Genese. Hierbei findet man jedoch selten höhere Pulmonalarterienmitteldrucke als 40—50 mm Hg, und auch dies oft nur während Belastung [14, 15].

3. Die funktionelle Engerstellung der kleinen Lungengefäße infolge alveolarer Hypoventilation. Hierauf wiesen wohl zuerst 1946 die bekannten Tierversuche von EULER u. LILJESTRAND [3] hin: Bei Inspiration eines nur 10% Sauerstoff enthaltenden Luftgemisches trat ein Anstieg des Pulmonalarterienmitteldruckes von 10 mm Hg ein. Andere Untersucher sahen beim gesunden Menschen während Atmung eines 12% O_2 enthaltenden O_2-N_2-Gemisches Anstiege von 15 mm Hg auf 30 mm Hg [2, 4, 6, 7, 16]. Dieser Druckanstieg ist die Folge einer echten Zunahme des Gefäßwiderstandes durch Vasoconstriction [1, 4, 9, 11, 12].

Beim reinen Pickwick-Syndrom bestehen, sehen wir einmal von möglichen Atelektasebildungen ab, keine Veränderungen der Lungengefäße oder des Lungenparenchyms. Daher kann das Cor pulmonale hier nicht Folge der ersten oder zweiten der angeführten Basalaffektionen sein. Von der hypoventilationsbedingten Engerstellung der Lungengefäße weiß man, daß die durch sie bedingte pulmonale Hypertonie dann von Bedeutung sein kann, wenn sich diese einem bereits aus anderer Ursache bestehenden Lungenhochdruck überlagert bzw. hinzu addiert, oder diesen sogar potenziert. Ein Beispiel hierfür ist die akute Bronchitis mit

* Doz. Dr. E. DOLL, Med. Universitätsklinik, 7800 Freiburg, Hugstetter Straße 55.

Verstärkung einer bereits infolge eines Emphysems oder einer chronischen Bronchitis bestehenden alveolaren Hypoventilation.

Die beim Gesunden im Hypoxie- und Hyperkapnieversuch gefundenen Erhöhungen des Pulmonalarterienmitteldruckes sind zu gering, als daß sie ein chronisches Cor pulmonale verursachen könnten. Dieses entwickelt sich nach unseren Erfahrungen erst bei Pulmonalarterienmitteldrucken ab 50 mm Hg. Ob diese Drucke bei gesunder Lunge allein durch eine alveolare Hypoventilation erreicht werden können, wird bisher weitgehend angezweifelt. Doch schon vor 10 Jahren (1958) fanden HADORN und SCHERRER [10] bei einem 38jährigen Mann mit alveolarer Hypoventilation einen mittleren Pulmonalarteriendruck von 50 mm Hg. Dabei betrugen die arterielle Sauerstoffsättigung 64,5%, der arterielle Kohlensäuredruck 60,8 Torr. Während einstündiger Respiratorbeatmung wurde der Pulmonalisdruck auf 31 mm Hg reduziert, während die arterielle O_2-Sättigung auf 89,1% anstieg und der CO_2-Druck auf 41,6 Torr absank (Tabelle 1). GILLAM u. MYMIN [8] berichteten 1961 über einen Patienten mit Pickwick-Syndrom, bei dem sie während des Schlafes bei einer arteriellen Sauerstoffsättigung

Tabelle 1. *38 Jahre, männl., essent. alv. Hypoventilation*

	$Pm_{A.pulm.}$ (mm Hg)	S_{O_2a} (%)	P_{CO_2a} (mm Hg)
Normalatmung	50	69,5	60,8
Nach 1 Std Respiratorbeatmung	31	89,1	41,6
20 min Rückatmung O_2-Beutel	63	99,0	72,8

HADORN, W., u. M. SCHERRER: Schweiz. Med. Wschr. **89**, 647 (1959).

von 76% einen Pulmonalisdruck von 80 mm Hg systolisch und 30 mm Hg diastolisch gemessen hatten, wogegen im Wachzustand Werte von 56/26 mm Hg vorlagen. Eine weitere Reduktion auf 30/12 mm Hg erfolgte nach 2minütiger Atmung von reinem Sauerstoff. Nach 10minütiger Sauerstoffatmung war der Pulmonalisdruck schließlich auf 24/8 mm Hg abgesunken (Tabelle 2).

Tabelle 2

	$P_{A.pulm.}$ (mm Hg)	S_{O_2a} (%)
Schlaf (Prämedikation)	80/30	76
Wachzustand (Pat. noch schläfrig)	56/26	85
2 min O_2-Atmung	30/12	99
10 min O_2-Atmung	24/8	100

GILLAM, P. M. S., and D. MYMIN: Lancet **1961** II, 853.

Wir untersuchten einen Patienten mit Pickwick-Syndrom, der auch im Elektroencephalogramm und im Elektromyogramm der Intercostal- und Mundbodenmuskulatur die für das Pickwick-Syndrom typischen Veränderungen aufwies (13a). Der Patient wog bei einer Körpergröße von 168 cm 94 kg. Im Sitzen oder

Liegen schlief er sofort ein, wobei die typische, ausgeprägte Schnarchatmung auftrat. Röntgenologisch bestand bei einem Herzvolumen von 1000 cm³ ein Cor pulmonale II—III. Die Lunge war klinisch und röntgenologisch unauffällig.

Im Wachzustand während des Schlafes und anschließend während willentlicher Hyperventilation, sowie während Hyperventilation bei gleichzeitiger Gabe von Sauerstoff wurden Pulmonalarteriendruck, arterieller Sauerstoff- und aterieller Kohlendioxyddruck gleichzeitig bestimmt. Die Untersuchung erfolgte abends zwischen 20 Uhr und 23 Uhr. Das arterielle Blut wurde durch eine Verweilkanüle aus der Arteria brachialis gewonnen, während der Pulmonalarteriendruck gleichzeitig über einen Herzkatheter registriert wurde. Die Messung des arteriellen O_2- und CO_2-Druckes erfolgte unmittelbar nach der Blutentnahme mittels Mikroplatinelektrode bzw. der Mikro-CO_2-Druckelektrode.

Aus Tabelle 3 ist zu ersehen, daß bereits im Wachzustand (20.50 Uhr), während eine flache Atmung bestand, der Pulmonalarterienmitteldruck auf 50 mm Hg

Tabelle 3. *P_{O_2a} (arterieller Sauerstoffdruck), P_{CO_2a} (arterieller Kohlensäuredruck) und Druckwerte in der A. pulmonalis im Wachzustand, während des Schlafes und während Atmung sauerstoffangereicherter Luft*

	Uhrzeit	P_{O_2a} (mm Hg)	P_{CO_2a} (mm Hg)	$P_{A.pulm.}$ (mm Hg) systolisch	diastolisch	Mitteldruck	Herzfrequenz
1. Wachzustand	20^{50}	52,8	45,2	60	40	50	95
2. Schlaf	21^{00}	43,5	53,0	85	60	75	100
3. Schlaf	21^{30}	39,0	60,0	90	65	80	110
4. Wachzustand Hypervent.	21^{45}	73,8	45,5	60	40	50	110
5. Wachzustand 10 min Sauerstoff	22^{00}	144,0	44,3	45	35	40	100
6. Wachzustand 15 min Sauerstoff, Hypervent.	22^{10}	325,0	44,5	45	30	38	100

erhöht war. Dabei war der arterielle O_2-Druck auf 52,8 Torr vermindert, der arterielle CO_2-Druck mit 45,2 Torr gering erhöht. Schon nach kurzem Schlaf (21 Uhr), während der für das Pickwick-Syndrom charakteristische Atemtyp aufgetreten war und der Patient cyanotisch wurde, war der arterielle Sauerstoffdruck auf 43,5 Torr abgesunken und der arterielle Kohlensäuredruck auf 53,0 Torr angestiegen. Gleichzeitig war ein weiterer Anstieg des Pulmonalarterienmitteldruckes auf 75 mm Hg erfolgt. 30 min später (21.30 Uhr), in denen der Patient weiter geschlafen hatte, war der Mitteldruck in der Pulmonalarterie um weitere 5 mm Hg auf 80 mm Hg angestiegen, der arterielle Sauerstoffdruck betrug nun nur noch 39,0 Torr, der arterielle Kohlensäuredruck dagegen nach weiterem Anstieg 60,0 Torr. Anschließend wurde der Patient geweckt und 3 min lang zur willentlichen Hyperventilation angehalten. Der arterielle Sauerstoffdruck stieg nun auf 73,8 Torr und lag damit deutlich über dem anfänglichen Wachwert, der bei flacher Atmung gewonnen worden war; der arterielle Kohlensäuredruck war wieder auf 45,5 mm Hg reduziert. Der Pulmonalarterienmitteldruck fiel in dieser kurzen Zeit wieder auf 50 mm Hg ab (21.45 Uhr). Die nächste Blutentnahme erfolgte um 22 Uhr nach 10minütiger im Wachzustand erfolgter Atmung von mit Sauerstoff angereicherter Luft, unter welcher der arterielle Sauerstoffdruck auf 144,0 Torr angestiegen war und der arterielle Kohlensäuredruck 44,3 Torr betrug. Der Pulmonalarterienmitteldruck zeigte hierbei einen weiteren Rückgang auf 40 mm Hg; dieser sank schließlich auf 38 mm Hg ab, nachdem unter Hyperventilation mit sauerstoffangereicherter Luft ein arterieller Sauerstoffdruck von 325,0 Torr erreicht war, während sich der arterielle Kohlensäuredruck mit 44,5 Torr nicht mehr verändert hatte.

Damit ist gezeigt, daß es beim Pickwick-Syndrom tatsächlich allein auf funktionellem Wege über eine alveolare Hypoventilation zu einer so ausgeprägten pulmonalen Hypertonie kommen kann, daß die Entwicklung eines Cor pulmonale erwartet werden muß.

Es soll in diesem Zusammenhang nicht eingehend zur Genese der beim Pickwick-Syndrom auftretenden somnogenen alveolaren Hypoventilation [13] Stellung genommen werden. Sicher hat hieran jedoch die gleichzeitig mit dem Schlaf ausgelöste Erschlaffung der Mundboden- und Pharynxmuskulatur durch eine Verlegung der Atemwege einen ganz erheblichen Anteil. Von dieser Vorstellung ausgehend, ließen wir bei dem Patienten eine Tracheotomie durchführen. In der Folgezeit erreichte er wieder einen normalen Nachtschlaf und die tagsüber bisher vorhandene enorme Schlafneigung verschwand vollkommen. Wie Kontrolluntersuchungen 2 und 6 Monate nach der Tracheotomie ergaben, hatte sich der arterielle Kohlensäuredruck mit 40,0 bzw. 39,5 Torr vollkommen normalisiert. Vor allem aber war der Pulmonalarterienmitteldruck mit 20 mm Hg nun normal geworden. Gleichzeitig hatte sich das Herzvolumen um 150 cm^3 verkleinert und die ursprüngliche rechtsasymmetrische Umformung des Herzens hatte sich wieder zurückgebildet.

Literatur

1. Atwell, R. J., J. B. Hickam, W. W. Pryor, and E. B. Page: Reduction of blood flow through the hypoxic lung. Amer. J. Physiol. **166**, 37 (1951).
2. Bühlmann, A., u. G. Hossli: Hämodynamische Untersuchungen bei akuter Hypoventilation. Schweiz. med. Wschr. **86**, 681 (1956).
3. Euler, U. S. v., and G. Liljestrand: Observations on the pulmonary arterial blood pressure in the cat. Acta physiol. scand. **12**, 301 (1946).
4. Fishman, A. P., J. McClement, A. Himmelstein, and A. Cournand: Effect of acute anoxia on the circulation and respiration in patients with chronic pulmonary disease studied during the "steady state". J. clin. Invest. **31**, 770 (1952).
5. — A. Himmelstein, H. W. Fritts, and A. Cournand: J. clin. Invest. **34**, 637 (1955).
6. Fritts, H. W., jr., P. Harris, R. H. Clauss, J. F. Odell, and A. Cournand: The effect. of acetylcholine on the human pulmonary circulation at normal and hypoxic conditions J. clin. Invest. **37**, 99 (1958).
7. — and A. Cournand: Physiological factors regulating pressure, flow, and distribution of blood in the pulmonary circulation. Pulmonary Circulation. London-New York: Grune & Stratton 1959.
8. Gillam, P. M. S., and D. Mymin: Hypoventilation and heart disease. Lancet **1961 II**, 853.
9. Heemstra, H.: Development of an increased pulmonary vascular resistance by local hypoxia. Quart. J. exp. Physiol. **39**, 83 (1954).
10. Hadorn, W., u. M. Scherrer: Essentielle alveoläre Hypoventilation mit Cor pulmonale. Schweiz. med. Wschr. **89**, 647 (1959).

11. HERTZ, C. W.: Einseitige alveoläre CO_2-Erhöhung und Durchblutungsgröße jeder Lungenseite beim Menschen. Klin. Wschr. **34**, 532 (1956).
12. HIMMELSTEIN, A., P. HARRIS, H. W. FRITTS jr., and A. COURNAND: Effect of severe unilateral hypoxia on the partition of pulmonary blood flow in man. J. thorac. Surg. **36**, 369 (1958).
13. KUHLO, W.: Neurophysiologische und klinische Untersuchungen beim Pickwick-Syndrom. Arch. Psychiat. Nervenkr. **211**, 170 (1968).
13a. — E. DOLL u. M. C. FRANCK: Erfolgreiche Behandlung eines Pickwick-Syndroms durch eine Dauertrachealkanüle. Dtsch. Med. Wschr. **24**, 1286 (1969).
14. REINDELL, H., u. E. DOLL: Die Pathophysiologie der pulmonalen Hypertonie und des chronischen Cor pulmonale. Forum cardiologicum 8. Mannheim: C. F. Boehringer u. Söhne GmbH. 1965.
15. — — Die Röntgendiagnostik des Cor pulmonale. Verh. dtsch. Ges. inn. Med. **72**, 529 (1966).
16. WESTCOTT, R. N., N. O. FOWLER, R. C. SCOTT, V. D. HAUENSTEIN, and J. MCGUIRE: Anoxia and human pulmonary vascular resistance. J. clin. Invest. **30**, 957 (1951).

Diskussionsbemerkungen

G. FRUHMANN, München:

Haben Sie begründete Vorstellungen über die Empfindlichkeit des Atemzentrums Ihres Patienten auf CO_2?

Fanden Sie weitere zentrale Regulationsstörungen, z.B. Diabetes insipitus, wie es von FISHMAN et al. sowie SEVERINGHAUS beschrieben und als Undine-Syndrom (= Ondine-Curse-Syndrom) bezeichnet worden ist?

E. DOLL, Freiburg:

CO_2-Rückatmungstests wurden nicht durchgeführt. Eine normale Atemregulation mit normalem alveolären CO_2-Druck im Wachen und Schlafen nach Anlegen einer Trachealkanüle sprechen aber bei unserem Patienten gegen eine gestörte CO_2-Empfindlichkeit des Atemzentrums.

Außer einer Adipositas bestanden keine Hinweise für zentrale Regulationsstörungen.

H. SCHÖNTHAL, Mannheim:

Bei Untersuchungen an 12 Patienten mit PWS zeigte sich, daß die Genese des PWS komplexer Natur ist und ein vorübergehender Anstieg des arteriellen Druckes der Pulmonalarterie nicht nur auf eine alveoläre Hypoventilation zurückzuführen ist, sondern obstruktive Lungenveränderungen, Atelektasen, Mikroembolie bei Polyglobulie und Stenosen an den oberen Luftwegen sind Teilfaktoren, die außer der herabgesetzten Empfindlichkeit des Atemzentrums ursächlich bei der Pathogenese zu berücksichtigen sind. — Von 8 Patienten mit Narkolepsie hatte keiner die Zeichen einer alveolären Hypoventilation, keiner wog mehr als 100 kg, keiner zeigte eine leichte Weckbarkeit und jenes rasche Wiedereinschlafen, das für das PWS typisch ist. Daher kann die Differentialdiagnose zwischen PWS und Narkolepsie blutgasanalytisch und klinisch ermöglicht werden.

Hinsichtlich der EEG-Veränderungen, die für das PWS nicht typisch sind, handelt es sich um die Zeichen verschieden ausgeprägter Schlaftiefe, Apnoephasus und hypoxämische Veränderungen.

Von einer Weckwirkung der CO_2 bei PWS kann nicht gesprochen werden. Die Gefahr einer CO_2-Narkose wird durch die Intaktheit der O_2-Mangelreceptoren verhindert. Die Cheyne-Stokesche Art der Atmung ist wohl eine solche — PO_2-Mangel — gesteuerte Atmung beim PWS.

E. DOLL, Freiburg:

Eine Verständigung über die Genese des PWS ist nur dann möglich, wenn man Früh- und Spätfälle unterscheidet.

Die Diagnose im Frühstadium ist, abgesehen von klinischen Kriterien, die nur zur Verdachtsdiagnose führen können, durch synchrone Registrierung von EEG, Atmung und EMG des allgemeinen Muskeltonus und der intercostalen Muskulatur zu sichern. Die Weckwirkung von CO_2 am Ende der für das PWS typischen Apnoephase läßt sich im EEG beweisen. Die periodische Reaktivierung der Atmung ist nicht durch periphere O_2-Mangelreceptoren gesteuert, sondern hängt mit der CO_2-bedingten, zentralen, periodischen Weckreaktion zusammen, für die das EEG ein sicheres Kriterium ist. Die alveoläre Hypoventilation ist zunächst auf den Schlaf beschränkt, im Wachen können die Blutgasanalysen bei Frühfällen daher noch normal ausfallen, was auch KRETSCHY und MUHAR gezeigt haben. Blutgasanalytische Daten sind somit kein sicheres Kriterium für das PWS. Dies erhellt auch daraus, daß sich durch erfolgreiche Behandlung eines fortgeschrittenen PWS die Blutgase normalisieren, während EEG und EMG — wie bei Frühfällen — noch entsprechende Veränderungen aufweisen.

Im Spätstadium besteht eine chronische Hypoventilation. Diese führt nun in Verbindung mit dem im Spätstadium infolge einer pulmonalen Hypertonie entstandenen Cor pulmonale zu sekundären cerebralen Komplikationen mit Übergang der Hypersomnie in Somnolenz. Dann findet man eine veränderte oder fehlende CO_2-Empfindlichkeit. Es ist möglich, daß in diesen Fällen O_2-Mangelreceptoren für die periodische Atmung eine Bedeutung haben. Solche Spätfälle sind aber schwer von Somnolenzzuständen bei Cor pulmonale aus primär pulmonalen Ursachen zu unterscheiden.

Was die beim PWS auftretende pulmonale Hypertonie anbetrifft, sind wir der Ansicht, daß diese ihre Ursache überwiegend in der alveolaren Hypoventilation hat. Es wäre sonst kaum zu erklären, daß der erhöhte Pulmonalarterienmitteldruck schon nach kurzer willentlicher Hyperventilation bei gleichzeitiger Sauerstoffatmung weitgehend absinkt und daß er sich nach Durchführung einer Tracheotomie normalisiert. Nicht primär, sondern sekundär können obstruktive Lungenveränderungen auftreten, die die alveolare Hypoventilation und damit die pulmonale Hypertonie verstärken.

Differentialdiagnostisch muß das PWS von Hypoventilationssyndromen bei primär medullären Schädigungen, z.B. bei Hirnstammgefäßprozessen, abgegrenzt werden. Die Narkolepsie geht nicht mit einer Störung der Atemregulation einher und unterscheidet sich durch die Dissoziationsphänomene des Schlafes vom PWS.

Die Lungenzirkulation bei der Mitralstenose während der Arbeit und Lungenarterienblockade

J. WIDIMSKÝ, V. STANĚK und J. HURYCH, Prag*

28% der Patienten mit Mitralstenose zeigen hohe Werte des vasculären Widerstandes im kleinen Kreislauf (WOOD, 1957, 1958). 80% dieser Patienten sind überraschenderweise trotz der hohen Druckwerte im kleinen Kreislauf beschwerdefrei. Sie bekommen selten ein Lungenödem, und Hemoptysis und Orthopnoe gehören ebensowenig zum klinischen Bild. Einige Patienten dieser Gruppe zeigen sogar keinerlei Belastungsdyspnoe.

Die ersten Symptome, die diese Patienten zum Arzt führen, sind die Symptome einer schweren Lungenhypertonie und eines niedrigen Herzminutenvolumens. Die Patienten fühlen sich müde, sie haben oft Schmerzen in der Lebergegend und Beinödeme.

Bei manchen dieser Patienten kann man den Druck und die arterioläre Resistance im kleinen Kreislauf mittels Acetylcholininfusion herabsetzen, und die

* Ass. Prof. Dr. J. WIDIMSKÝ, Institute for Cardiovascular Research, Praha 4, ČSSR, Budějovická 809.

aktive Vasoconstriction im kleinen Kreislauf ist eine der Ursachen des erhöhten vasculären Widerstandes (Harris, 1957; Söderholm u. Werkö, 1959; Söderholm, Werkö u. Widimský, 1962).

Charms (1959) hat vor einigen Jahren davon berichtet, daß die Lungenarterienblockade bei den Mitralstenosepatienten zu keinem nennenswerten Druckanstieg im kleinen Kreislauf führt. Demgegenüber konnte Harris (1968) in jüngster Zeit diese Resultate nicht bestätigen.

Wir studierten deshalb in unserer Arbeit den Effekt der Lungenarterienblockade auf die kardiopulmonale Funktion und verglichen die Situation während der Blockade, wo die Perfusion sich nur in einer Lunge vergrößert mit der während der körperlichen Belastung, wo die erhöhte Perfusion in beiden Lungen stattfindet.

14 Mitralstenosepatienten mit schwerer pulmonaler Hypertonie wurden studiert. Bei allen 14 Patienten haben wir zentrale Hämodynamik in der Ruhe und während der Blockade studiert. Bei 10 von diesen 14 Patienten folgte nach der Blockade eine Ruheperiode von 25 Min, dann wurden diese Patienten während einer Belastung von 100—250 kpm auf einem Fahrradergometer studiert.

Wir haben folgende Kriterien der vollständigen Lungenarterienblockade angewandt:

1. Der Druck vor dem Ballon in der occludierten Lunge sank während der Blockade auf das Niveau des Druckes im linken Vorhof bzw. des sog. „wedge"-Druckes.

2. Von der Aorta konnten keine Farbstoffverdünnungskurven registriert werden, wenn man den Farbstoff in die occludierte Lungenarterie injizierte.

In die Lungenschlagader wurde ein Ballon-Tripellumenkatheter nach Dotter-Lukas von der V. antecubiti eingeführt, in den linken Vorhof ein graues Kifa-Katheter transseptal von der V. femoralis, in den Aortenbogen retrograd von der A. femoralis.

Das Herzzeitvolumen wurde mit der Farbstoffdilutionsmethode gemessen. Cardiogreen wurde in die A. pulmonalis injiziert, und das Blut wurde mit Hilfe einer Pumpe mit der Geschwindigkeit 0,6 oder 1,2 ml/sec von der Aorta abgesaugt. Die Dilutionskurven wurden mit Hilfe eines Densitometers und Registrierungsapparates „Cambridge Dye Dilution Outfit Mark II" registriert. Gleichzeitig wurde das Herzminutenvolumen auch nach dem Fickschen Prinzip untersucht. CO_2- und O_2-Gehalt in der ausgeatmeten Luft wurden mit dem Zeiss-Interferometer, O_2 im Blut mit der Clark-Elektrode und dem Kipp-Oxymeter untersucht. P_{CO_2} und pH im Blut wurden mit Mikro-Astrup-Methode gemessen. Die Druckwerte wurden mittels Elema-Elektromanometern gemessen und auf dem Direktschreiber Cardirex (Siemens) registriert.

Die Resultate zeigt die Abb. 1. Die Lungenarterienblockade hat zu einem Druckanstieg im Lungenkreislauf geführt, und bei einigen Patienten hat sich der Druck in der Arteria pulmonalis fast nicht geändert. Weil sich das Herzminutenvolumen mit Ausnahme von einem Patienten nicht geändert hat, zeigen diese Resultate eine deutliche Herabsetzung der vasculären Resistance in der nicht blockierten Lunge. Die Durchschnittswerte der ganzen Gruppe sind in der Tabelle angegeben. Wenn wir das Verhalten der Druckwerte im kleinen Kreislauf während der Blockade mit Belastung bei denselben Patienten vergleichen, so sehen wir

MITTELDRUCK
in A.PULM. mmHg
RUHE
BLOCKADE
DER A.PULM.
BELASTUNG
140
120
100
80
60
40
20
HERZZEITVOLUMEN
7,0
6,0
5,0
4,0
3,0
2,0
MITTELDRUCK LINKES VORHOF
oder WEDGE DRUCK mm Hg
50
40
30
20
10
HERZFREQUENZ
180
140
100
60
SaO_2
100
80

Abb. 1

RUHE
BLOCKADE
BELASTUNG
MITTELDRUCK
IN A.PULM. mm Hg
120
100
80
60
40
40 MITTELDRUCK
20 IN LINKEM VORHOF
mm Hg
MITTELDRUCK
IN AORTA mm Hg
100
90
100
60
HERZFREQUENZ
HERZZEITVOLUMEN
l/min.
5
4
3
2
20 LUNGENARTERIOLEN-
10 WIDERSTAND Einheit
0 mm Hg/l/min.
$Pa O_2$ mm Hg
100
75
50

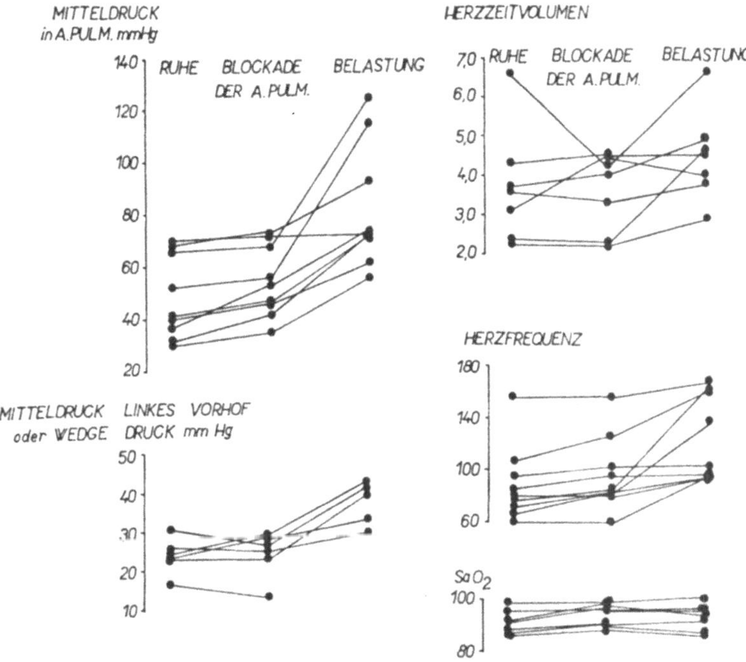

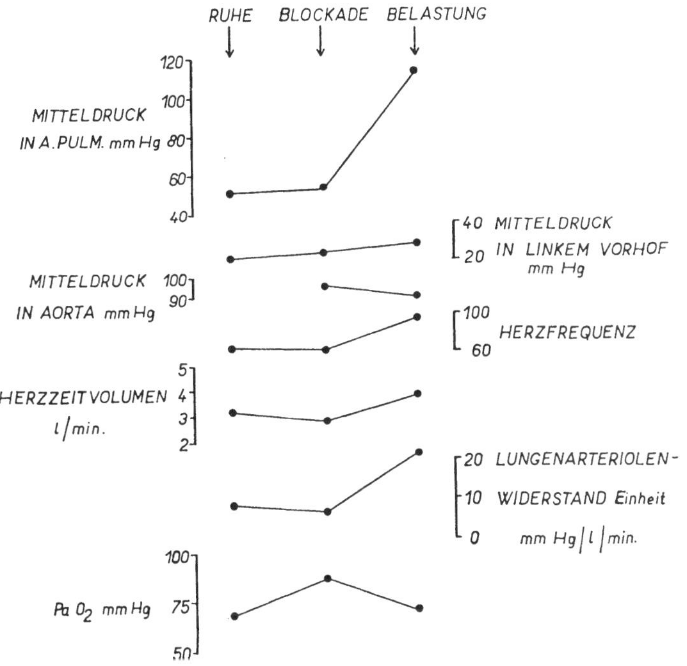

Abb. 2

im Kontrast zur Blockade einen enormen Druckanstieg des Lungenarteriendruckes bei der Belastung.

Die Abb. 2 zeigt das Verhalten der hämodynamischen Werte bei einem 38jährigen Patienten mit Mitralstenose. Während der Blockade steigt der Lungenarteriendruck nur leicht an, das Herzzeitvolumen verändert sich nicht signifikant, so daß die vasculäre Resistance deutlich absinkt. Während der Belastung steigt demgegenüber der Lungenarteriendruck deutlich an. Diese Lungenhypertonie kann man nicht durch das erhöhte Herzzeitvolumen erklären, denn dieses war für eine Lunge nicht höher als während der Blockade. Die enorme Hypertonie kann man auch nicht durch eine Tachykardie und Anstieg des Druckes im linken Vorhof erklären. Der Druck im linken Vorhof erhöhte sich zwar während der Belastung, aber die Erhöhung war viel geringer als die des Lungenarteriendruckes, so daß der Druckgradient und der vasculäre Widerstand im kleinen Kreislauf deutlich angestiegen sind.

Unsere Resultate deuten an, daß die Lungenarterienblockade bei Mitralstenosepatienten mit hochgradiger pulmonaler Hypertonie überraschenderweise zu nur kleinem Druckanstieg in der A. pulmonalis geführt hat. Wenn wir voraussetzen, daß die arterioläre Resistance in der Ruheperiode bei Mitralstenosepatienten auf beide Lungen gleich verteilt ist (Denolin, 1961), dann bedeuten unsere Resultate, daß die Resistance der nicht occludierten Lunge fast zur Hälfte des

Tabelle. *Die zentrale Hämodynamik bei der Mitralstenose während dem Blockadetest und der Belastung*

		Ruhe	Blockade	Belastung
Mitteldruck in der A. pulm.	[mm Hg]	48,8	54,8 [c]	82,6 [c]
Mittlerer Pcv	[mm Hg]	25,4	25,7	35,6 [c]
Mitteldruck in der Aorta	[mm Hg]	92	94	99
Herzfrequenz		91	96	123 [b]
HMV	[l/min]	4,18	3,92	4,48 [a]
SV	[ml]	50	45	40
GLW	[Einh.]	12,86	7,91 [c]	17,10
LAW	[Einh.]	4,82	2,96 [a]	9,37
PW	[Einh.]	25,2	27,1	22,1
SaO_2	[%]	92	93 [a]	93
$\dot{V}_{O_2}$	[ml/min]	214	227	504 [b]

Pcv Pulmonal. „Capillarendruck“,
HMV Herzminutenvolumen,
SV systolisches Volumen,
GLW gesamter Lungenwiderstand,
LAW Lungenarteriolenwiderstand,
PW peripherer Widerstand im großen Kreislauf,
SaO_2 arterielle Sauerstoffsättigung,
$\dot{V}_{O_2}$ Sauerstoffverbrauch.

Die Statistische Signifikanz wurde zwischen den Werten von Ruhe-Blockade und Ruhe-Belastung bestimmt.

[a] Statistische Signifikanz $p < 0{,}05$. — [b] Statistische Signifikanz $p < 0{,}01$. — [c] Statistische Signifikanz $p < 0{,}001$.

initialen Wertes absinken mußte, weil sich die Perfusion in dieser Lunge verdoppelt und der Druckgradient sich nicht geändert hat. Man konnte voraussetzen, daß der sog. „critical opening intravascular pressure“ bei Mitralstenosepatienten stark erhöht ist (Charms, 1959); als Faktoren könnten Spasmus, organische Veränderungen der kleinen Lungenarteriolen und perivasculäres Ödem (West u. Mitarb., 1961) eine Rolle spielen.

Wenn der erhöhte kritische Öffnungsdruck einmal überwunden würde, dann könnte die Lungenperfusion deutlich ansteigen, ohne nennenswerte Änderung des Druckgradienten im kleinen Kreislauf. Diese Hypothese könnte unsere Ergebnisse bei der Blockade erklären, demgegenüber kann man die Reaktion der zentralen Hämodynamik während der Belastung nur mit einer aktiven Vasoconstriction im Sinne des Dexter-Mechanismus erklären. Dafür sprechen auch unsere Resultate von einer anderen Arbeit (Söderholm, Werkö u. Widimský, 1962), die uns gezeigt haben, daß man die erhöhte vasculäre Resistance während der Belastung mit Acetylcholin herabsetzen kann.

Die Reaktion der zentralen Hämodynamik auf die Lungenarterienblockade kann man in zwei Gruppen unterteilen. In der ersten Gruppe finden wir Patienten mit groben Läsionen des Lungenparenchyms, z.B. bei der interstitiellen Lungenfibrose. Bei diesen Patienten sind vor allem die größeren Lungengefäße betroffen und die vasculäre Resistance ist fixiert. Die Lungenarterienblockade wird da mit einem deutlichen Anstieg des Lungenarteriendruckes verbunden (Widimský u. Kasalický, 1964).

Die andere Gruppe umfaßt Patienten, wo die kleinen Lungengefäße betroffen sind — z.B. Mitralstenosepatienten, einige Patienten mit angeborenen Herzfehlern, z.B. Eisenmengerkomplex (Brofman, 1959) oder primäre Lungenhypertonie (Charms, 1961), bei diesen Patienten führt die Lungenarterienblockade nur zu einem kleinen Druckanstieg im kleinen Kreislauf. Es ist bemerkenswert, daß die Resistance bei einer stark ausgeprägten Lungenhypertonie vielmehr absinken kann als bei leichten Lungenhypertonien. Diesen Effekt kann man durch die Druck-Perfusions-Kurve des Lungenkreislaufes erklären (Fritts u. Richards, 1960), trotzdem aber bleibt die Frage offen — wenn die Lungenarterienstrombahn bei diesen Patienten eine wirklich stark ausgeprägte Dilatation während der Blockade zeigen kann, warum dann kommt diese Dilatation nicht schon in der Ruhe zustande? Was ist eigentlich der Zweck dieser hochgradigen Lungenhypertonie? Wir stehen noch heute vor diesem Fragenkomplex.

Literatur

Brofman, B. L.: Unilateral pulmonary artery occlusion. In: H. A. Zimmermann: Intravascular Catheterization. Springfield: Thomas 1959.

Burton, A. C.: In: Pulmonary circulation. Eds.: W. R. Adams and I. Veith. New York: Grune and Stratton 1959.

Charms, B. L., B. L. Brofman, and P. M. Kohn: Pulmonary resistance in acquired heart disease. Circulation **20**, 850 (1959).

— Primary pulmonary hypertension. Effect of unilateral pulmonary artery occlusion and infusion of acetylcholine. Amer. J. Cardiol. **8**, 94 (1961).

Denolin, A.: Contribution a l'étude de la circulation pulmonaire en clinique. Acta Cardiol. **1961**, Suppl. X.

Dexter, L.: Pathologic physiology of mitral stenosis and its surgical implications. Bull. N.Y. Acad. Med. **28**, 90 (1952).

Fritts, H. W., Jr., and D. Richards: Medical Physics, Vol. II. Ed.: O. Glasser, Chicago. Year Book 1960.

HARRIS, P.: Influence of acetylcholine on pulmonary arterial pressure. Brit. Heart J. **19**, 272 (1957).
— SEGEL, N., and J. M. BISHOP: The relation between pressure and flow in the pulmonary circulation in normal subjects and in patients with chronic bronchitis and mitral stenosis. Cardiovasc. Res. **2**, 73 (1968).
SÖDERHOLM, B., and L. WERKÖ: Acetylcholine and the pulmonary circulation in mitral vascular disease. Brit. Heart J. **21**, 1 (1959).
— —, and J. WIDIMSKÝ: The effect of acetylcholine on pulmonary circulation and gas exchange in cases of mitral stenosis. Acta med. scand. **172**, 95 (1962).
WEST, J. B., C. T. DOLLERY, and B. E. HEARD: Increased vascular resistance in the lower zone of the lung caused by perivascular oedema. Lancet **1964**, 181.
WIDIMSKÝ, J., J. KASALICKÝ, and E. BERGLUND: The effect of repeated occlusion of the pulmonary artery on central haemodynamics. Cor et Vasa (Praha) **6**, 12 (1964).
— —, Cardiovascular adaptation to acute pulmonary hypertension. Medicina Thoracalis **21**, 369 (1964).
— — and R. DEJDAR: Central haemodynamics and respiration at rest, during pulmonary artery occlusion and during exercise in subjects with normal cardiopulmonary findings. IV. Congr. Cardiol. Europ. Prague, 1964, Abstr. p. 346.
WOOD, P., E. M. BESTERMAN, M. K. TOWERS, and M. B. MCILROY: The effect of acetylcholine on pulmonary vascular resistance and left atrial pressure in mitral stenosis. Brit. Heart J. **19**, 279 (1957).
— The vasoconstrictive factor in pulmonary hypertension. Brit. Heart J. **20**, 557 (1958).

Diskussionsbemerkungen

J. MEIER-SYDOW, Frankfurt a. M.:

Die Tatsache, daß bei Ihren Mitralstenose-Fällen bei Pulmonalis-Blockade der vasculäre Widerstand der perfundierten Lunge stark abfällt, nicht aber bei einer ergometrischen Belastung, würde m.E. zu der Theorie des sog. „Schutzmechanismus" nach DEXTER passen. Denn nur im ersten Fall entfällt die Gefahr eines Lungenödems, weshalb — teleologisch gesehen — der vasculäre Widerstand sinken darf.

J. WIDIMSKÝ, Prag:

Ja, gewiß, unsere Resultate zeigen tatsächlich einen akuten Anstieg der pulmonalen vasculären Resistance bei einigen Patienten während der Belastung. Der Anstieg der Resistance geht gleichzeitig mit einem Anstieg des Druckes im linken Vorhof. Dieses Verhalten der hämodynamischen Werte kann als akute Demonstration des „Dexter"-Mechanismus gedeutet werden.

Während der Blockade ändert sich aber der linke Vorhofdruck nicht. Deshalb konnte man voraussetzen, daß sich die vasculäre Resistance während der Blockade nicht ändern wird.

Unsere Resultate zeigen aber überraschenderweise, daß das Lungenstrombett gerade bei manchen dieser Patienten mit ausgeprägter, hoher Lungenhypertonie noch kräftige Herabsetzung der Resistancewerte während der Blockade zeigen kann und somit einer signifikanten Dilatation fähig ist.

H. J. HAUCH, Hamburg:

1. Es wäre interessant zu erfahren, ob Ihre Fälle — neben der Pulmonalisdruckhöhe — eine Differenzierung hinsichtlich der Dauer der pulm. Hypertonie ermöglichen. Falls sich zwischen der Reaktion auf die Pulmonalisblockade und der Dauer der pulm. Hypertonie eine Übereinstimmung ergeben würde, könnten hieraus Hinweise für die „funktionellen Reserven" der Lungengefäßregulation gewonnen werden, Hinweise, die z.B. für die Operationsindikation der Mitralstenosen von Bedeutung sein könnten.

2. Welche pharmakologischen Tests haben sich bei Ihren Untersuchungen unter dieser Fragestellung wirklich bewährt?

J. WIDIMSKÝ, Prag:

Unsere Ergebnisse ermöglichen keine Differenzierung zur Dauer der pulmonalen Hypertonie. Es handelt sich nämlich bei diesen Untersuchungen um eine einmalige hämodynamische Untersuchung. Die Reaktion des Druckes in der Art. pulmonalis und der vasculären pulmonalen Resistance auf die Pulmonalisblockade war von dem initialen Niveau des Lungenhochdruckes und der vasculären Resistance abhängig. Je höher die initialen Werte waren, desto größeren Abstieg der Resistance konnten wir bei der Blockade feststellen.

Zur Differenzierung der funktionellen Reserven in der praktischen präoperativen Untersuchung der Mitralstenosepatienten hat sich uns am besten der Acetylcholintest bewährt. Acetylcholin muß aber mittels einer kontinuierlichen Infusion gegeben werden [die Methodik wurde beschrieben in: Acta med. scand. **172**, 95 (1962)].

D. W. BEHRENBECK, Bonn:

Sie verwerten Druckmessungen in der Art. pulmonalis während der Arbeit. Wieweit finden intrapulmonale Druckveränderungen Berücksichtigung und wie sind sie einzuschätzen?

J. WIDIMSKÝ, Prag:

Wir bestimmen bei der Arbeitsbelastung den intrapleuralen Druck nicht, da die Bestimmung des Oesophagusdruckes in der liegenden Lage des Patienten mit schweren methodischen Nachteilen verbunden ist und weil es auch von anderen Arbeiten bekannt ist, daß sich zwar die Druckschwankungen des intrapleuralen Druckes während der Belastung erheblich steigern können, aber der Mitteldruck soll sich nicht wesentlich ändern [A. HOLMGREN: Scand. J. clin. Lab. Invest. 8, Suppl. 24 (1956)].

Bei der Auswertung der zentralen Hämodynamik bei der Arbeit werten wir nur intraluminale Mitteldruckwerte aus.

Funktionsstörungen bei primären Gefäßerkrankungen der Lunge

F. WITEK, Wien*

Bei den primären Gefäßerkrankungen der Lunge unterscheidet man nach der Ätiologie und der Häufigkeit:

1. *Thrombo-embolische Gefäßerkrankungen:*

a) Multiple rezidivierende Mikroembolien der Lunge (Thromboembolien, Fettembolien, Ölembolien).

b) Rezidivierende Lungeninfarkte.

2. *Entzündliche Gefäßerkrankungen:*

a) Hyperergische Vasculitis (Goodpasture-Syndrom, nekrotisierende Alveolitis).

b) Arteritis im Rahmen von Autoimmunerkrankungen (Lupus erythematodes visceralis, Rheumatisches Fieber).

c) Endarteritis obliterans.

d) Granulomatöse Angiitis (Wegenersche Granulomatose, sog. Polyarteritis nodosa).

3. *Idiopathische pulmonale Hypertension*

* Dr. FRIEDERIKE WITEK, Wilhelminenspital der Stadt Wien, Wien 16, Montleartstraße 32, Österreich.

Diese einzelnen Erkrankungen verhalten sich in ihrem klinischen Erscheinungsbild und in ihrer Funktionsstörung verschieden. Die Ursache der Verschiedenheit liegt in der Ausdehnung des Gefäßprozesses. Die generalisierten diffusen Gefäßprozesse verhalten sich anders wie die umschriebenen Gefäßprozesse, die aber ihrerseits wieder zu schubartig auftretenden Rezidiven neigen.

Diffuse Gefäßprozesse

Bei den diffusen Gefäßprozessen spielen sich die pathologischen Veränderungen im Bereiche der kleinsten Arteriolen, der Capillaren und der Veneolen ab.

In der klinischen Symptomatik stehen die Belastungstachykardie und die Belastungsdyspnoe im Vordergrund. Die Symptomatik setzt meist schlagartig ein und kann innerhalb kurzer Zeit einen solchen Schweregrad erreichen, daß oft schon eine leichte körperliche Bewegung zu hochgradiger Dyspnoe und Cyanose der Lippen und Acren führt.

Ebenso charakteristisch für diese diffusen pulmonalen Gefäßerkrankungen ist es, daß die Patienten einen Aufenthalt in größeren Höhen nicht vertragen wegen Atemnot und Tachykardien. Die objektiv faßbaren Befunde sind sehr spärlich, daher laufen diese Patienten oft unter der Diagnose paroxysmale Tachykardie, Myokarditis oder als Neurotiker.

Das Thoraxröntgen ist bei den diffusen Gefäßerkrankungen unauffällig. Erst später ist ein mehr oder weniger stark ausgebildetes Cor pulmonale der Hinweis auf ein pathologisches Geschehen. Die Lungenszintigraphie läßt bei den diffusen Prozessen keinen pathologischen Befund, d.h. keine größeren Durchblutungsausfälle der Lungen erkennen.

In diesen Fällen ist sehr oft die Lungenfunktionsstörung der erste objektiv faßbare pathologische Befund, der weitere genauere Untersuchungen rechtfertigt.

Bei der atemphysiologischen Untersuchung stehen die Symptome einer Rarefizierung des pulmonalen Gefäßbettes und, dadurch bedingt, eine erschwerte Diffusion der Atemgase im Vordergrund der Funktionsstörung. Der atemphysiologische Befund zeigt im Detail folgende charakteristische Merkmale:

1. Normale Verteilung der Lungenvolumina.
2. Keine Strömungsbehinderung in den Bronchialwegen.
3. Normale Ventilationsreserven.
4. Gewebsdeformationswiderstände der Lunge normal oder nur geringgradig erhöht.
5. Alveoläre Hyperventilation mit vergrößertem Atemminutenvolumen, vermehrte Abatmung von CO_2, respiratorische Alkalose.
6. Erschwerte Diffusion der Atemgase. Nach kleinster körperlicher Belastung Absinken des Sauerstoff-Druckes im arteriellen Blut trotz normaler Atemreserve und alveolärer Hyperventilation.
7. Verkürzte Kreislaufzeit, Ruhetachykardie und hochgradige Belastungstachykardie als klinische Symptome eines rarefizierten pulmonalen Gefäßbettes.

Anders verhalten sich

Umschriebene Gefäßprozesse mit schubartig rezidivierendem Verlauf

Diese umschriebenen Gefäßprozesse bieten ein ganz anderes klinisches Bild. Allgemeine Symptome wie Fieber, Müdigkeit, manchmal trockener Reizhusten stehen im Vordergrund. Die Patienten klagen primär nicht über Atemnot, auch die körperliche Leistungsfähigkeit ist am Beginn der Erkrankung nicht vermindert.

Das Thoraxröntgen zeigt umschriebene, keilförmige oder als Rundherde imponierende Verschattungen, die zum Zerfall neigen und mit einer linearen Narbenbildung ausheilen. Es treten jedoch häufig in mehr oder weniger längeren Zeitintervallen neue Infiltrate in anderen Lungenarealen auf, so daß schließlich die ganze Lunge befallen wird. Der Krankheitsverlauf erstreckt sich über Jahre. Allmählich sinkt die körperliche Leistungsfähigkeit der Patienten, sie klagen über Belastungstachykardie und Belastungsdyspnoe, langsam entwickelt sich ein Cor pulmonale.

Der atemphysiologische Befund ist am Beginn der Erkrankung meist völlig unauffällig. Im Laufe der Jahre kommt es zu einer intrapulmonalen Fibrosierung mit Bildung eines sekundären Narbenemphysems, also einer fibrocystischen Narbenlunge, wobei auch hier die Symptome der Rarefizierung des pulmonalen Gefäßbettes eine wesentliche Rolle spielen. Der atemphysiologische Befund zeigt im Detail folgende charakteristische Merkmale:

1. Restriktion der Atemoberfläche.
2. Erhöhung der Gewebsdeformationswiderstände der Lunge.
3. Symptome eines sekundären Narbenemphysems.
4. Verminderung der Ventilationsreserven durch den fibrocystischen Lungenprozeß.
5. Verminderte Diffusionskapazität der Lunge.
6. Respiratorische Insuffizienz bereits in Ruhe, deutliche Verschlechterung unter leichtester körperlicher Belastung.
7. Verkürzte Kreislaufzeit, Ruhetachykardie als Symptom einer Rarefizierung des pulmonalen Gefäßbettes.

Wenn man bei der Einteilung der primären Gefäßerkrankungen einerseits das klinische Bild und die Funktionsstörung und andererseits die Ätiologie berücksichtigt, so ergibt sich folgende Gruppierung:

1. Diffuse Gefäßprozesse

Unter diesem klinischen Bild verlaufen:

a) Rezidivierende Mikroembolien der Lunge.
b) Hyperergische Vasculitis (Goodpasture-Syndrom, nekrotisierende Alveolitis).
c) Autoimmunerkrankungen.
d) Primäre pulmonale Hypertension.

2. Umschriebene Gefäßprozesse mit schubartig rezidivierendem Verlauf

Unter diesem klinischen Bild verlaufen:

a) Rezidivierende Lungeninfarkte.
b) Endarteritis obliterans.
c) Granulomatöse Gefäßprozesse, im besonderen die Wegnersche Granulomatose.

Wenn es als Folge der chronischen Rechtsherzüberlastung zu einer Dekompensation des Cor pulmonale kommt mit Leberstauung und peripheren Ödemen, so ändert sich der atemphysiologische Befund in folgenden Punkten:

1. Verlängerung der Kreislaufzeit.

2. Bereits in Ruhe eine arterielle Hypoxämie, trotz alveolärer Hyperventilation.

3. Hochgradige Belastungstachykardie mit Abflachung bzw. Verschwinden des peripheren Pulses (als Folge eines Leerschlagens des linken Ventrikels). Eine körperliche Belastung ist nur für ganz kurze Zeit möglich (2—3 min).

4. Unter körperlicher Belastung kommt es als Folge einer hochgradigen kompensatorischen Hyperventilation zu einer Normalisierung des arteriellen Sauerstoff-Druckes und der arteriellen Sauerstoff-Sättigung.

Klinische Beispiele

Fall 1. Multiple rezidivierende Mikroembolien der Lunge bei chronischer Beckenvenenthrombose. Eine 46jährige Patientin wird wegen starker Beklemmung über der Brust, Tachykardie, Schweißausbruch und Kollapsneigung in unsere Abteilung aufgenommen (30. 4. 1967).

In der Anamnese erfahren wir, daß die Patientin im Jahre 1952 eine Thrombophlebitis am linken Unterschenkel mit aufsteigender Beckenvenenthrombose durchgemacht hat. Die Patientin stand damals mehrere Monate unter einer Antikoagulantien-Therapie. 1955 kam es im Anschluß an eine Operation einer Ovarialcyste links zu einem Lungeninfarkt. 1960 wurde abermals ein Lungeninfarkt diagnostiziert. In den folgenden Jahren treten immer wieder Episoden auf mit starker Beklemmung über der Brust, Schmerzen im Thorax und gleichzeitig heftigstem Herzjagen. Die Patientin hat den Eindruck, daß diese Beschwerden immer mit einem Aufflackern der chronischen Thrombophlebitis am linken Unterschenkel im Zusammenhang stehen. Die Patientin war deswegen mehrmals in stationärer Durchuntersuchung unter der Verdachtsdiagnose: Paroxysmale Tachykardie, Myokarditis, Angstneurose. Jedoch waren das Thoraxröntgen und das EKG immer normal. In den letzten Jahren bemerkte die Patientin eine Abnahme der allgemeinen körperlichen Leistungsfähigkeit. In den letzten Monaten traten bereits bei leichten körperlichen Arbeiten Tachykardie und hochgradige Dyspnoe auf.

Thoraxröntgen: Normale Lungenfelder, beide Sinus spitz entfaltbar, gute Zwerchfellverschieblichkeit, der Herzschatten median gestellt, von schlanker unauffälliger Konfiguration.

Das Lungenszintigramm ließ keine peripheren Durchblutungsausfälle in der Lunge erkennen. Die Laborbefunde waren im Bereiche der Norm.

Das Ruhe-EKG zeigte einen Sinusrhythmus mit einer Frequenz von 76/min, eine intermediäre Herzposition und eine mäßig diffuse Störung der Erregungsrückbildung.

Im Belastungs-EKG (nach 10 Kniebeugen) traten jedoch deutliche pathologische Veränderungen auf, und zwar eine Sinustachykardie von 120/min, ein deutliches P. pulmonale, ein pathologischer Rechtstyp mit einer vorwiegend rechtsventrikulären Störung der Erregungsrückbildung.

Der atemphysiologische Befund zeigte einen normalen Ventilationsbefund (ein im Bereiche der Norm liegendes Lungengesamtvolumen mit einer normalen Verteilung der Lungenvolumina und einem normalen Sekundenatemstoß) und eine normale Atemreserve. Auffallend war eine beträchtliche Ruhetachykardie und eine sehr kurze Kreislaufzeit, klinische Symptome eines rarefizierten pulmonalen Gefäßbettes. Bei einer beträchtlichen alveolären Hyperventilation war in Ruhe keine Störung der Sauerstoffaufnahme nachweisbar. Unter einer mittelschweren körperlichen Belastung wurde jedoch, trotz ausgezeichneter Atemreserve, eine schwere respiratorische Insuffizienz manifest, ein Befund, der für eine Störung der Lungenperfusion spricht (atemphysiologischer Befund s. Tabelle 1).

Fall 2. Primäre (idiopathische) pulmonale Hypertension. Eine 33jährige Patientin muß im Sommer 1967 einen Urlaub in einem höhergelegenen Ort (1500 m) wegen Atemnot und Herzklopfen abbrechen. In den folgenden Wochen bemerkt die Patientin eine zunehmende Leistungsschwäche sowie Atemnot und Tachykardie bei leichten körperlichen Belastungen. Sie wird deswegen im November 1967 zu einer stationären Durchuntersuchung aufgenommen.

Das Thoraxröntgen zeigt ein mäßig dilatiertes Rechtsherz mit deutlich hervorspringendem Pulmonalisbogen und erweiterten Pulmonalishauptstämmen, die in einem deutlichen Kontrast zu einer sehr zarten Gefäßstruktur in der Peripherie der Lunge stehen.

Das EKG zeigt Sinusrhythmus mit vereinzelten Extrasystolen, ein P. pulmonale, eine pathologische Rechtskurve mit Zeichen einer Rechtshypertrophie.

Tabelle 1. *Atemphysiologischer Befund bei multiplen rezidivierenden Mikroembolien der Lunge*

	Soll	Ruhe	Belastung 75 W/5 min
Totalkapazität (ml)	3900	5600	
Vitalkapazität (ml)	2800	3800	
Residualvolumen (% TK)	28	32	
Sekundenatemstoß (% VK)	75	82	
Atemgrenzwert (Liter)	84	124	
Kreislaufzeit (sec)	12	8	
Herzfrequenz (je min)		108	172
art. O_2-Sättigung (%)	95–98	98	86
art. Sauerstoff-Druck (mm Hg)	75–85	88	68
art. CO_2-Druck	40	32	30
pH	7,40	7,47	7,44

Ein Rechtsherz-Katheter ergibt einen systolischen Druck in der Arteria pulmonalis und im rechten Ventrikel von 50 mm Hg. Eine anschließend durchgeführte Pulmonalisangiographie zeigt eine normale Verteilung der Pulmonalarterien, wobei ein Kalibersprung in der Peripherie auffallend ist.

Die Lungenszintigraphie läßt keine umschriebenen peripheren Durchblutungsausfälle erkennen.

Bei der atemphysiologischen Untersuchung fanden sich ein normaler Ventilationsbefund und eine normale Atemreserve. Es war keine bronchiale Obstruktion nachweisbar. Die Kreislaufzeit war bei normaler Herzfrequenz in Ruhe deutlich verkürzt. Bei einer beträchtlichen alveolären Hyperventilation war in Ruhe keine Störung der Sauerstoff-Aufnahme nachweisbar. Jedoch schon nach einer leichten körperlichen Belastung wurde eine hochgradige Belastungstachykardie und eine schwere respiratorische Insuffizienz manifest. Ein Befund, der für eine erschwerte Diffusion der Atemgase spricht (s. Tabelle 2).

Zur weiteren Abklärung dieses Falles wurde eine Lingulabiopsie durchgeführt. Der histologische Befund ergab in der Umgebung der kleinen Gefäße Ansammlungen von lympho-

Tabelle 2. *Atemphysiologische Befunde bei einer idiopathischen pulmonalen Hypertension*

		14. 12. 1967		3. 9. 1968	
	Soll	Ruhe	Belastung 50 W/5 min	Ruhe	Belastung 50 W/5 min
Totalkapazität (ml)	4300	4500		4600	
Vitalkapazität (ml)	3200	3500		3600	
Residualvolumen (% TK)	26	22		26	
Sekundenatemstoß (% VK)	75	80		81	
Atemgrenzwert (Liter)	92	112		116	
Diffusionskapazität (ml/min/mm Hg)	27			19,1	
Resistance (mm/l/sec)	bis 25			18,3	
Compliance (ml/mm H_2O)	20–30			18,4	
Kreislaufzeit (sec)	12	10		13	
Herzfrequenz (min)		80	148	72	116
art. O_2-Sättigung (%)	95–98	95	85	91	74
art. Sauerstoff-Druck (mm Hg)	75–85	80	60	72	50
art. CO_2-Druck (mm Hg)	40	36	37	28	26
pH	7,40	7,43	7,40	7,42	7,41

iden Zellen und Plasmazellen. Im Vordergrund standen jedoch Veränderungen in der Gefäßwand mit Intimaproliferation, Intimafibrose, hyaline Verquellung sowie vereinzelt wandständige Thrombenbildungen.

Es handelt sich also bei dieser Patientin um einen pulmonalen Gefäßprozeß, dessen Ätiologie nicht genau zu klären war. Eine sehr bemerkenswerte anamnestische Angabe machte die Patientin erst später, nämlich, daß sie durch mehrere Monate unmittelbar vor dem Auftreten der ersten Symptome Appetitzügler (u.a. Menocil) in größeren Mengen eingenommen hatte.

Fall 3. Lupus erythematodes visceralis. Der Lupus erythematodes visceralis ist eine Autoimmunerkrankung, die durch Bildung von Autoimmun-Antikörper gegen das körpereigene Nucleoprotein charakteristisiert ist. Die Folge ist unter anderem eine intravasale Bildung von Antigen-Antikörperkomplexen, die für das L.e.-Zell-Phänomen verantwortlich sind. Außerdem kommt es zu hyperergischen Reaktionen an den serösen Häuten und an den Gefäßen.

Die Gefäßveränderungen betreffen die kleinsten Arteriolen, Capillaren und Veneolen, es kommt zu seröser Extravasation und zu Blutungen, zu Endothelproliferation mit Einengung des Gefäßlumens, zu Anlagerung von Thromben an die Gefäßwand bis zum thrombotischen Gefäßverschluß. Schließlich findet man degenerative Veränderungen der Gefäßwand mit Obliteration des Gefäßlumens, die mit einer fibrösen Vernarbung abheilten.

Neben den entzündlichen Reaktionen an den serösen Häuten beherrscht die Gefäß-Symptomatik das klinische Bild. Im großen Kreislauf führen die Gefäßveränderungen zu peripheren Durchblutungsstörungen mit Raynaud-artigen Symptomen und Atrophien, zu cerebalen Durchblutungsstörungen und zu nephritischen Symptomen. Ungefähr zwei Drittel der Patienten klagen über Belastungsdyspnoe und Belastungstachykardie, Symptome, die auf eine Beeinträchtigung des pulmonalen Gefäßbettes hinweisen. (Von 25 Patienten, die mit einem progredienten Lupus erythematodes visceralis in unserer Abteilung in Kontrolle stehen, weisen 15 deutliche Störungen der respiratorischen Funktion auf.)

An Hand eines Falles soll die klinische Symptomatik näher besprochen werden:

Eine 34jährige Patientin wird im April 1965 zur stationären Durchuntersuchung aufgenommen, da sie in den letzten 4 Monaten immer wieder Fieber zwischen 38 und 39 Grad hatte, zeitweise leichte Gelenksbeschwerden und in den letzten Wochen zunehmende Atemnot und Neigung zu Tachykardien. Der Zustand der Patientin war durch intensive antibiotische Therapie nicht beeinflußbar. Die Senkungsreaktion im Blut war stark beschleunigt (40/80 mm nach Westergren).

Das Thoraxröntgen zeigte pleurale Residuen beiderseits und vor allem über den Unterfeldern eine streifige Strukturvergröberung der Lunge.

Das EKG zeigte eine Sinustachykardie, eine periphere Niedervoltage und Zeichen einer diffusen Störung der Erregungsrückbildung.

Die Diagnose wurde durch den Nachweis von massenhaft L.e.-Zellen im Blut sichergestellt. Außerdem war der Nachweis von Antinucleären Antikörpern in einer Titerstufe von 1:4,5 stark positiv.

Der erste atemphysiologische Befund (s. Tabelle 3), der im Juni 1965 erhoben wurde, zeigte eine höhergradige Restriktion der Atemoberfläche mit deutlicher Vergrößerung des ventilatorischen Totraumes. Auffallend war eine deutliche Verkürzung der Kreislaufzeit bei leichter Ruhetachykardie. Bei einer deutlichen alveolären Hyperventilation war in Ruhe keine Störung der Sauerstoffaufnahme nachweisbar, jedoch schon nach einer leichten körperlichen Belastung (50 W/5 min) wurden die ersten Zeichen einer respiratorischen Insuffizienz manifest.

Es wurde mit einer hochdosierten Cortison-Therapie begonnen, wobei die Patientin schließlich eine Erhaltungsdosis von 15—20 mg Delphicort benötigt. Unter dieser Therapie besserte sich der Allgemeinzustand wesentlich, vor allem verschwanden die Belastungsdyspnoe

Tabelle 3. *Atemphysiologische Verlaufskontrolle bei einer Patientin mit einem Lupus erythematodes visceralis*

		28. 6. 1965		15. 6. 1966		28. 2. 1967		4. 10. 1968	
	Soll	Ruhe	50 W/ 5 min	Ruhe	75 W/ 5 min	Ruhe	75 W/ 5 min	Ruhe	75 W/ 5 min
Totalkapazität (ml)	4200	2800		4100		3600		4300	
Vitalkapazität (ml)	3100	1200		2900		2800		3000	
Residualvolumen (% TK)	27	57		29		22		30	
Sekundenatemstoß (% VK)	75	71		84		78		65	
Atemgrenzwert (Liter)	92	34		98		89		78	
Diffusionskapazität (CO ml/min/mm Hg)	27							14,4	
Resistance (mm/l/sec)	bis 25							11	
Compliance (ml/mm H_2O)	20–30							20	
Kreislaufzeit (sec)	12	9		11		10		11	
Herzfrequenz (je min)		88	138	92	156	104	162	88	164
art. Sauerstoff-Sättigung (%)	95–98	97	92	97	95	95	93	95	96
art. Sauerstoff-Druck (mm Hg)	75–85	78	71	80	77	77	72	78	90
art. CO_2-Druck (mm Hg)	40	32	38	38	39	36	33	38	36
pH	7,40	7,41	7,36	7,38	7,38	7,42	7,36	7,41	7,35

und die Tachykardie. Bei einer atemphysiologischen Kontroll-Untersuchung nach 1 Jahr (im Juni 1966) war es zu einer weitgehenden Normalisierung des Ventilationsbefundes gekommen. Die Atemreserve lag im Bereich der Norm. Weder in Ruhe, noch nach einer mittelschweren körperlichen Belastung waren Störungen der respiratorischen Funktion nachweisbar (75 W/5 min). Einzig eine deutliche Belastungstachykardie war ein Hinweis auf einen pulmonalen Gefäßprozeß.

In den folgenden Monaten mußte wegen eines zunehmenden Cushing-Syndroms und Beschwerden von seiten des Magen-Darmtraktes die Cortison-Dosis vermindert werden. Mit Reduktion der Cortison-Dosis traten wieder periphere Durchblutungsstörungen auf, es kam wieder zu Belastungstachykardien und Belastungsdyspnoen, außerdem waren reichlich L.e.-Zellen im peripheren Blut nachweisbar.

Bei einer atemphysiologischen Kontroll-Untersuchung im Februar 1967 war eine mäßige Verschlechterung des Ventilationsbefundes, eine deutliche Verkürzung der Kreislaufzeit, feststellbar. Nach einer mittelschweren körperlichen Belastung (75 W/5 min) traten Zeichen einer respiratorischen Insuffizienz und eine hochgradige Belastungstachykardie auf.

Die Patientin wurde nun unter eine immunosupressive Therapie gestellt und eine Erhaltungsdosis von Cortison gegeben (täglich 100 mg Imurel und 8 mg Delphicort). Unter dieser Therapie besserten sich der Allgemeinzustand der Patientin und die kardiorespiratorische Leistungsfähigkeit.

Bei einer atemphysiologischen Kontroll-Untersuchung nach 1 Jahr (Oktober 1968) war eine weitgehende Normalisierung des Ventilationsbefundes nachweisbar, die ventilatorische Leistungsfähigkeit lag im Bereich der Norm. Weder in Ruhe noch nach einer mittelschweren körperlichen Belastung (75 W/5 min) war eine Störung der respiratorischen Funktion nachweisbar. Einzig eine deutliche Belastungstachykardie und eine deutliche Verminderung der Diffusionskapazität der Lunge sind Hinweise, daß es im Laufe der Erkrankung zu einer teilweise irreversiblen Rarefizierung des pulmonalen Gefäßbettes gekommen ist.

Fall 4. Wegenersche Granulomatose. Eine damals 52jährige Patientin erkrankte 1964 an einer Otitis media links und einer nachfolgenden Mastoiditis. Wegen Therapieresistenz wurde eine Mastoidektomie links durchgeführt. Zwei Monate später traten auch am rechten Ohr Entzündungserscheinungen und eine Gehörverschlechterung auf, so daß auch rechts eine Mastoidektomie notwendig wurde. Zu diesem Zeitpunkt zeigte das Thoraxröntgen mehrere Rundinfiltrate mit zentralem Zerfall. Die erste Diagnose waren metastatisch-pyämische Abscesse der Lunge. Auffallend war jedoch, daß diese pulmonalen Infiltrate durch verschiedenste Breitbandantibiotica und hochdosiertes Penicillin nicht beeinflußbar waren.

Die histologische Untersuchung eines bei der Mastoidektomie rechts gewonnenen Knochenteilchens zeigte granulomatöse Veränderungen im Verlaufe von Gefäßen. In der Gefäßwand der kleinsten Arteriolen und präcapillaren fanden sich umschriebene Ansammlungen von Riesenzellen, Fibroblasten, lymphoiden Elementen und reichlich Plasmazellen.

Aus dem klinischen Bild, dem pathologischen Geschehen an beiden Ohren und der Lunge sowie aus dem histologischen Nachweis einer granulomatösen Gefäßerkrankung wurde die Diagnose einer Wegenerschen Granulomatose gestellt.

In der Anamnese war noch bemerkenswert, daß die Patientin bereits 2 Jahre vorher ein zerfallendes Infiltrat im ROL hatte, das als Manifestation einer Tuberkulose aufgefaßt wurde, obwohl weder im Sputum noch in der Sputumkultur jemals Tuberkelbacillen nachweisbar waren. Auch war die ATK-Reaktion immer nur schwach positiv. Unter einer Cortisontherapie kam es zu einer Rückbildung der pulmonalen Veränderungen.

In den folgenden 3 Jahren kam es zweimal zu einem Rezidiv mit mehreren Rundinfiltraten mit zentralem Zerfall, die sich unter einer kombinierten Immundepressiven Therapie + Cortison wieder zurückbildeten und mit einer linearen Narbenbildung im Thoraxröntgen abheilten.

Der atemphysiologische Befund nach einem 4jährigen Krankheitsverlauf zeigt nun deutlich erhöhte Gewebsdeformationswiderstände der Lunge (Compliance deutlich vermindert) als Ausdruck einer intrapulmonalen Fibrosierung sowie ein leichtes sekundäres Narbenemphysem. Außerdem ist die Diffusionskapazität der Lunge deutlich reduziert. Trotzdem ist weder in Ruhe noch nach einer leichten körperlichen Belastung (50 W/5 min) eine Störung der respiratorischen Funktion nachweisbar (s. Tabelle 4).

Tabelle 4. *Atemphysiologischer Befund bei einer Wegenerschen Granulomatose nach einem vierjährigen Krankheitsverlauf*

	Soll	Ruhe	Belastung 50 W/5 min
Totalkapazität (ml)	3900	4600	
Vitalkapazität (ml)	2700	2600	
Residualvolumen (% TK)	30	44	
Sekundenatemstoß (% VK)	75	44	
Atemgrenzwert (Liter)	80	45	
Diffusionskapazität (CO ml/min/mm Hg)	27	16,3	
Resistance (mm/l/sec)	bis 25	90/48 n. A.	
Compliance (ml/mm H_2O)	20—30	11,4	
Kreislaufzeit (sec)	12	11	
Herzfrequenz (je min)	80	80	116
art. O_2-Sättigung (%)	95—98	97	95
art. Sauerstoff-Druck (mm Hg)	75—85	92	85
art. CO_2-Druck (mm Hg)	40	37	35
pH	7,40	7,38	7,32

Das Endstadium eines umschriebenen, aber rezidivierenden Gefäßprozesses soll an einem anderen Fall gezeigt werden.

Fall 5. Thrombendarteritis pulmonalis obliterans. Ein 61jähriger Patient kommt wegen hochgradiger Atemnot bei leichtester körperlicher Belastung und wegen hochgradiger Tachykardie zur stationären Aufnahme. In der Anamnese läßt sich der Krankheitsverlauf 12 Jahre zurückverfolgen. Die Krankheit begann mit einer umschriebenen Infiltration im linken Oberlappen, die sich ohne wesentliche Therapie zurückbildete, der aber im Abstand von Wochen bis Monaten durch 12 Jahre hindurch immer wieder neue Infiltrationen in den verschiedensten Lungenabschnitten folgten. Diese Infiltrate hatten teils Keilform, teils imponierten sie als Rundherde und heilten mit liniaren Narbenbildungen ab, bis schließlich ein fibrocystisches Narbenstadium erreicht war. In den letzten Jahren wurde dieses primäre Krankheitsgeschehen durch eine rezidivierende putride Bronchitis kompliziert.

Das Ruhe-EKG zeigte eine Sinustachykardie von 120 Schlägen pro Minute, ein deutliches P. pulmonale, einen pathologischen Rechtstyp und Zeichen einer rechtsventrikulären Störung der Erregungsrückbildung.

Der atemphysiologische Befund zeigte eine beträchtliche Restriktion der Atemoberfläche, das Lungengesamtvolumen war deutlich verkleinert, es besteht ein leichtes sekundäres Narbenemphysem. Hochgradige Ruhe- und Belastungstachykardie sowie eine kurze Kreislaufzeit waren Hinweise auf eine Rarefizierung des pulmonalen Gefäßbettes. Bereits in Ruhe, deutlicher jedoch nach einer kurzen leichten körperlichen Belastung (50 W/2 min), war eine schwere respiratorische Insuffizienz nachweisbar (s. Tabelle 5).

Tabelle 5. *Atemphysiologischer Befund bei einer Thrombendarteritis pulmonalis obliterans nach einem zwölfjährigen Krankheitsverlauf*

	Soll	Ruhe	Belastung 50 W/2 min
Totalkapazität (ml)	5000	3700	
Vitalkapazität (ml)	3500	2500	
Residualvolumen (% TK)	29	33	
Sekundenatemstoß (% VK)	75	45	
Atemgrenzwert (Liter)	104	45	
Kreislaufzeit (sec)	12	10	
Herzfrequenz (je min)	80	120	160
art. O_2-Sättigung (%)	95—98	88	86
art. Sauerstoff-Druck (mm Hg)	75—85	67	64
art. CO_2-Druck (mm Hg)	40	35	37
pH	7,40	7,43	7,36

Wir haben aus der typischen Anamnese, dem EKG und dem atemphysiologischen Befund die klinische Verdachtsdiagnose eines primären pulmonalen Gefäßprozesses gestellt.

6 Wochen nach der Aufnahme kam es zu einer neuerlichen Infiltration im li. OL, gleichzeitig kam es zu einer akuten hydropischen Dekompensation des Cor pulmonale mit Leberstauung und peripheren Ödemen, die therapeutisch nicht zu beeinflussen waren und an der der Patient nach 3 Tagen starb.

Die Autopsie zeigte ein beträchtlich dilatiertes und hypertrophiertes Rechtsherz. An den größeren pulmonalen Gefäßen waren keine pathologischen Veränderungen zu erkennen. Jedoch im histologischen Bild fanden sich typische Veränderungen einer Thrombendarteritis pulmonalis obliterans (Bredt-Wiese) in verschieden alten Stadien.

Fall 6. Dekompensiertes Cor pulmonale bei primärer pulmonaler Hypertension. Eine 56jährige Patientin wird mit den Symptomen einer Rechtsherzdekompensation stationär aufgenommen.

Aus der Anamnese der Patientin erfahren wir, daß sie in den vergangenen Jahren wegen Übergewichtigkeit mehrere Abmagerungskuren gemacht hatte, wobei sie Appetitzügler verwendet hatte. Seit April 1967 bemerkte die Patientin zunehmende Atemnot bei körperlicher Belastung, zeitweise auch stenokardische Beschwerden. Die Patientin erhielt vom Hausarzt Digitalispräparate und Coronardilatantien, ferner Entwässerungen. Im Sommer 1968 nehmen diese Beschwerden zu, bei geringster körperlicher Belastung kommt es zu hochgradiger Atemnot. Schließlich treten ausgedehnte Unterschenkelödeme auf, die auch durch intensive Entwässerung nicht gebessert werden können.

Das Thoraxröntgen zeigt ein allseits erheblich dilatiertes Cor mit Ausweitung, vor allem der rechten Herzkammer, die auch die Herzspitze bildet. Der linke Vorhof scheint nicht vergrößert. Bei stark erweiterten Pulmonalisstämmen fällt die fehlende Lungenstauung in der Peripherie auf.

Bei der Auskultation des Herzens war ein stark akzentuierter 2. Pulmonalton auffallend, sonst keine auffallenden Geräusche. Bei der klinischen Untersuchung fanden sich eine deutlich vergrößerte und leicht druckempfindliche Leber, Hinweise auf einen mäßigen Ascites sowie ausgedehnte Unterschenkelödeme bds.

Das EKG zeigte einen Sinusrhythmus sowie die Zeichen eines Rechtsschenkelblockes (Wilson-Block).

Ein Rechtsherzkatheter ergab eine pulmonale Hypertonie von 80 mm Hg. Eine pulmonale Angiographie ergab weitgestellte Pulmonalishauptstämme, eine normale pulmonale Gefäßverteilung mit einem deutlichen Kalibersprung in der Peripherie.

Der atemphysiologische Befund ergab einen im wesentlichen normalen Ventilationsbefund, die ventilatorische Leistungsfähigkeit entspricht der Norm. Die Gewebsdeformationswiderstände der Lunge lagen an der oberen Grenze der Norm. Die Diffusionskapazität der Lunge war deutlich reduziert. Auffallend war eine deutlich verlängerte Kreislaufzeit. In Ruhe war trotz alveolärer Hyperventilation eine leichte arterielle Hypoxämie nachweisbar. Eine leichte körperliche Belastung (50 W) mußte nach 2 min wegen eines peripheren Kreislaufkollapses bei hochgradiger Tachykardie abgebrochen werden. Bei hochgradiger kompensatorischer Belastungshyperventilation waren die Sauerstoffwerte im arteriellen Blut normal (s. Tabelle 6).

Tabelle 6. *Atemphysiologischer Befund bei dekompensiertem Cor pulmonale bei einem primären pulmonalen Gefäßprozeß*

	Soll	Ruhe	Belastung 50 W/2 min
Totalkapazität (ml)	3700	5000	
Vitalkapazität (ml)	2600	3600	
Residualvolumen (% TK)	30	28	
Sekundenatemstoß (% VK)	75	68	
Atemgrenzwert (Liter)	78	98	
Diffusionskapazität (CO in ml/min/mm Hg)	27	14	
Resistance (mm/l/sec)	bis 25	23	
Compliance (ml/mm H_2O)	20—30	19	
Kreislaufzeit (sec)	12	23	
Herzfrequenz (je min)		84	156
art. O_2-Sättigung (%)	95—98	83	95
art. Sauerstoff-Druck (mm Hg)	75—85	59	81
art. CO_2-Druck (mm Hg)	40	30	22
pH	7,40	7,51	7,53

Die in der Arbeit angeführten atemphysiologischen Daten wurden mit folgenden Methoden und Geräten ermittelt:

1. Vitalkapazität, Sekundenatemstoß und Atemgrenzwert mit dem Pulmotest der Fa. Godart.

2. Residualvolumen mit der Helium-Mischmethode mit dem Gasanalysator.

3. Resistance und Compliance mit dem Bodypletysmograph der Fa. Jaeger.

4. Diffusions-Kapazität CO nach der Breath-holding-Methode CO + He mit dem Resparameter Mark 4 der Fa. Morgan.

5. Kreislaufzeit (Arm-Zungenzeit) mit Cholistol.

6. Arterielle Sauerstoff-Sättigung mit dem Haemoreflektor der Fa. Kipp.

7. Sauerstoff-Druck und CO_2-Druck im arteriellen Blut mit dem Combianalysator der Fa. Eschweiler.

8. pH mit dem Ph-Meter der Fa. Metrohm.

9. Belastungen am Fahrradergometer der Fa. Lode.

Literatur

ALCARON-SEGOVIA, D.: Pulm. manifestation of systemic Lupus erythematodes. Dis. Chest **39**, 7–17 (1961).

— and A. L. BROWN: Classification and etiologic aspects of necrotizing angiitides. Proc. Mayo Clin. **39**, 205–222 (1964).

CHURG, J., and L. STRAUS: Allergic granulomatosis, allergic angiitis and Periarteritis nodosa. Amer. J. Path. **27**, 277–301 (1951).

FAHEY, J. L., et al.: Wegener's granulomatosis. Amer. J. Med. **17**, 168–179 (1954).

GÜRTNER, H. P., M. GERTSCH, C. SALZMANN, M. SCHERRER, P. STUCKI u. F. WYSS: Häufen sich die primären vasculären Formen des chronischen Cor pulmonale? Schweiz. med. Wschr. **98**, 1579–1588, 1695–1707 (1968).

HAEGLIN: Pulmonary embolie and other cause of pulm. Hypertension. Dis. Chest **53**, 138 (1968).

KLEMPERER, P., and A. SCHIFRIN: A diffus disease of periphere circulation (SLE). Amer. J. Med. **13**, 591–596 (1952).

MCCOMBS, R. P.: Systemic allergic vasculitis. J. Amer. med. Ass. **194**, 1059–1064 (1965).

WEGENER: Beitr. path. Anat. **102**, 36–68 (1939).

MORAWETZ, F.: Der Lungeninfarkt. Ergebn. ges. Tuberk.- u. Lung.-Forsch. Band XVIII, S. 44–83.

MOSKOWITZ, R. W., A. H. BAGGENSTOSS, and C. H. SLOCUMB: Histopathologic classification of Periarteritis nodosa. Proc. Mayo Clin. **38**, 345–357 (1963).

Der Lungeninfarkt als klinisches Problem. Tagungsbericht der IX. wissenschaftlichen Tagung der österr. Tuberkulosegesellschaft in Gmunden 1967. Beitr. Klin. Tuberk. **137**, 243–320 (1968).

Die Lungenzirkulation während der Arbeit bei den Patienten nach der Pneumonektomie

J. WIDIMSKÝ, V. STANĚK und J. HURYCH, Prag *

Der Einfluß der Pneumonektomie auf die kardiopulmonale Funktion ist sowohl von dem theoretischen wie auch von dem klinischen Standpunkt interessant.

Wir haben folgende Fragen studiert:

1. Das Verhalten vom Herzzeitvolumen und Druck im rechten Herzen bei körperlicher Belastung.

2. Die Kapazität der Lungenarterienstrombahn in Ruhe und bei Belastung.

3. Möglicher Zusammenhang zwischen dem Alter und dem Lungenkreislauf.

Die Studien wurden an einer Gruppe von 19 Patienten nach der rechts- oder linksseitigen Pneumonektomie durchgeführt.

* Ass. Prof. Dr. J. WIDIMSKÝ, Institute for Cardiovascular Research, Praha 4, ČSSR, Budějovická 809.

Die Pneumonektomie wurde im Durchschnitt vor 6,2 Jahren (12—168 Monaten) durchgeführt. Alle Patienten zeigten röntgenologisch „normale“ übriggebliebene Lunge. Die Druckwerte (in der A. pulmonalis, rechten Kammer und Aorta) wurden mit Elema-Elektromanometern gemessen und auf einem Direktschreiber (Cardirex-Siemens) registriert. Die phlebostatische Linie wurde 5 cm unter dem Angulus Louisi bestimmt. Das Herzzeitvolumen wurde mit der Farbstoffdilutionsmethode bestimmt. Cardiogreen wurde in die A. pulmonalis injiziert, und das Blut wurde mit Hilfe einer Pumpe mit einer Geschwindigkeit von 0,6 oder 1,2 ml/sec von der Aorta abgesaugt.

Die Dilutionskurven wurden mit Hilfe eines Densitometers und Registrierungsapparates „Cambridge Dye Dilution Outfit Mark II“ registriert. Das kardiopulmonale Blutvolumen wurde nach der Formel

$$\frac{\text{Mittelgeschwindigkeitszeit} \times \text{Herzzeitvolumen}}{60}$$

kalkuliert, und enthält das Blut in der Lunge, im linken Herzen und im Anfang der Aorta bis zum Aortabogen. CO_2- und O_2-Gehalt in der ausgeatmeten Luft wurden mit dem Zeiss-Interferometer untersucht. Arterielles PO_2 wurden mit der Clark Elektrode-Radiometer und pH und pCO_2 mit der Mikro-Astrup-Methode gemessen.

Bei 16 Patienten wurden alle hämodynamischen Werte sowohl in der Ruhe wie auch bei der Belastung bestimmt. Die Patienten arbeiteten 10 min in liegender Lage auf einem Fahrradergometer (ELEMA, Stockholm), und die Belastung betrug 150—250 kpm/min.

Die Tabellen 1 und 2 zeigen zentrale Hämodynamik und Respiration in der Ruhe und während der Belastung bei 16 Patienten nach der Pneumonektomie.

Tabelle 1. *Die zentrale Hämodynamik in der Ruhe und während der Belastung bei 16 Patienten nach der Pneumonektomie*

		Ruhe	Statistische Signifikanz	Belastung 250 kpm/min
Druckwerte:				
A. pulm. systol.	(mm Hg)	31,8	$p < 0{,}001$	49,2
diastol.	(mm Hg)	12,6	$p < 0{,}001$	23,7
mittel.	(mm Hg)	20,3	$p < 0{,}001$	35,0
Rechte Kammer: enddiastolisch		6,1	$p < 0{,}001$	12,1
Aorta systol.	(mm Hg)	123,1	$p < 0{,}001$	158,7
diastol.	(mm Hg)	82,1	$p < 0{,}001$	97,9
Herzfrequenz		86,1	$p < 0{,}001$	101,4
Herzindex	($l/min/m^2$)	3,12	$p < 0{,}001$	4,90
Systolischer Index	(ml/m^2)	37,4	$p < 0{,}001$	46,2
Kardiopulm. Volumen	(ml/m^2)	428,1	$p < 0{,}001$	503,9

7 von 16 Patienten hatten pulmonale Hypertonie während der Ruhe (Mitteldruck i. A. pulm. 20 mm Hg und größer). Alle Patienten hatten pulmonale Hypertonie während der Belastung. 8 Patienten zeigten Mitteldruckwerte höher als 30 mm Hg während der Belastung. Ähnliche Beobachtungen konnten schon COURNAND

Tabelle 2. *Die Respirationswerte während der Ruhe und bei der Belastung bei 16 Patienten nach der Pneumonektomie*

	Ruhe	Statistische Signifikanz	Belastung
$\dot{V}_{O_2}$ [ml/min/m²]	129,2	$p < 0{,}001$	330,4
$\dot{V}_E$ [l/min/m²]	4,86	$p < 0{,}001$	10,62
f	18,8	$p < 0{,}001$	24,5
$P_{A\,O_2}$	95,8	—	95,6
$P_{a\,O_2}$	82,6	—	80,4
A-a O_2	13,4	—	17,7
$Pa\,CO_2$	42,7	—	44,6
VD/VT	42,0	$p < 0{,}025$	37,5

$\dot{V}_{O_2}$ Sauerstoffverbrauch,
$\dot{V}_E$ Minutenventilation,
f Atemfrequenz,
$P_{A\,O_2}$ alveolärer Sauerstoffdruck,
$P_{a\,O_2}$ arterieller Sauerstoffdruck,
A-a O_2 alveolo-arterieller Sauerstoffdruckgradient,
$Pa\,CO_2$ arterieller Kohlendioxyddruck,
VD/VT physiol. Totraumventilation.

u. Mitarb. 1950 zeigen. Was bis jetzt nicht bekannt war, ist die Tatsache, daß die Patienten nach der Pneumonektomie pathologische Werte vom Füllungsdruck im rechten Herzen während der Belastung zeigen. Bei 7 Patienten war der enddiastolische Druck während der Belastung in der rechten Kammer größer als 10 mm Hg.

Der Anstieg des enddiastolischen Druckes in der rechten Kammer war von dem Anstieg des Lungenhochdruckes bei der Belastung abhängig ($r = 0{,}768$, $p < 0{,}01$) (Abb. 1).

Der Herzindex ist während der Arbeit deutlich angestiegen und der Anstieg entsprach unseren Kontrollwerten von gesunden Personen bei gleichem Sauerstoff-

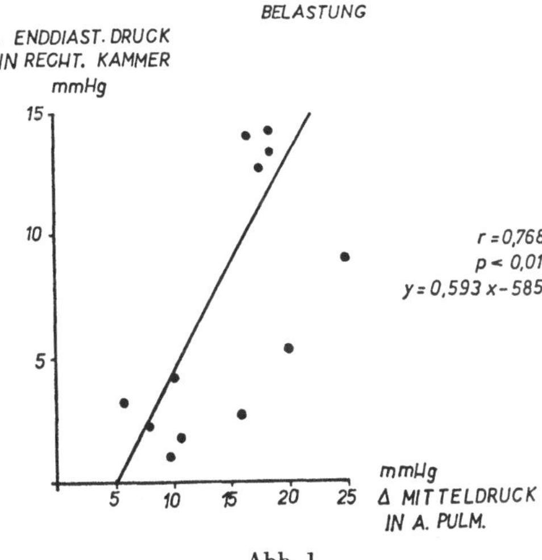

Abb. 1

verbrauch. Der prozentuelle Anstieg des systolischen Volumens war von dem prozentuellen Anstieg des Herzzeitvolumens abhängig ($r = 0{,}893$, $p < 0{,}001$), so daß sich das Herzzeitvolumen bei diesen Patienten der Belastung mehr mittels der Steigerung des systolischen Volumens als der Herzfrequenz anpaßt. Die Abb. 2

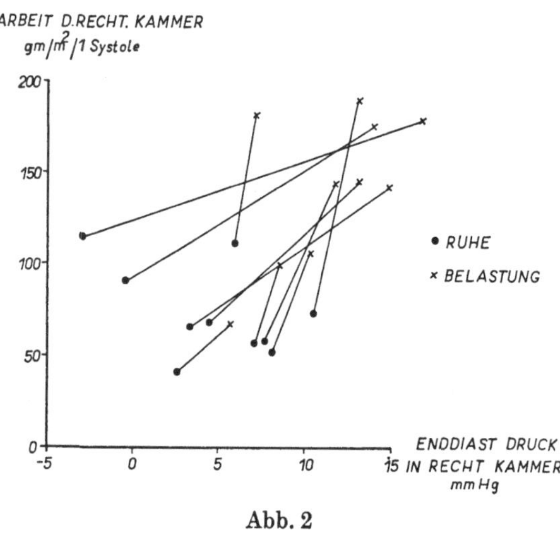

Abb. 2

zeigt uns aber deutlich, daß die erhöhte Arbeit der rechten Kammer bei der Belastung mit einem deutlichen Anstieg des enddiastolischen Druckes in der rechten Kammer verbunden ist, was an das Starling-Prinzip erinnern läßt.

Das kardiopulmonale Blutvolumen: (KBV)

Zum Vergleich des KBV bei Patienten nach der Pneumonektomie haben wir Werte des KBV von einer Kontrollgruppe von 16 Gesunden und einer anderen Gruppe von 14 Patienten mit chronischen Lungenkrankheiten (Silikose, idiopathische interstitielle Lungenfibrose), die leichte pulmonale Hypertonie gehabt hatten, benützt.

Die Tabelle 3 zeigt die Werte des KBV in den einzelnen Gruppen.

Tabelle 3. *Das kardiopulmonale Blutvolumen in der Ruhe in ml/m²*

Pneumonektomie	428	(291–578)	
			$p < 0{,}001$
Gesunde	545	(381–795)	
			$p < 0{,}01$
Chron. Lungenkrankheiten	469	(318–668)	

Aus der Tabelle geht hervor, daß die Patienten nach der Pneumonektomie eine deutliche Senkung des kardiopulmonalen Blutvolumens zeigen. Dieses kommt den Werten bei Patienten mit chronischen Lungenkrankheiten nahe. Weil das Lungenblutvolumen, mit 2 Indicatoren bestimmt, ca. 320 ml/m² beträgt, folgt aus unseren Ergebnissen: a) Die Herabsetzung des kardiopulmonalen Blutvolumens wird hauptsächlich durch den Verlust der Lungenstrombahn in der entfernten Lunge verursacht. b) Bei Patienten mit chronischen Lungenkrankheiten und leichtem pulmonalen Hochdruck müssen wir eine 50%-Senkung der Lungengefäßkapazität annehmen.

Bei der Belastung kam es zu einem signifikanten Anstieg des kardiopulmonalen Blutvolumens bei Patienten nach der Pneumonektomie. Interessanterweise war der prozentuelle Anstieg sowohl des Herzzeitsvolumens wie auch des systolischen Volumens von dem prozentuellen Anstieg des KBV abhängig ($r = 0{,}798$, $p < 0{,}001$ und $r = 0{,}901$ $p < 0{,}001$ resp.) (Abb. 3).

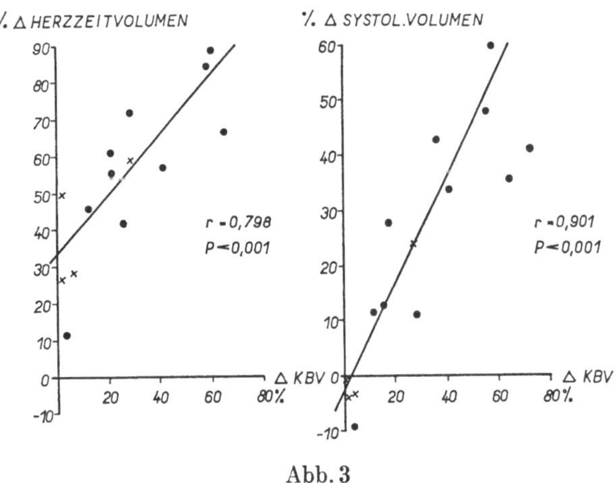

Abb. 3

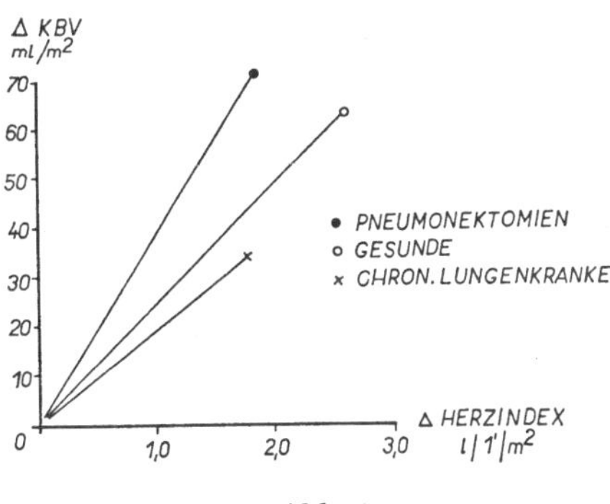

Abb. 4

Der Anstieg des Herzzeitvolumens wurde bei den Patienten nach der Pneumonektomie von einem signifikant größeren Anstieg des kardiopulmonalen Blutvolumens begleitet als bei den gesunden Personen (Abb. 4) oder Patienten mit chronischen Lungenkrankheiten.

Das kardiopulmonale Blutvolumen steht auch in engem Zusammenhang mit dem gesamten Lungenwiderstand

$$\left(\frac{\text{Mitteldruck i. A. pulm.}}{\text{Herzzeitvolumen}} \quad \text{mm Hg/l/min} \right)$$

sowohl in der Ruhe wie auch bei der Belastung ($r = 0{,}749$, $p < 0{,}01$ und 0,799, $p < 0{,}01$ resp.). Diese Korrelation konnten wir auch bei gesunden Personen finden (in der Ruhe $r = 0{,}808$, $p < 0{,}01$, bei der Belastung $r = 0{,}886$, $0 < 0{,}01$) (Abb. 5).

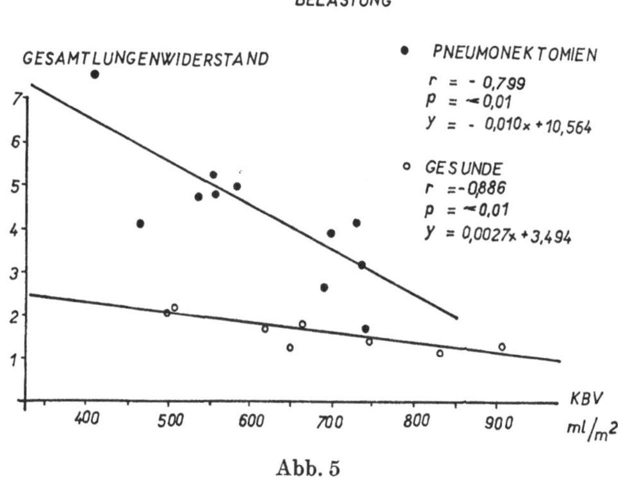

Abb. 5

Alter und Lungenkreislauf

HEATH (1964) machte nach pathologischen Befunden darauf aufmerksam, daß die Kapazität der Lungenarterienstrombahn mit dem Alter abnehmen könnte. DEXTER u. Mitarb. (1964) konnten aber keine Beweise für diese Hypothese finden, denn nach ihren Befunden steigt weder der Lungenarteriendruck noch die vasculäre Resistance, in der Ruhe gemessen, mit dem Alter. Wir konnten aber eine signifikante Korrelation zwischen dem Alter und der Lungenhypertension während der Belastung finden ($r = 0{,}766$, $p < 0{,}01$).

In der Ruhe fanden wir keinen Zusammenhang zwischen dem Alter und dem Lungenarteriendruck.

Die Altersveränderungen führen zur Herabsetzung der Kapazität der Lungenarterienstrombahn. Diese Veränderungen sind aber nur wenig ausgeprägt, so daß man sie nur bei solchen hämodynamischen Situationen entdecken kann, wo die Perfusion der Lunge auf das Vierfache ansteigt, was bei den Patienten nach der Pneumonektomie während der Arbeit vorkommt.

Zusammenfassend haben unsere Ergebnisse folgendes gezeigt:

1. Bei Patienten nach der Pneumonektomie ist der enddiastolische Druck im rechten Ventrikel oft erhöht, was als erstes Zeichen einer latenten Herzinsuffizienz gedeutet werden kann, trotz der normalen Reaktion des Herzzeitvolumens auf die Belastung.

2. Die Patienten nach der Pneumonektomie zeigen niedrigere Werte des kardiopulmonalen Blutvolumens, aber gleichhohe, wie die Patienten mit einer leichten Lungenhypertonie bei chronischen Lungenkrankheiten. Das kardiopulmonale Blutvolumen steht in positivem signifikanten Zusammenhang mit dem Herzzeitvolumen und dem systolischen Volumen und zeigt einen negativen Zusammenhang mit den Resistancewerten sowohl in der Ruhe als auch während der Belastung.

3. Bei jüngeren Patienten entspricht der Lungenarteriendruck den Perfusionswerten bei gesunden Personen, bei Patienten älter als 60 Jahre kann man einen abnormalen Anstieg der Druck- und Resistancewerte im kleinen Kreislauf bei der Belastung feststellen (Abb. 6).

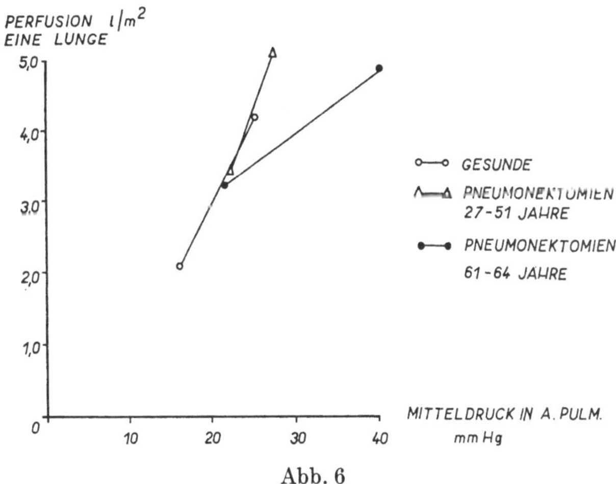

Abb. 6

Literatur

ADAMS, W. E., J. F. PERKINS, R. W. HARRISON, W. BUHLER, and E. T. LONG: The significance of cardiopulmonary reserve in the late results of pneumonectomy for carcinoma of the lung. Dis. Chest **32**, 280 (1957).

BURROWS, B., R. W. HARRISON, W. E. ADAMS, E. M. HUMPREYS, E. T. LONG, and A. F. REIMAN: The postpneumonectomy state. Amer. J. Med. **28**, 281 (1960).

COURNAND, A., and F. B. BERRY: The effect of pneumonectomy upon cardiopulmonary function in adult patients. Ann. Surg. **116**, 532 (1942).

— R. L. RILEY, A. HIMMELSTEIN, and R. AUSTRIAN: Pulmonary circulation and alveolar ventilation-perfusion relationships after pneumonectomy. J. Thorac. Surg. **19**, 80 (1950).

DE COSTER, A., H. DENOLIN, M. ENGLERT, S. DEGRÉ, M. KORNITZER et A. DUMONT: Répercussion ventilatoires et circulatoires de la pneumonectomie. Poumon **21**, 781 (1965).

DEXTER, L.: In: Aging of the lung, p. 322. Eds.: L. CANDER, and J. H. MOYER. London-New-York: Grune and Stratton 1964.

DE GRAFF, A. C., H. F. TAYLOR, J. W. ORD, T. H. CHUANG, and R. L. JOHNSON: Exercise limitation following extensive pulmonary resection. J. clin. Invest. **44**, 1514 (1965).

HEATH, D.: In: Aging of the lung, p. 322. Eds.: L. CANDER, and J. H. MOYER. London-New-York: Grune and Stratton 1964.

VARNAUSKAS, E., S. A. FORSBERG, J. WIDIMSKÝ, and S. PAULIN: Pulmonary blood volume and its relations to pulmonary hemodynamics in cardiac patients. Acta med. scand. **173**, 529 (1963).

WIDIMSKÝ, J., R. DEJDAR, K. KUBÁT, A. VALACH, Z. VYSLOUŽIL, M. LUKEŠ u. J. KRUML: Cor pulmonale bei Lungentuberkulose. Jena: Fischer 1963.

Diskussionsbemerkungen

R. ZEILHOFER, Erlangen:

Ich möchte Herrn WIDIMSKÝ fragen, ob die Erhöhung des enddiastolischen Druckes nicht auch mit einer Perikardschwiele im Rahmen der Entwicklung des Fibrothorax erklärt werden kann. Handelt es sich hierbei also um einen sog. „diastolic dip" wie bei Pericarditis constrictiva? Oder kann dies die Folge eines Anstiegs des statischen Intrathorakaldruckes auf der Pneumonektomieseite sein, der sich auf den epikardischen und intraventrikulären Druck überträgt?

J. WIDIMSKÝ, Prag:

Die Erhöhung des enddiastolischen Druckes in der rechten Kammer hat keinen „diastolic dip" aufgewiesen, und wir haben auch keine anderen klinischen und hämodynamischen Zeichen einer Pericarditis festgestellt.

H. J. BRANDT, Berlin:

Wie stehen Sie zu der Annahme, daß es sich bei der arteriolen Drosselung als Folge einer Drucksteigerung im li. Vorhof um einen Schutzreflex gegenüber dem Lungenödem handeln soll.

Geht die einseitige Verminderung des erhöhten Pulmonalis-Widerstandes bei einseitiger Pulmonalblockade parallel mit einem positiven Acetylcholin-Versuch?

J. WIDIMSKÝ, Prag:

Unsere Resultate können als akuter Nachweis dieses „Schutzmechanismus" interpretiert werden.

Wir haben nicht Acetylcholininfusion bei denselben Patienten, wo wir die Blockade angewandt haben, getestet. Aus unserer früheren Arbeit geht aber hervor, daß ein positiver Acetylcholin-Versuch signifikant öfter bei den Mitralstenosepatienten mit höherer Lungenhypertonie gefunden werden kann (Geriatrics, S. 136—150, 1966), was auch für das Verhalten des vasculären Widerstandes während der Blockade gilt.

A. SCHAEDE, Bonn:

Eine diastolische Druckerhöhung ist kein Zeichen einer myogenen Insuffizienz an sich. So ist z. B. bei leistungsfähigen kompensierten Aortenklappenstenosen der enddiastolische Ventrikeldruck oft sehr stark erhöht, ohne daß eine myogene Insuffizienz vorliegt (Frage von Prof. HARMS: Wieso ist eine diastolische Druckerhöhung von 20 mm Hg kein Zeichen einer Insuffizienz?). Nach den Staub-Starlingschen Gesetzen wird eine vermehrte Leistung des Herzens durch eine vermehrte Anfangsspannung der Herzmuskelfasern hervorgerufen. Insbesondere für den rein druckbelasteten Ventrikel wird die Anfangsspannung nicht durch erhöhtes enddiastolisches Volumen, sondern durch enddiastolische Druckerhöhung aufgebracht. BRAUNWALD hat diese alten Befunde in den letzten Jahren durch Katheteruntersuchungen beim Menschen weitgehend bestätigt. Entscheidend ist das Verhalten des Herzens bei Steigerung des enddiastolischen Ventrikeldruckes. Das myogen nicht insuffiziente Herz reagiert mit deutlich gesteigerter Leistung. Im Übergangsbereich ist der durch diastolische Drucksteigerung erzielbare Leistungszuwachs nicht so deutlich. Das myogen insuffiziente Herz zeigt bei diastolischer Drucksteigerung eine Abnahme der Herzleistung und Zunahme des endsystolischen Ventrikelvolumens.

J. WIDIMSKÝ, Prag:

Was wir als myogene Insuffizienz bezeichnen, ist auch eine Frage der Definition. Das Stadium der Herzinsuffizienz, wo eine Steigerung des Druckes in der rechten Kammer mit einer Abnahme der Herzleistung verbunden ist, ist tatsächlich ein fortgeschrittenes Stadium. Wenn aber zu einer fast normalen Herzleistung deutlich höhere Füllungsdruckwerte notwendig sind, dann müssen wir annehmen, daß es zu einer Verschiebung auf der Starling-Sarnow-Füllungsdruck-Herzleistungs-Kurve gekommen ist. Ob wir dieses Verhalten schon als Frühstadium der Herzinsuffizienz bezeichnen können, ist Frage der Konvention. Unsere Erfahrungen zeigen aber eindeutig, daß bei Patienten mit chronischen Lungenfibrosen (Pneumokoniose, Tuberkulose, Asbestose) eine körperliche Belastung von demselben Ausmaße keine signifikante Änderung des enddiastolischen Druckes in der rechten Kammer verursacht (J. WIDIMSKÝ, J. KASALICKÝ u. R. DEJDAR: Rozhl. Tuberk. **26**, 363–379 (1966)).

Worauf ich aber noch zeigen möchte, ist die Tatsache, daß es sich bei unseren Patienten nach der Pneumonektomie um ältere Patienten handelt (die Mehrzahl der Patienten ist 50–60 Jahre alt). Nach den Befunden von GRANATH u. STRANDELL (Acta med. scand. **176**, 447 (1964)) kann man bei einigen älteren Personen bei der Belastung hohe Füllungswerte der Kammerdrucke finden. Ob das eine Veränderung der „Compliance“ des Herzens oder ein beginnendes Stadium der Herzinsuffizienz bedeutet (infolge einer latenten Coronarsklerose), steht bis zur Zeit offen. Wir stehen deshalb noch wiederum vor dem Fragenkomplex der Normalwerte in den höheren Altersgruppen.

Eine unblutige Methode zur kontinuierlichen Bestimmung des Perfusionsvolumens der Lunge*

K. MUYSERS**, U. SMIDT und O. NISHIDA, Moers***

Änderungen des alveolaren O_2- und CO_2-Partialdruckes während eines Atemcyclus sind Ausdruck eines kontinuierlichen perfusionsabhängigen Gasaustausches zwischen Alveolarluft und Lungencapillarblut bei nur diskontinuierlicher Ventilation der Lunge. Auch die unterschiedlichen Bedingungen der CO_2-Abgabe und der O_2-Aufnahme, die hauptsächlich auf einer Incongruenz der O_2- und CO_2-Bindungskurven beruhen, kommen darin zum Ausdruck (DILL et al., 1937). Gerade diese zeitlichen Änderungen in der Zusammensetzung der Alveolarluft gestatten aber einen Einblick in das Zusammenspiel der am Gasaustausch beteiligten Faktoren und Partialfunktionen, sofern die Exspirationsluft einen Rückschluß auf die Alveolarluft erlaubt.

So berechnen WEST u. Mitarb. (1957) aus den Variationen des O_2- und CO_2-Partialdruckes während einer Exspirationsphase die Änderungen des Ventilations-Perfusions-Verhältnisses und des respiratorischen Quotienten. KIM u. Mitarb. (1966) bestimmen den gemischt-venösen CO_2-Partialdruck mit Hilfe des respiratorischen Momentanquotienten. Dieser methodische Ansatz läßt sich erweitern auf die Berechnung der endcapillärvenösen Differenz des Sauerstoffgehaltes, wie im folgenden erläutert werden soll.

Das Verhältnis von CO_2-Abgabe zu O_2-Aufnahme ist im steady state und im Mittel größerer Zeiträume zwar konstant; in kleineren Zeiträumen, z. B. innerhalb einer Exspirationsphase, treten aber Schwankungen auf (DUBOIS, 1952), deren Ursache an einem Beispiel erläutert werden soll.

Während einer verlängerten Exspiration betrage die O_2-Aufnahmen 33 ml und die CO_2-Abgabe 26,4 ml. Dies entspricht einem RQ von 0,8. Bei einem intrathorakalen Gasvolumen von 2500 ml und einem Barometerdruck von 760 Torr treten dabei während der Exspiration Änderungen des O_2-Druckes von 110 nach

* Mit Unterstützung der Deutschen Forschungsgemeinschaft.

** Physiologisches Institut der Universität Bonn.

*** Krankenhaus für die Grafschaft Moers, 4130 Moers.

100 Torr und des CO_2-Druckes von 32,2 nach 40 Torr in den Alveolen auf (Abb. 1). Bei einem Abfall des alveolaren O_2-Druckes von 110 auf 100 Torr würde demnach der endcapilläre O_2-Gehalt von 20,5 Vol.-% auf 20,4 Vol.-%, also um 0,1% abs. oder 0,5% rel. abnehmen. Einem Anstieg des alveolaren CO_2-Druckes von 32,2 auf 40 Torr entspräche demgegenüber eine Änderung des endcapillären CO_2-Gehaltes von 44,5 auf 48,5 Vol.-%, also 4% abs. oder 7% rel.

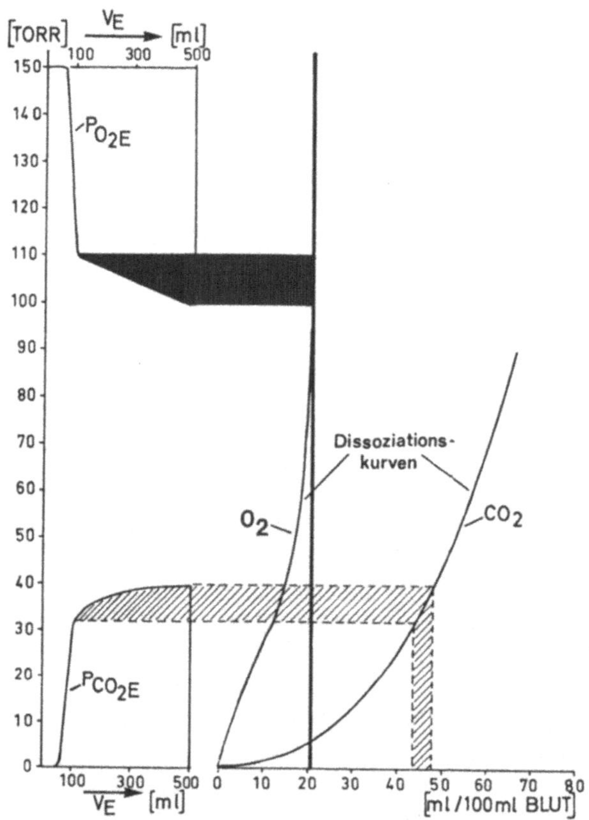

Abb. 1. Exspiratorische O_2- und CO_2-Partialdruckkurven in Abhängigkeit vom Exspirationsvolumen V_E und in Projektion auf die Bindungskurven. Es ist ersichtlich, daß die Änderung des O_2-Gehaltes im Vergleich zu der Änderung des CO_2-Gehaltes sehr gering ist. Siehe Text

Geht man nun von der Voraussetzung eines konstanten gemischtvenösen O_2- und CO_2-Gehaltes aus, so würde sich in dem hier gewählten Beispiel die endcapillär-venöse Differenz des O_2-Gehaltes nur um 0,5% ändern, während gleichzeitig die endcapillär-venöse CO_2-Differenz um 7% vergrößert wird. CO_2-Abgabe und O_2-Aufnahme sind eine Funktion der Lungenperfusion und der endcapillär-venösen Differenz des O_2- bzw. CO_2-Gehaltes (FICK, 1870).

$$\dot{V}_{O_2} = \dot{Q}(C_{c'O_2} - C_{\bar{v}O_2}), \tag{1}$$

$$\dot{V}_{CO_2} = \dot{Q}(C_{\bar{v}CO_2} - C_{c'CO_2}). \tag{2}$$

Exspiratorische O_2-Partialdruckkurven zeigen beim Gesunden im Alveolarplateau einen nahezu linearen Abfall, während die CO_2-Partialdrucke exponentiell einem Grenzwert zustreben (Abb. 1). Daraus kann gefolgert werden, daß bei konstantem Perfusionsvolumen die O_2-Aufnahme gegen Ende der Exspiration weniger als die CO_2-Abgabe abnimmt.

Im Sinne der Definition des respiratorischen Quotienten in Abhängigkeit von der Zeit $RQ_{(t)}$ als Verhältnis von CO_2-Abgabe zu O_2-Aufnahme

$$RQ_{(t)} \frac{\dot{V}_{CO_2(t)}}{\dot{V}_{O_2(t)}} = \frac{C_{\bar{v}CO_2} - C_{c'CO_2(t)}}{C_{c'O_2(t)} - C_{\bar{v}O_2}} \tag{3}$$

bedeutet das eine Verkleinerung der RQ der Exspirationsluft und des Lungencapillarblutes gegen Ende der Exspirationsphase.

Kontinuierliche Analysen der exspiratorischen O_2- und CO_2-Partialdrucke und ihre Projektion in ein cartesianisches O_2-CO_2-Diagramm, das die Bohr- und Haldane-Effekte mitberücksichtigt, lassen diese RQ-Änderungen und ihre Auswirkungen auf das endcapilläre Blut unmittelbar erkennen. Man kann aus diesen O_2-CO_2-Kurven für jedes beliebige kleine Zeitintervall den respiratorischen Momentan-Quotienten Rm berechnen. Kim u. Mitarb. (1966) haben insbesondere für graphische Verfahren eine Formel angegeben, die aus der von Benzinger (1937) entwickelten Gleichung für den RQ der Alveolarluft abgeleitet wurde.

$$Rm = \frac{s - s \cdot F_{O_2I} - F_{CO_2I}}{1 - s \cdot F_{O_2I} - F_{CO_2I}} . \tag{4}$$

Dabei ist s die Steigung der Tangente an jedem Punkt der exspiratorischen O_2-CO_2-Kurve, d.h. der Quotient $\frac{dP_{CO_2}}{dP_{O_2}}$. $F_{O_2}I$ und $F_{CO_2}I$ bedeuten die momentanen (instantaneous) Fraktionen dieser Gase in der Exspirationsluft. Wenn man — unter Vernachlässigung der Speicherkapazität des Lungengewebes — den $RQ_{(t)}$ des Blutes dem Rm der Alveolarluft gleichsetzt, können Gl. (3) und (4) kombiniert werden:

$$Rm = \frac{C_{\bar{v}CO_2} - C_{c'}CO_2(t)}{C_{c'}O_2(t) - C_{\bar{v}O_2}} . \tag{5}$$

Änderungen des Rm sind jedoch fast ausschließlich auf eine Verminderung der endcapillär-venösen Differenz des CO_2-Gehaltes zurückzuführen, während die endcapillär-venöse Differenz des O_2-Gehaltes praktisch konstant bleibt (siehe Abb. 1), so daß ferner gilt

$$C_{c'}O_2(t_1) = C_{c'}O_2(t_2) \tag{6}$$

und

$$dRm = Rm_1 - Rm_2 = \frac{(C_{\bar{v}CO_2} - C_{c'}CO_2(t_1)) - (C_{\bar{v}CO_2} - C_{c'}CO_2(t_2))}{C_{c'}O_2 - C_{\bar{v}O_2}} . \tag{7}$$

Wenn auch der venöse CO_2-Gehalt als konstant betrachtet wird, ergibt sich aus Gl. (7)

$$C_{c'}O_2 - C_{\bar{v}}O_2 = \frac{d\,C_{c'}CO_2}{d\,Rm} = \frac{0{,}47 \cdot d\,P_{CO_2}}{d\,Rm} . \tag{8}$$

$d\,Rm$ wird aus 2 Punkten einer exspiratorischen O_2- und CO_2-Kurve nach Gl. (4) bestimmt. $d\,C_{c'}\,CO_2$ läßt sich aus den Änderungen des alveolaren CO_2-Druckes berechnen. Dies ist für den Bereich von 30 bis 50 Torr besonders einfach, da hier die CO_2-Bindungskurve nahezu linear verläuft und pro Torr CO_2-Druckänderung eine Änderung des CO_2-Gehaltes von 0,47 ml pro 100 ml Blut angenommen werden kann.

Die Brauchbarkeit dieser Methode zur Bestimmung der endcapillär-venösen O_2-Gehaltsdifferenz wurde durch simultane direkte Bestimmung der arterio-venösen Differenz des O_2-Gehaltes mittels Rechtsherzkatheter an 4 gesunden Probanden in Ruhe und während Körperbelastung überprüft. Die im arteriellen Blut gemessenen Partialdrucke wurden unter der Annahme eines Shunts von 3% auf endcapilläre Werte korrigiert. Die Ergebnisse sind in Abb. 2 zusammengestellt.

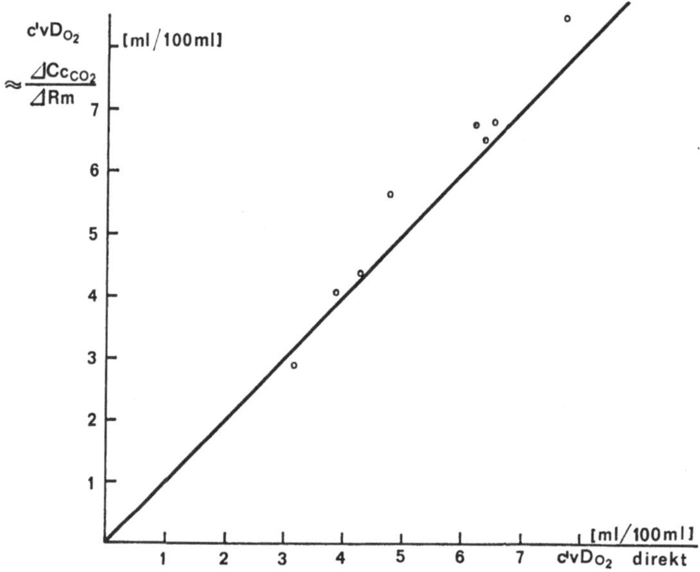

Abb. 2. Endcapillär-venöse O_2-Gehaltsdifferenz in Ruhe und bei verschiedenen Körperbelastungen. Die direkt gemessenen Werte sind auf der X-Achse aufgetragen, die nach Gl. (8) aus den exspiratorischen Partialdrucken berechneten Werte auf der Y-Achse

Bestimmt man nun weiterhin die O_2-Aufnahme pro Atemzug, so ergibt sich gemäß Gl. (1) und (8) das Perfusionsvolumen $\dot{Q}$ der Lunge.

$$\dot{Q} = \dot{V}_{O_2} \frac{d R m}{0{,}47 \cdot d P_{CO_2A}} . \tag{9}$$

Damit kann für jeden Atemzug das Perfusionsvolumen der Lunge berechnet werden. Auch schnelle Änderungen, wie sie während einer stufenweisen Körperbelastung eintreten, lassen sich auf diese Weise bestimmen.

Nicht geklärt ist allerdings zunächst der Einfluß der unterschiedlichen Diffusionsgeschwindigkeit von O_2 und CO_2 im alveolaren Gasraum und ihre Rückwirkung auf die Form der exspiratorischen Partialdruckkurven. Ferner mag die Löslichkeit von CO_2 im Lungengewebe eine Rolle spielen (DUBOIS, 1952). Schließlich können auch Inhomogenitäten der Ventilation, Perfusion und Diffusion von Bedeutung sein, so daß der Wert der geschilderten Methode bisher nur bei gesunden Probanden zu beurteilen ist.

Gegenüber Indikatorverdünnungsmethoden und dem Fickschen Verfahren ist mit diesem Prinzip eine Bestimmung des Perfusionsvolumens der Lunge ohne Punktion von Gefäßen möglich. Die Untersuchungsfolge kann so groß wie die Atemfrequenz, also quasi-kontinuierlich sein. In jedem Falle wäre — auch im Hinblick auf die erforderliche Präzision — eine Auswertung der Meßdaten durch einen Prozeßrechner anzustreben.

Zusammenfassung

Aus den simultan und kontinuierlich analysierten exspiratorischen O_2- und CO_2-Partialdrucken kann der respiratorische Momentanquotient berechnet werden. Es läßt sich zeigen, daß der Quotient aus der Differenz zweier momentaner endcapillärer CO_2-Gehalt-Werte (berechnet aus den CO_2-Drucken der Exspirationsluft) und der simultanen Werte des respiratorischen Momentanquotienten theoretisch der endcapillär-venösen O_2-Gehaltsdifferenz entspricht. Ein Vergleich mit direkt gemessenen Werten der arterio-venösen O_2-Differenz erweist die Brauchbarkeit dieser Methode. Wird gleichzeitig die O_2-Aufnahme pro Atemzug bestimmt, so läßt sich quasi-kontinuierlich für jeden Atemzug das Perfusionsvolumen der Lunge berechnen.

Summary

The instantaneous respiratory quotient is calculated from simultaneously and continuously analyzed expiratory O_2- and CO_2 partial pressures. The quotient of the difference of two instantaneous values of endcapillary CO_2-content (calculated from expiratory CO_2 pressures) and the difference of the simultaneously measured instantaneous respiratory quotients equals theoretically the difference in O_2 content between endcapillary and venous blood. The value of this method has been tested by simultaneous direct measurement of the end-capillary-venous difference in O_2 content. When also the O_2-uptake is measured, lung perfusion can be calculated for every breath.

Literatur

Dill, D. B., H. T. Edwards, and W. F. Consolazio: Blood as a physico-chemical system. XI. Man at rest. J. biol. Chem. **118**, 635 (1937).

DuBois, A. B.: Alveolar CO_2 and O_2 during breath holding, expiration and inspiration. J. appl. Physiol. **5**, 1 (1952).

Fick, A.: Über die Messung des Blutquantums in den Herzventrikeln. S.-Ber. phys.-med. Ges. Würzb. **6** (1870).

Kim, T. S., H. Rahn, and L. E. Farhi: Estimation of true venous and arterial pCO_2 by gas analysis of a single breath. J. appl. Physiol. **21**, 1338 (1966).

Rahn, H., and W. O. Fenn: A graphical analysis of respiratory gas exchange. The oxygen-carbon dioxide diagram. Amer. Physiol. Soc. (Wash.), 14 D.C. 9560, Wisconsin Ave 195.

Serra, R., et B. F. Visser: Diagramme O_2—CO_2 alvéolaire. Entr. Physiopathologie resp. 5e Serie 325 (1962).

West, J. B., K. T. Fowler, P. Hugh-Jones, and T. V. O'Donnel: The measurement of the ventilation-perfusion reatio inequality in the lung by analysis of a single expirate. Clin. Sci. **16**, 529 (1957).

Diskussionsbemerkungen

H. J. BRANDT, Berlin:

Haben Sie die momentane Gaskonzentration auch mit der momentanen Atemgeschwindigkeit verrechnet, um zur wahren momentanen O_2-Aufnahme zu kommen?

U. SMIDT, Moers:

Auf die Diskussionsbemerkung von Herrn Dr. BRANDT möchten wir wie folgt antworten: Wenn die O_2-Aufnahme pro Atemzug mit Hilfe der momentanen exspiratorischen O_2-Partialdrucke berechnet werden soll, so muß zunächst — am besten elektronisch — eine *RQ*-Korrektur durchgeführt werden, indem der momentane exspiratorische O_2-Partialdruck mit dem Faktor

$$\frac{P_{\text{Bar}} - P_{O_2\,\text{momentan}} - P_{CO_2\,\text{momentan}}}{P_{\text{Bar}} - P_{O_2\,\text{inspiratorisch}}}$$

multipliziert wird. Die Differenz zwischen dem inspiratorischen P_{O_2}-Wert und dem korrigierten exspiratorischen P_{O_2}-Wert kann nun mit dem simultanen Wert der Atemstromstärke multipliziert werden. Das Integral dieser Produkte über eine Exspirationsphase ergibt die O_2-Aufnahme pro Atemzug.

Oder man schreibt ein *XY*-Diagramm mit dem korrigierten exspiratorischen O_2-Druck auf der einen Achse und dem Atemvolumen auf der anderen. Die umschriebene Fläche ergibt dann ebenfalls die O_2-Aufnahme pro Atemzug. Eine einfache O_2-Partialdruckregistrierung gegen die Zeit genügt natürlich nicht.

R. JUCHEMS, Würzburg:

Haben Sie exakte, statistisch gesicherte Vergleichsuntersuchungen mit Ihrem Verfahren und einer anerkannten Methode, z.B. Dye dilution, durchgeführt?

Uns interessiert diese Frage besonders, weil wir ein unblutiges ganzkörperplethysmographisches Verfahren entwickelt haben, das bei Vergleichsuntersuchungen mit der Stewart-Hamilton-Methode einen Korrelationskoeffizienten $r = 0{,}91$ ergab ($n — 36$).

U. SMIDT, Moers:

Wie aus unserer letzten Abbildung zu ersehen, haben wir simultan die arterio-venöse Differenz des Sauerstoffgehaltes indirekt aus dem $d\,Rm$ und direkt aus dem arteriellen und gemischtvenösen Blut in Ruhe und unter Körperbelastung bestimmt. Es haben sich dabei keine statistisch signifikanten Differenzen ergeben.

Die Lungenzirkulation während der akuten Hyperkapnie und hyperkapnischen Acidose

S. DAUM, K. KROFTA, K. DRÁB, L. NIKODÝMOVÁ, C. ŠVORČIK und J. JÁHN, Prag *

Wir haben bei Kranken mit Cor pulmonale, obstruktivem Lungenemphysem mit chronischer Bronchitis eine statistisch signifikante indirekte Korrelation zwischen pH und dem Mitteldruck in der Art. pulmonalis, im rechten Vorhof und zwischen dem Mitteldruck in den s.g. Lungencapillaren gefunden.

Um so schwerer die respiratorische Insuffizienz war, desto höher war auch die Capillarhypertension und Postcapillarhypertension.

Es fragt sich nun: ist dieser „Capillardruck" bei globaler Respirationsinsuffizienz erhöht wegen einer Lokalreaktion im alveolocapillären Abschnitt

* Dr. S. DAUM, Pulmonologische Abteilung der Med.-Univ.-Klinik, Basel/Schweiz.

oder gibt es hier einen Zusammenhang zwischen respiratorischer Acidose und dem linken Herzen?

Pathologisch-anatomisch hat sich aber bei diesen Fällen keine Coronarveränderung oder eine linksseitige Herzinsuffizienz gezeigt, die evtl. die Lungencapillarhypertension verursachen könnten.

Handelt es sich um funktionelle Veränderungen bei der hyperkapnischen Acidose? Und wenn ja — wo ist die Reaktion lokalisiert?

1. Bei 27 Personen haben wir die Möglichkeit gehabt zu untersuchen: Die Lungenzirkulation, Ventilation, Blutgasanalyse in Ruhe, während der Atmung einer hyperoxischen Mischung mit erhöhtem CO_2 (6% und nachher 9%).

Weil es *nicht* bei allen Personen während der Inhalation von CO_2 zum Lungencapillardruckanstieg gekommen ist, haben wir die Gruppe nach Erkrankung, Alter und pH-Veränderungen unterschieden (s. Tabelle).

In 4 Fällen (2 Gesunde, 2 mit einfacher Bronchitis) ist es nicht einmal zum Druckanstieg gekommen. Bei 8 Kranken mit Lungencarcinom hat sich der „PC"-Druck nicht geändert, bei 3 Patienten ist es zum Anstieg gekommen. Bei 15 Patienten mit Cor pulmonale, obstruktivem Lungenemphysem war der Lungencapillardruck angestiegen.

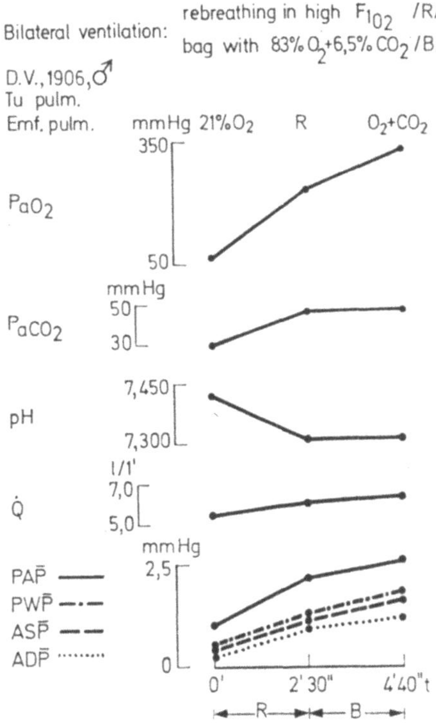

Abb. 1. Veränderungen des Pa_{O_2}, Pa_{CO_2}, pH, $\dot{Q}$ und Mitteldruckes in der Art. pulmonalis ($PA\bar{P}$ ——), in den Lungencapillaren ($PW\bar{P}$ —·—), im linken Vorhof ($AS\bar{P}$ ---) und im rechten Vorhof ($AD\bar{P}$ ·····) in Ruhe ($F_{IO_2} = 0{,}21$), während der Rückatmung (R) und während der Atmung des 6,5 CO_2 + 83% O_2 Gasgemisches (B)

Bei der pH-Betrachtung sehen wir, daß in der ersten Gruppe nie pH unter 7,34 herabgesetzt war (der durchschnittliche Abfall war 0,042). In der zweiten und dritten Gruppe war pH immer unter 7,3400, durchschnittlich bei 7,295).

Die Gruppen unterscheiden sich auch im Alter.

Wir nehmen an, daß der „PC"-Druckanstieg vom pH-Abfall abhängig ist.

2. Bei 7 Kranken mit chronischer Bronchitis, obstruktivem Lungenemphysem und Cor pulmonale haben wir während der Atmung eine $O_2 + CO_2$-Mischung neben dem Druck in der Art. pulmonalis und dem „PC"-Druck auch den Druck im linken Vorhof (AS) gemessen.

Der Druck im AS steigt ganz parallel mit dem „PC"-Druck. Das Herzminutenvolumen ändert sich nicht oder nimmt nur unbedeutend zu. Interessant ist der gleichzeitige Druckanstieg auch in dem rechten Vorhof.

Auf Grund dieser Experimente müssen wir annehmen, daß der höhere Gehalt von CO_2 im akuten Versuch anders auf die Lungenzirkulation wirkt als die hypoxische Mischung. Dieser „PC"-Druckanstieg ist nicht eine Frage der Durchblutung, aber die Frage der Resistenz, die irgendwo anders distal ansteigt als nur in dem Lungencapillarabschnitt.

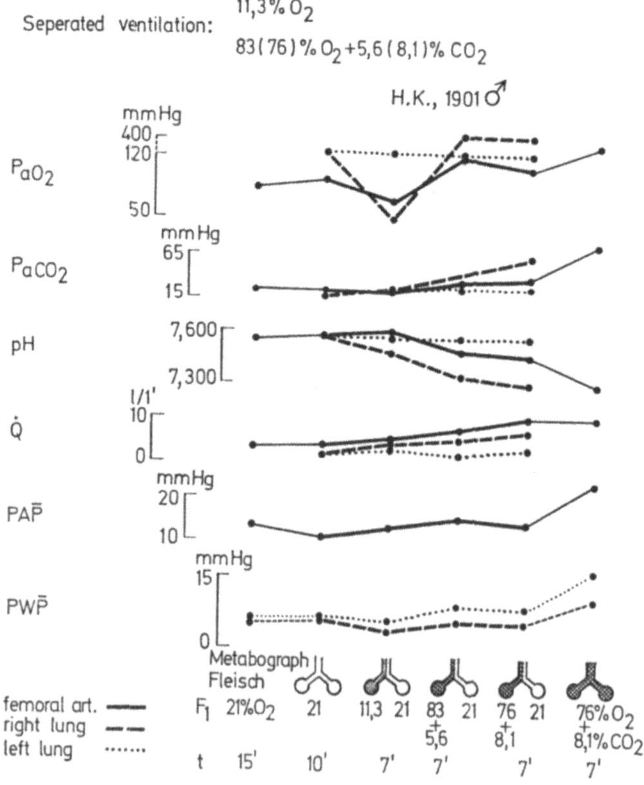

Abb. 2. Veränderungen in Pa_{O_2}, Pa_{CO_2}, pH, Gesamt-$\dot{Q}$ (vollschwarz) des Mitteldruckes der Art. pulmonalis (PA$\overline{P}$), des P_{EtO_2}, P_{EtCO_2}, pH, PW$\overline{P}$ und $\dot{Q}$ in der rechten (---), oder linken (·····) Lunge während der Atmung (durch Karlens-Sonde) mit Zimmerluft (linke Lunge), der 5,6 (8,1)% CO_2 + 83 (76)% O_2-Mischung (rechte Lunge)

3. Bei 7 Kranken haben wir den Cournand-Katheter eingeführt in Position „WP“ in die linke und rechte Lunge. Wir haben die Ruheuntersuchung durchgeführt. Dann haben wir die Carlenssonde eingeführt, so daß wir eine Hälfte der Lunge mit Zimmerluft, die andere mit einer hyperoxischen Mischung von höherem CO_2-Gehalt ventilieren konnten.

A. Wenn CO_2 lokal wirken sollte, würde der „PC“-Druck ansteigen nur auf der Seite, wo CO_2 geatmet wurde. Dabei darf die inhalierte CO_2-Konzentration nur so hoch sein, daß es nicht zur generalisierten Acidose kommen darf.

B. Wenn CO_2 erst irgendwo distal der Lungencapillaren wirkt, eine Stelle, die schon beiden Lungen gemeinsam ist, wird der „PC“-Druck beiderseits steigen, wenn die inhalierte CO_2-Konzentration so hoch ansteigt (9–10%), daß das pH des arteriellen Blutes unter 7,340 betragen würde.

Während der 6% CO_2-Inhalation steigt der „PC“-Druck auch nicht in dieser experimentellen Lunge, trotzdem in der Lunge der pH eindeutig 7,300 beträgt, pH des gemischten arteriellen Blutes war aber höher als 7,340.

Deshalb müssen wir annehmen, daß die CO_2 über das pH nicht arteriolär und nicht venulär wirkt.

Wenn aber die CO_2-Konzentration in der eingeatmeten Luft in derselben Lunge 9–10% betrug, so daß das pH des arteriellen Blutes 7,300 war, stieg der „PC“-Druck (PW) beiderseits, d.h. auch in der Kontrollunge mit Zimmerluftatmung. Das beweist, daß der Lungencapillardruck durch den Druckanstieg stromabwärts verändert werden muß.

Tabelle. *O_2 + CO_2-Atmung*

	Zahl der Pat.	Lungencapillardruckveränderungen erniedrigt	unverändert	ansteigend	Alter	pH
Gesunde	2	2	2	∅	< 40 Jahre	7,345
Bronchitiker	2	$\overline{M}$ 1,2 ± 0,7				(– 0,042)
Tu. pulm.	8	∅	5	3	> 55 Jahre	7,295
				$\overline{M}$ 5 ± 2,7		(– 0,07)
Emphysema pulm.	15	∅	∅	15	> 55 Jahre	7,300
Cor pulm.				$\overline{M}$ 9 ± 3,6		(– 0,056)

Zusammenfassung

1. Während der Sauerstoffinhalation mit erhöhtem Gehalt von CO_2 kommt es zum Druckanstieg in der Art. pulmonalis in den Lungencapillaren, aber auch – ganz parallel – im linken und rechten Vorhof, wenn die respiratorische Acidose nicht kompensiert ist ($pH < 7,340$).

2. Bei getrennter Atmung, wo eine Lunge als Kontrolle Zimmerluft, die andere als experimentelle Lunge die CO_2-Mischung atmet, kommt es in der experimentellen Lunge nicht zum „PC“-Druckanstieg, wenn das gesamte arterielle pH nicht acidotisch ist. Wenn aber die CO_2-Konzentration so hoch ist (9–10%), daß das arterielle pH unter 7,300 liegt, steigt der „PC“-Druck in der Lunge an. Das zeigt, daß die Ursache der Lungencapillardruck-Veränderung weiter stromabwärts zu suchen ist und nicht lokal im Lungencapillarbereich.

Diskussionsbemerkungen

A. SCHAEDE, Bonn:

Handelt es sich bei Ihren Versuchspersonen um Patienten mit einem Mitralfehler? Wenn nicht, wurde der periphere Blutdruck gleichzeitig registriert und kam es unter den experimentellen Bedingungen zu einer Steigerung? Kann eine enddiastolische Druckerhöhung im linken Ventrikel die von Ihnen registrierte Drucksteigerung im linken Vorhof bedingen?

S. DAUM, Prag:

1. Die Patienten waren so ausgewählt, daß der „Lungencapillardruck“ oder der Druck im linken Vorhof durch Mitralfehler oder linksseitige Herzinsuffizienz nicht beeinflußt wurde.

2. In zwei Drittel der Fälle nimmt der Druck in der Art. femoralis zu. Ein Patient, wo der Anstieg am größten war, ist in der Tabelle angeführt. Bei 3 Patienten haben wir den Druck im linken Ventrikel gemessen. Wir wollten wissen, ob der Anstieg im linken Vorhof vom linken Ventrikel oder noch stromabwärts ausgeht. Bei allen 3 Patienten steigt der diastolische Druck in der linken Kammer.

Tabelle

	Zimmerluft	60% O_2 + 6,9% CO_2	Zimmerluft
Patient 1			
Art. femoralis	155/85	250/130	200/115
Pa_{CO_2}	37,6	58,0	/
pH	7,355	7,250	/
Patient 2			
li. Kammer	120/7,5—15	140/20	120/7,5
Pa_{CO_2}	34,1	59,0	/
pH	7,430	7,285	/

3. Sicher verursacht eine Erhöhung des enddiastolischen Druckes in der linken Kammer eine Erhöhung des Druckes im linken Vorhof.

Pharmakologische Untersuchungen zur Therapie der pulmonalen Hypertonie beim Menschen

D. W. BEHRENBECK und A. SCHAEDE, Bonn *

Durch die seit etwa 20 Jahren angewandte Rechtsherzkatheterisierung wurden anfänglich überraschende Einblicke in die Pathophysiologie des kleinen Kreislaufs beim Menschen möglich. Entsprechend der strengen Indikation zu einer Rechtsherzsondierung wurden die Erkenntnisse jedoch fast ausschließlich bei Patienten mit angeborenen oder erworbenen Herzfehlern gewonnen. Da lediglich einmalige Messungen möglich waren, blieben therapeutische Langzeiteffekte auf die Hämodynamik des kleinen Kreislaufs unbeobachtet.

Mit Einführung des Mikrokatheters zur Rechtsherzsondierung [3, 4, 5, 6, 14] entfällt die limitierende Indikation, so daß z.B. auch pulmonale Erkrankungen

* Dr. med. D. W. BEHRENBECK, Medizinische Universitätsklinik, 53 Bonn, Venusberg.

bei Untersuchungen der Hämodynamik des Lungenkreislaufs einbezogen werden konnten. Außerdem sind durch fortlaufende Messungen über Stunden und Tage Verlaufskontrollen möglich. Andererseits können Verlaufsbeobachtungen mittels wiederholter Sondierung Therapieerfolge hinsichtlich des kleinen Kreislaufs objektivieren.

Bei den etwa 100 im letzten halben Jahr in unserer Klinik durchgeführten Mikrosondierungen wurde bei 12 Patienten mit einer pulmonalen Hypertonie unterschiedlicher Genese die drucksenkende Wirkung mehrerer Pharmaca getestet. Die Patienten wurden anschließend einer dem Testergebnis entsprechenden Langzeitbehandlung zugeführt und in Abständen von einigen Wochen mehrmals der Druck in der Arteria pulmonalis und andere Kreislaufparameter kontrolliert.

Alle Versuche einer medikamentösen Drucksenkung im kleinen Kreislauf scheiterten bisher, da die vasodilatierenden Effekte z.B. des Acetylcholins [12, 17] Reserpins und Alpha-Methyl-Dopa [11] u.a. zu gering und flüchtig sind und die Nebenwirkungen auf den Gesamtkreislauf eine höhere effektvollere Dosierung oder Langzeitbehandlung inhibierten. Lediglich bei rezidivierenden Mikroembolien ist mehrfach der anhaltend drucksenkende Effekt einer Antikoagulantien-Therapie nachgewiesen worden [10].

In der Kardiologie haben wir uns im Rahmen der Koronartherapie ausführlich mit der hämodynamischen Wirkung des Nitroglycerins beschäftigt. Der therapeutische Effekt besteht bekanntlich in einer Reduzierung der von dem Myokard geforderten Widerstandsarbeit durch Reduzierung des peripheren Widerstandes bei gleichbleibendem Herzminutenvolumen [1, 2, 7, 8, 10, 15]. Das Nitroglycerin wird daher von uns schon seit vielen Jahren als Test in der präoperativen Diagnostik der Mitralfehler angewandt, um zwischen einer reaktionsfähigen Gefäßmuskelhypertrophie und einer Gefäßsklerose als Ursache einer zusätzlichen gefäßbedingten Widerstandserhöhung im kleinen Kreislauf zu unterscheiden [7,9].

Eine Originalregistrierung zeigt den druckreduzierenden Effekt im kleinen Kreislauf für das Nitroglycerin bei einer 41jährigen Patientin mit pulmonaler Hypertonie vasculärer Ursache. Der mittels eines Mikrokatheters gemessene Mitteldruck in der Arteria pulmonalis sinkt nach einer längeren Vorperiode unter 1,6 mg Nitroglycerin lingual von anfänglich 48 mm Hg auf 35 mm Hg in der 4.—8. min ab und zeigt nach der 10. min nur einen geringen Wiederanstieg ohne innerhalb der 60minütigen Beobachtungszeit den Ausgangswert wieder ganz zu erreichen.

In einer Untersuchungsreihe von 16 Patienten vorwiegend mit einem leichten bis mittelgradigen Mitralvitium wurden anläßlich einer Herzkatheteruntersuchung bei Katheterlage in der Arteria pulmonalis fortlaufend der Druck in der Arteria pulmonalis, die arterio-venöse Sauerstoff-Differenz zur Ermittlung des Herzminutenvolumens nach dem Fickschen Prinzip sowie der Blutdruck nach Riva-Rocci und die Herzfrequenz aus dem registrierten Elektrokardiogramm in einer 10minütigen Vorperiode und über 30 min nach Applikation von 0,4 mg Nitroglycerin lingual in 2 min-Abständen ermittelt. Bei einem gering in der Amplitude eingeengten peripheren Blutdruck und wenig erhöhter Herzfrequenz ist der Druck in der Arteria pulmonalis in der Zeit von der 2. bis 20. min nach Nitroglycerin deutlich gemindert. Gleichzeitig ist das Herzminutenvolumen gering, jedoch nicht entsprechend kleiner, so daß eine Abnahme des pulmonalen Gefäßwiderstandes resultiert (Abb. 1).

In der Absicht, diesen günstigen therapeutischen Effekt des Nitroglycerins für die Behandlung der pulmonalen Hypertonie nutzbar zu machen, wurde bei Patienten im Stadium der Rekompensation während einer Rechtsherzsondierung

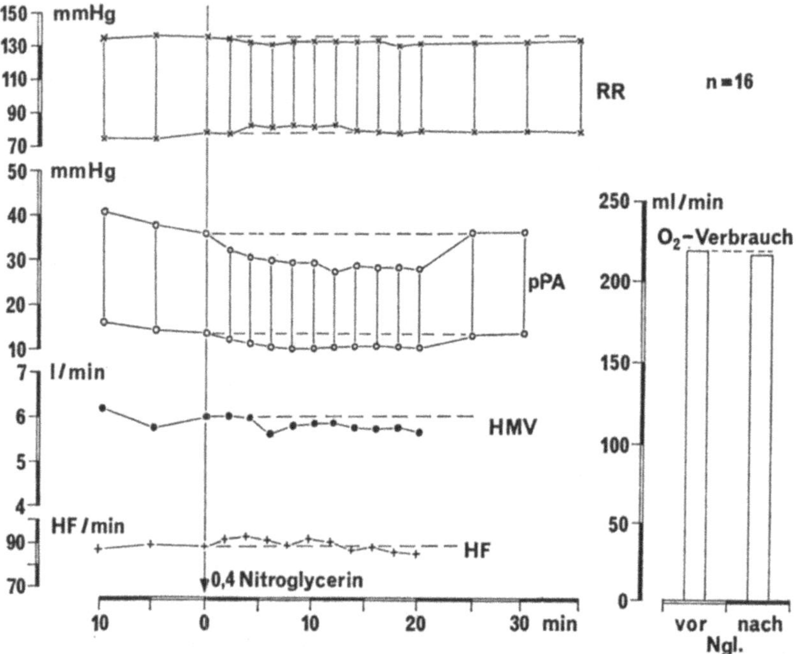

Abb. 1. Blutdruck (Riva-Rocci), Druck in der Arteria pulmonalis, Herzminutenvolumen nach dem Fickschen Prinzip, Herzfrequenz und Sauerstoffverbrauch vor und nach Applikation von 0,4 mg Nitroglycerin lingual bei insgesamt 16 Patienten mit einem leichten bis mittelgradigen Mitralvitium. Angegeben sind jeweils die Mittelwerte

mit dem Mikrokatheter nach Feststellung einer gefäßbedingten Widerstandserhöhung im kleinen Kreislauf zunächst der akute Effekt einer reinen Sauerstoffatmung, der Applikation von Nitroglycerin, Theophyllin und Alupent geprüft. Fand sich eine Drucksenkung und damit Variabilität der Hypertonie, erhielten die Patienten über einen längeren Zeitraum hochdosiert 12,5 mg pro Tag eines Nitroglycerins in Retardform oder 60 mg pro Tag Alupent. In Abständen von mehreren Wochen wurde dann der Druck in der Arteria pulmonalis mittels eines Mikrokatheters, zumeist in einer ambulanten Sitzung kontrolliert.

Die Abb. 2 zeigt den Druck in der Arteria pulmonalis, die Herzfrequenz und die arterio-venöse Sauerstoff-Differenz als Maß für das Herzminutenvolumen bei einem 45jährigen Patienten mit einem Mitralvitium mit einer zusätzlichen gefäßbedingten Widerstandserhöhung im kleinen Kreislauf, dargestellt in der transpulmonalen Druckdifferenz.

Nachdem sich der Druck in der Art. pulmonalis akut durch Nitroglycerin von im Mittel 40 mmHg auf 25 mmHg senken ließ, erhielt der Patient täglich 12,5 mg

Nitroglycerin in Retardform. Nach 14 Tagen war der Mitteldruck in der Art. pulmonalis bereits auf 32 mmHg und nach insgesamt 6 Wochen auf 22 mmHg vermindert. Gleichzeitig normalisierte sich die Herzfrequenz und zeigte die arterio-venöse Sauerstoff-Differenz ein höheres Herzminutenvolumen an. Ein dreiwöchiger Auslaßversuch zeigte einen Wiederanstieg des Pulmonalarteriendruckes

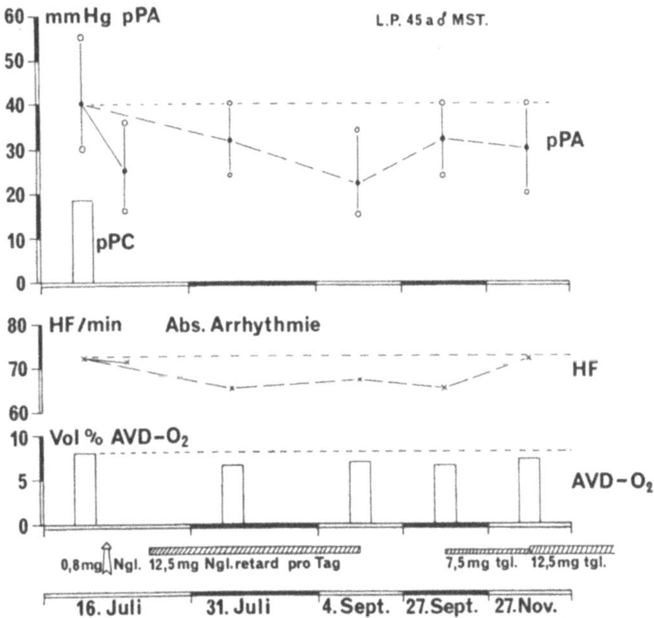

Abb. 2. Druck in der Arteria pulmonalis und im Pulmonal-Capillar-Bereich sowie Herzfrequenz und arterio-venöse Sauerstoff-Differenz als Maß für das Herzminutenvolumen vor und während einer mehrwöchigen Behandlung mit Nitroglycerin in Retardform. Die Kontrolluntersuchungen erfolgten ambulant jeweils mit dem Mikrokatheter. Der Ausgangswert wurde nach Abschluß der klinischen Behandlung im Stadium der Rekompensation ermittelt. Zwischen dem 4. und 27. September erfolgte ein Auslaßversuch zur Kontrolle der Nitroglycerinwirkung

auf 32 mmHg. Nach erneuter Nitroglycerinbehandlung in einer geringeren täglichen Dosierung fand sich wiederum eine gering zunehmende Drucksenkung, so daß nunmehr keine zusätzliche gefäßbedingte Widerstandserhöhung im kleinen Kreislauf mehr angenommen werden muß. Subjektiv wurde gleichzeitig eine deutliche Besserung des Allgemeinzustandes und eine Normalisierung der Leistungsfähigkeit angegeben.

Bei einem 47jährigen Patienten bestand 3 Jahre nach einer erfolgreichen Mitralkommissurotomie, wie der normale Druck in dem transseptal sondierten linken Vorhof zeigt, noch eine pulmonale Hypertonie. Nach 6wöchiger Behandlung mit Nitroglycerin-Retard fand sich eine erfreuliche Drucksenkung von anfänglich 36 mm Hg auf 20 mm Hg im Mitteldruck der Art. pulmonalis bei einer gleichzeitigen Frequenznormalisierung (75/min vorher; 64/min nachher), Herzminutenvolumensteigerung (Abnahme der AVD O_2) und einer deutlichen subjektiven Besserung und Leistungssteigerung.

Bei einer 41jährigen Patientin mit einer rein vasculären pulmonalen Hypertonie mit normalem Druck im linken Vorhof fand sich eine gute Reaktion auf Alupent, dem neben der bronchospasmolytischen auch eine vasodilatorische Wirkung zugeschrieben wird. Wir führten daher eine Dauerbehandlung mit 60 mg Alupent pro Tag durch. 12 Wochen später war der Druck in der Arteria pulmonalis von anfänglich 55 mm Hg auf 40 mm Hg im Mitteldruck reduziert. Bei halber Dosierung erfolgte ein erneuter Druckanstieg auf im Mittel 48 mm Hg.

Bei zwei 32- bzw. 36jährigen Patientinnen mit einer gefäßbedingten pulmonalen Hypertonie blieb nach Nitroglycerin eine Senkung des auf etwa das Vierfache der Norm erhöhten Druckes in der Arteria pulmonalis aus. Nach Alupent und Theophyllin zeigten beide sogar eine Drucksteigerung bei gleichzeitiger Erhöhung der Herzfrequenz und des mittels der Farbstoffverdünnungsmethode bestimmten Herzminutenvolumens. Trotz dieses negativen Testergebnisses erhielten die Patientinnen probeweise über 4 Wochen Nitroglycerin-Retard in der von uns gewählten Dosierung. Bei einer Kontrollmessung stellten wir dann in beiden Fällen eine deutliche Druckreduzierung auf noch etwa das Doppelte der Norm fest, während die Patientinnen eine spürbare Verminderung der Beschwerden angaben.

In den beiden zuletzt beschriebenen Fällen war es sehr plötzlich zu einer Verschlechterung des Allgemeinzustandes mit Dyspnoe und Leistungseinschränkung gekommen. Anamnestisch fand sich bei beiden Patientinnen, wie auch bei drei weiteren von uns beobachteten Fällen von pulmonaler Hypertonie, die Einnahme eines Appetitzüglers, und zwar Menocil, auf das während dieser Tage schon mehrfach eingegangen worden ist. Neben der für die Patienten tragischen Feststellung einer iatrogenen gefäßbedingten pulmonalen Hypertonie zeigen unsere Untersuchungen eine gute therapeutische Ansprechbarkeit auf Nitroglycerin und Alupent für diese Form der pulmonalen Hypertonie an.

Zusammenfassend fand sich in allen unseren untersuchten Fällen mit einer vasculär bedingten pulmonalen Hypertonie ein anhaltend günstiger therapeutischer Effekt des Nitroglycerins und Alupents, auch dann, wenn im akuten Experiment keine Wirkung zu erzielen war.

Wir danken den Kollegen der kardiologischen Arbeitsgruppe Herrn Priv.-Doz. Dr. H. H. HILGER, Herrn Dr. J. WAGNER, sowie Frau Dr. M. GRENZMANN und Fräulein H. HELLWIG für die freundliche Mitarbeit und Unterstützung bei der Durchführung dieser Untersuchungen.

Literatur

1. BEHRENBECK, D. W.: Vergleichende Bestimmung des Herzminutenvolumens beim Menschen unter dem Einfluß von 0,4 mg Nitroglycerin mit Hilfe der ultraniederfrequenten indirekten Elongations-Ballistokardiographie und nach dem direkten Fickschen Prinzip. Inaugural-Dissertation. Bonn 1963.
2. BRACHFELD, N., J. BOZER, and R. GORLIN: Action of nitroglycerin on the coronary circulation in normal and mild cardiac subjects. Circulation **19**, 697 (1959).
3. BRADLEY, R. A.: Diagnostic right heart catheterization with miniatur catheters in severely ill patients. Lancet **1964 II**, 941.
4. DOTTER, C. T., and K. R. STRAUBE: Flow guided cardiac catheterization. Amer. J. Roentgenol. 88, 27 (1962).

5. Fife, W. D., and B. S. Lee: Construction and use of a self-guiding right heart and pulmonary artery catheter. J. appl. Physiol. **20**, 148 (1965).
6. Grandjean, T.: Un microtechnique du catherisme cardiaque droit practcable au lit du malade sans controle radioscopique. Im Druck.
7. Hilger, H. H.: Reversible elevation of pulmonary vascular resistance in mitral stenosis. IV. Congress Cardiologicus Europaeus. Pragae 1964.
8. — u. D. W. Behrenbeck: Vergleichende Messungen mit der ballistischen und der direkten Fickschen Methode über den Einfluß von Nitroglycerin auf das Herzminutenvolumen. Proceeding of the 2nd European Symposium for Ballistocardiography. Bonn 1961, S. 216.
9. — A. Schaede, W. Beverungen u. P. Geisler: Reversible pulmonale Hypertension bei Mitralstenose mit muskulärer Hypertrophie der Pulmonalarterien. Verh. dtsch. Ges. Kreisl.-Forsch. **29**, 304 (1963).
10. Johnson, J. B., J. F. Gross, and W. Hale: Effects of sublingual administration of nitroglycerin on pulmonary artery pressure in patients with failure of the left ventricle. New Engl. J. Med. **257**, 1114 (1957).
11. Köhler, J. A., T. J. Tsagaris, H. Kuida, and H. H. Hecht: Inhibition of endotoxin-induced pulmonary vasoconstriction in dogs by alpha methyl dopa. Amer. J. Physiol. **204**, 987 (1963).
12. Marshall, R. J., H. F. Helmholz, and J. F. Shepherd: Effect of acetylcholin on pulmonary vascular resistance in a patient with idiopathic pulmonary hypertension. Circulation **20**, 391 (1959).
13. Silove, E. D., and R. F. Grover: Effects on alpha adrenergic blockade in tissue catecholamine depletion on pulmonary vascular response to hypoxia. J. clin. Invest. **47**, 274 (1968).
14. Vogel, J. H. K., L. L. Kelminson, and E. K. Cotton: Prolonged observation of pulmonary arterial pressure. Amer. Heart J. **70**, 429 (1965).
15. Weiss, S., R. W. Wilkins, and F. W. Haynes: Nature of circulatory collapse induced by sodium nitrite. J. clin. Invest. **16**, 73 (1937).
16. Wilcken, D. E. L., and K. M. MacKenzie: Anticoagulant treatment of obliterative pulmonary hypertension. Lancet **1960 II**, 781.
17. Wood, P.: Pulmonary hypertension with special reference to the vasoconstrictive factor. Brit. Heart J. **20**, 557 (1958).

Diskussionsbemerkungen

J. Meier-Sydow, Frankfurt a. M.:

Es wird davon gesprochen, daß bei erhöhtem enddiastolischen Ventrikeldruck keine Insuffizienz der betreffenden Herzhälfte vorliegt. Kann aber eine solche Erhöhung ohne Stauungszeichen vorkommen? Ist nicht gerade die Erhöhung des enddiastolischen Ventrikeldruckes definitionsgemäß gleichbedeutend mit einer Herzinsuffizienz?

A. Schaede, Bonn:

Die Suffizienz oder Insuffizienz läßt sich nicht ausschließlich aus den diastolischen Ventrikeldrucken definieren. Ein Herz ist suffizient, wenn es eine ausreichende Anpassung an geforderte Leistungen aufbringt. Bei Daueradaptation an eine Mehrleistung, z.B. in reinster Form bei Stenosen der Aorten- oder Pulmonal-Klappen, kommt es zu einer ausgeprägten konzentrischen Hypertrophie und das Herz arbeitet unter erhöhten enddiastolischen Ventrikeldrucken. Werte bis zu 20 und 30 mm Hg sind keine Seltenheit. Das Herz enthält jedoch kein vermehrtes endsystolisches Restvolumen des Ventrikels und die Patienten sind im Stande, auch gesteigerte körperliche Leistungen auszuführen. Diese Herzen sind also suffizient. Daneben kann ein erhöhter diastolischer Druck das Zeichen einer musculären Insuffizienz sein, wenn gleichzeitig das endsystolische Ventrikelvolumen vergrößert ist und unter Belastungsbedingungen zunimmt. In einem solchen Fall besteht eine verminderte Leistungsfähigkeit bzw. kann von einer Insuffizienz gesprochen werden.

J. WIDIMSKÝ, Prag:

Ohne Messung des „wedge“ oder linken Vorhofdruckes ist es schwierig, den Mechanismus vom Nitroglycerineffekt zu studieren. Man konnte vermuten, daß es nach Nitroglycerin zur Abnahme des Druckes im linken Vorhof oder der Blutmenge in der Lunge kommt, so daß die Veränderungen des Druckes in der Art. pulmonalis nur sekundär sind.

D. W. BEHRENBECK, Bonn:

Bei einzelnen Messungen des „wedge pressure“ bzw. des Druckes im linken Vorhof fand sich keine Druckveränderung nach Applikation von Nitroglycerin in der von uns angegebenen Dosierung. Eine Abnahme des Druckes im linken Vorhof wäre nur zu erwarten, wenn bei einer musculären Insuffizienz der erhöhte diastolische Druck des linken Herzens abnähme. Tatsächlich zeigen neuere Untersuchungen mit Hilfe des Dehnungsmeßstreifens im Tierexperiment eine positiv ionotrope Wirkung des Nitroglycerins auf. In unseren untersuchten Fällen handelt es sich bis auf die bezeichneten Ausnahmen um Patienten mit Mitralvitien im Stadium der Rekompensation bzw. Kompensation. Die Untersuchungen wurden erst zu einem Zeitpunkt am Ende der stationären Behandlung durchgeführt, wenn keine Insuffizienzzeichen nachweisbar waren. Da das Herzminutenvolumen in unseren Fällen eher zunimmt, ist eine Zunahme des durch das Mitralvitium bedingten Widerstandes an der Mitralklappe und damit eine Zunahme des Druckes im linken Vorhof zu erwarten. Die Drucksenkung in der Art. pulmonalis ist außerdem so ausgeprägt, daß, wollte man sie allein auf eine Drucksenkung im linken Vorhof beziehen, die Drucke im linken Vorhof nach Applikation des Nitroglycerins unter den normalen Werten lägen. Zur Frage der Veränderungen des pulmonalen Blutvolumens durch Nitroglycerin haben wir keine Untersuchungen durchgeführt.

Experimentelle Ergebnisse und Aussichten der Funktionsszintigraphie in der Pulmonologie

W. E. ADAM*, G. WEIMANN, H. SCHLEHE, Ulm und W. J. LORENZ, Heidelberg

Nuklearmedizinische Methoden finden im pulmonologischen Bereich eine zunehmende Verbreitung, da sie in nahezu idealer Weise sowohl zu integralen wie auch regionalen Lungenfunktionsmessungen benutzt werden können. Intravenös injizierte radioaktiv-markierte Albuminpartikel mit einem Durchmesser etwas größer als der von Lungencapillaren passieren die rechte Herzhälfte und bleiben schließlich im Lungencapillar- und Präcapillarbereich stecken. Da im rechten Herzventrikel eine gleichmäßige Durchmischung der radioaktiven Partikel mit dem Blut unterstellt werden kann, ist das Ausmaß der Mikroembolisation in einem Lungenteilbereich proportional der Durchblutung dieses Bereiches. Das im szintigraphischen Bild festgehaltene Verteilungsmuster der Radioaktivität der Lungen gibt einen direkten Eindruck über Durchblutungsverhältnisse der Lungen.

Das geschilderte einfache Verfahren hat als *Perfusionszintigraphie* die breiteste Anwendung gefunden. Weniger bekannt ist demgegenüber die *Inhalationsszintigraphie*. Dabei wird mit einem Ultraschallvernebler Tc 99m markiertes Albumin in feindisperse Form gebracht und über 10—15 min inhaliert. Im allgemeinen werden Dosen von 4—6 mCi Tc 99m-Albumin vernebelt, von denen etwa 200 bis

* Doz. Dr. W. E. ADAM, Leiter der Sektion für Nuklearmedizin, Universität Ulm, Zentrum für Innere Medizin, 7900 Ulm, Steinhövelstraße 9.

300 μCi im unteren Respirationstrakt innerhalb 15 min abgelagert werden. Das Verfahren hat den Vorteil, daß es mit einem konventionellen Szintigraphiegerät durchgeführt werden kann und die ebenfalls einfache Perfusionsszintigraphie in vielen Fällen ergänzt. Die Annahme, daß das Radioaktivitätsverteilungsmuster in Analogie zum Perfusionsszintigramm einen direkten Einblick in die regionale alveoläre Ventilation gibt, ist allerdings nur bei normalen Lungen berechtigt. Bei obstruktiven Bronchialerkrankungen ist keine der Belüftung proportionale Aktivitätsablagerung zu erwarten, da nicht nur die inhalierte Aktivitätsmenge, sondern auch die verlängerte Verweildauer in den Alveolen distal der Obstruktion zu vermehrten Aktivitätsablagerungen führt. TAPLIN, POE, DORE, SWANSON, ISAWA u. GREENBERG konnten in der Nachbarschaft von Bronchialstenosen deutlich vermehrte Aktivitätsablagerungen beobachten, die sie auf Turbulenzerscheinungen des Luftstromes im Stenosenbereich und seiner Nachbarschaft zurückführten. Alle aufgeführten Fehler resultieren daraus, daß wir ja im Grunde genommen nicht den Vorgang der Lungenventilation *selbst* beobachten, sondern lediglich aus Folgeerscheinungen Rückschlüsse ziehen mit allen Ungenauigkeiten des Indizienbeweises. Das ist der Preis für die beschränkte Geschwindigkeit unserer konventionellen Szintigraphiegeräte, die ja immerhin für ein Lungenszintigramm 20–60 min benötigen. *Schnelle* Bewegungsabläufe, wie Inspiration und Exspiration, sind in konventioneller Weise nicht szintigraphisch erfaßbar. Szintigraphische, also Radioaktivitäts*verteilungs*untersuchungen, blieben bisher beschränkt auf die Perfusions- und Inhalationsszintigraphie. Die in Tabelle 1 aufgeführten Untersuchungen mit radioaktiven Gasen konnten lediglich als Global-

Tabelle 1. *Methoden zur Untersuchung von Lungenventilation und Perfusion mit Hilfe radioaktiver Substanzen*

	Ventilation	Perfusion	Beurteilung der Methodik
Perfusionsszintigraphie (MAA-^{131}J, ^{99m}Tc)	–	+	Erfaßt die Verteilung der Lungendurchblutung
Inhalationsszintigraphie (Albumin-^{131}J, ^{99m}Tc-Aerosol)	+	–	Erfaßt die Verteilung der Lungenbelüftung bei *Normalpatienten* (Bei obstruktiven Prozessen Fehlermöglichkeiten)
Edelgase (i. v.-Injektion)	–	+	Die Durchblutung wird in der ersten Phase erfaßt, das Lungenvolumen nach Rückatmung und gleichmäßiger Verteilung der Aktivität in beiden Lungen
Edelgase (Inhalation)	+	–	
Atmungsgase ($C^{15}O_2$, $^{11}CO_2$, ^{13}N)	+	+	Maß der Ventilation ist der Aktivitätsanstieg über Lungenteilbereichen bei einmaliger Inhalation. Maß der Durchblutung ist der Aktivitätsabfall nach maximaler Inspiration

untersuchung durchgeführt werden: Dabei wurden Detektoren über der linken und rechten Lunge plaziert, die die jeweiligen Aktivitätsschwankungen im beobachteten Lungenfeld als Zeit-Aktivitätskurven aufzeichneten. KNIPPING, BOLT, VALENTIN, VENRATH u. ENDLER arbeiteten mit 16 Detektoren und ließen Xe 133 inhalieren, WEST bewegte während der maximalen Inspiration Detektoren in apico-caudaler Richtung über beide Lungen und konnte Längsprofile der Lungenaktivität gewinnen. Alle diese Verfahren erlauben jedoch lediglich nur eine recht grobe topographische Zuordnung zu Lungenteilbereichen, sie geben kein differenziertes Bild der Radioaktivitätsverteilung in beiden Lungen.

Diese Situation hat sich seit einigen Jahren mit der Verfügbarkeit sog. „Szintigraphiegeräte mit stehendem Detektor" grundsätzlich gewandelt. Mit Hilfe dieser Geräte kann die Radioaktivitätsverteilung unmittelbar an einem Oscillographenschirm beobachtet werden. Kinematographische Aufnahmen des Oscillographenschirms registrieren Phasen der Aktivitätsverschiebung. Da Form und Funktion von Organen gleichzeitig erfaßt werden, sprechen wir von Funktionsszintigraphie. Eine Erweiterung der Aussagen erbringt die „quantitative Funktionsszintigraphie", um die wir uns sehr bemüht haben (ADAM u. LORENZ, 1965; ADAM, LORENZ u. SCHEER, 1967; AMANN, ADAM, LORENZ u. SCHEER, 1967). Mit Hilfe eines Computers können die Impulse beliebiger Teilbereiche des beobachteten Organs über beliebige Zeitschritte summiert und die Passage einer markierten Substanz in Form von Zeit-Aktivitätskurven ausgegeben werden.

Theoretisch lassen sich bei unserem Computer Zeitschritte von lediglich 10 msec Länge wählen. Gerade die raschen Vorgänge der Inhalation und Exhalation sowie des Austausches radioaktiver Gase können damit erfaßt und analysiert werden. Die neue Methodik haben wir jedoch bisher vorwiegend im Bereich der Kardiologie, Hepatologie und Nephrologie angewandt. Im pulmonalen Bereich beschränken sich unsere experimentellen Erfahrungen vorläufig auf die Perfusionsszintigraphie. Die Szintigraphie mit radioaktiven Gasen ist also im folgenden ausgeklammert. Es zeigt sich aber, daß auch bei der Perfusionsszintigraphie mit dem Verfahren bestimmte Fragestellungen ganz neu angegangen werden können.

Methodik

Zur Untersuchung gelangten 6 normale Hunde. In oberflächlicher Nembutalnarkose wurden sie so gelagert, daß beide Lungen symmetrisch dem Detektor der Szintillationskamera auflagen und vollständig erfaßt wurden. Eine halbe Minute vor der Injektion von 2mCi Makroalbuminaggregaten-^{131}J begann die Aufnahme der Anger-Kamera, die in der Folgezeit vollkommen auf einem Ampex-Analog-Magnetband gespeichert wurde. Die Injektion der Aktivität erfolgte in allen Fällen in eine Vene der linken Vorderpfote. Erst 5 min nach der Injektion wurde die Aufnahme beendet, so daß der Gesamtvorgang des Durchflusses der Aktivität durch das Herz sowie ihre Einschwemmung in die Lungen mit Sicherheit erfaßt werden konnte. Die Auswertung des Magnetbandes erfolgte mit Hilfe unseres PDP-8-Computers, in den die analog gespeicherten Daten mit Hilfe von zwei Analog-Digitalwandlern eingelesen wurden. Da unsere Untersuchungen einerseits eine Funktionsanalyse des Einschwemmungsvorganges, andererseits eine quantitative Auswertung des lungenszintigraphischen Bildes zum Ziele hatten, erfolgte die Auswertung der computergestapelten Daten in unterschiedlicher Form:

Zur Anfertigung der Computerszintigramme verwandten wir bei allen Untersuchungen die Zeit: 4 Minuten 40 Sekunden bis 5 Minuten, also die letzten 20 Sekunden der Bandaufnahme. Innerhalb dieses Zeitraumes konnte keine Verschiebung der Lungenaktivität erwartet werden, da die Fixation mit Sicherheit abgeschlossen war. Die während dieses Zeitraumes akkumulierten Daten konnten in Form eines Zahlenszintigramms und eines Symbolszintigramms ausgegeben werden. Im Zahlenszintigramm kann abgelesen werden, wieviel Aktivität pro Flächeneinheit vorhanden ist. Im Symbolszintigramm ist jedem Impulsbereich ein Symbol zugeordnet. Die Verbindung gleicher Symbole ergibt also Isoimpulslinien. Anhand des Zahlenszintigramms kann die relative Aktivität in einem Teilbereich als Summe der darin enthaltenen Zahlen bestimmt werden. Per Programm werden jeweils anhand des Konturszintigrammes symmetrisch gelegene, gleichgroße Teilbereiche der Lungenober-, -mittel- und -untergeschosse festgelegt. Der Computer druckt die pro Teilbereich akkumulierten Impulszahlen aus. Zur Funktionsanalyse des Einschwemmungsvorganges der Makromoleküle in die Lungen wurde der erste Teil des Bandes verwendet. Per Programm wurden mehrere Teilbereiche der Lungen und das Herz als interessierende Teilbereiche ausgewählt. In Zeitschritten von je einer Sekunde Dauer wurden Impulse akkumuliert, abgelagert und anschließend in Form von Zeit-Aktivitätskurven ausgedruckt.

In einer zweiten Versuchsserie wurden 5 der zuerst untersuchten Tiere einer erneuten perfusionsszintigraphischen Untersuchung mit veränderten Bedingungen zugeführt:

Nach dem Vorgehen von Flohr u. Würdinger (1967) wurde ein Carlens-Bronchialkatheter bis zur Bifurkation der Trachea vorgeschoben. Mit seiner Hilfe war eine getrennte Beatmung beider Lungen möglich. Die Auslaßöffnung der linken Lunge wurde durch einen aufgesetzten Gummiballon verschlossen, so daß die exhalierte Luft immer wieder inhaliert wurde. Dabei kam es zu einer Sauerstoffverarmung und Kohlendioxydanreicherung der alveolaren Luft der linken Lunge. Die rechte Lunge kommunizierte frei mit der Außenluft. Zwanzig Minuten nach Beginn der Rückatmung wurde die perfusionsszintigraphische Untersuchung in genau gleicher Weise wie bei der Erstuntersuchung durchgeführt. Die Auswertung der so gewonnenen Magnetbänder zur Analyse der lungenszintigraphischen Bilder erfolgte nach den oben beschriebenen Methoden.

Ergebnisse und Besprechung

Die Speicherung der Aktivität in den normalen Lungen ist im wesentlichen abhängig von der Durchblutung und dem Tiefendurchmesser des Lungenteilbereiches im interessierenden Areal. Folglich zeigen die Lungenobergeschosse eine gegenüber den Mittel- und Untergeschoßen verminderte Aktivität, die rechts signifikant ist. Im Bereich der linken Lunge wird dieser Tatbestand verwischt durch die Linkslage des Herzens. Das dürfte auch der Grund für die verminderte Aktivitätsakkumulation im linken Lungenmittel- und -untergeschoß gegenüber symmetrischen Partien der rechten Lunge sein. Jede quantitative Behandlung perfusionsszintigraphischer Bilder muß diese Asymmetrien der Normallungen in Rechnung stellen. Nur statistisch signifikante Abweichungen des Verhältnisses symmetrischer Lungenpartien von den an einem Normalkollektiv gewonnenen Verhältnissen können als pathologisch anerkannt werden.

Bei der zweiten Versuchsserie zeigten alle Hunde gegenüber der Erstuntersuchung eine erhebliche Minderdurchblutung der rückbeatmeten linken Lunge (Tabelle 2). In allen Fällen waren die Veränderungen im Szintillationskamerabild auf dem Konturszintigramm und auf Konturschnitten nachweisbar. Die rückbeatmete Lunge eines Hundes ist in Abb. 1 in Form eines Symbolszintigrammes dargestellt. Deutlicher noch lassen sich Veränderungen durch die Rückbeatmung im Konturszintigramm und in Querschnitten durch beide Lungen erfassen (Abb. 2). In der (seitenverkehrt dargestellten) linken Lunge ist nahezu überhaupt keine Aktivität fixiert als Ausdruck der Wirksamkeit eines alveolo-vasculären Reflexes, der bei umschriebener Hyperkapnie zu einer Gefäßengstellung des betroffenen Bereiches führt.

Die Funktionsanalyse des Einschwemmungsvorganges der Makromoleküle bei normalen Hunden ergab praecordial mit einer Ausnahme lediglich einen einfachen

Tabelle 2. *Verhältnis der Durchblutung symmetrischer Lungenfelder bei normalen und rückbeatmeten Hunden*

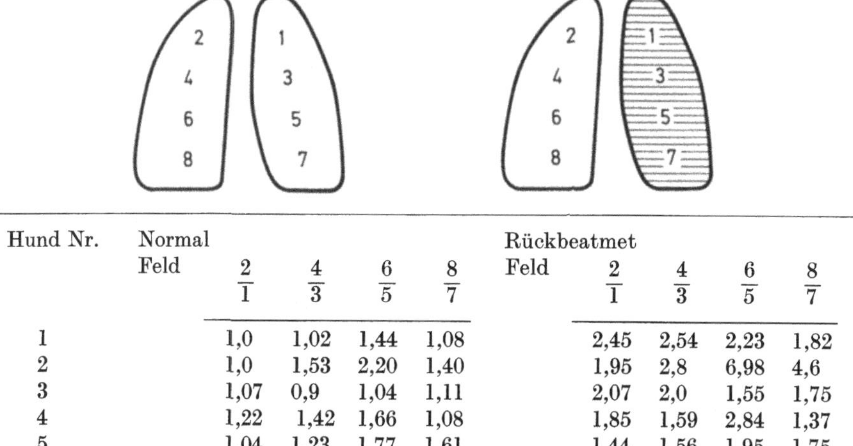

Hund Nr.	Normal Feld 2/1	4/3	6/5	8/7	Rückbeatmet Feld 2/1	4/3	6/5	8/7
1	1,0	1,02	1,44	1,08	2,45	2,54	2,23	1,82
2	1,0	1,53	2,20	1,40	1,95	2,8	6,98	4,6
3	1,07	0,9	1,04	1,11	2,07	2,0	1,55	1,75
4	1,22	1,42	1,66	1,08	1,85	1,59	2,84	1,37
5	1,04	1,23	1,77	1,61	1,44	1,56	1,95	1,75
6	1,11	1,23	1,91	1,23				
Mittelwert	1,07	1,22	1,67	1,25	1,75	2,10	3,11	2,25
s	±0,08	±0,07	±0,31	±0,2	±0,21	±0,56	±2,2	±0,7

Gipfel. Die einmal beobachtete Doppelgipfelbildung ist so zu deuten, daß ein Teil der Aktivität bei dieser Untersuchung überhaupt nicht oder an Makromoleküle mit einem Durchmesser geringer als 10 μ fixiert war. Über den linken oberen Lungenpartien stellte sich in allen Fällen noch vor dem Anstieg über dem Herzen ein Aktivitätspeak dar, der dem Durchgang des in eine Vene der linken Vorderpfote injizierten Aktivitätsembolus entsprach. Der Aktivitätsanstieg in den übrigen Lungenpartien erfolgte rasch nach dem Herzgipfel, das erreichte Plateau zeigte keine Veränderung mehr, als Ausdruck der erfolgten Fixierung. Im Normalfalle werden also im ersten Durchgang alle Partikel in der Lunge abgefangen.

Von besonderem Interesse war die Funktionsanalyse des Einschwemmungsvorganges bei den rückbeatmeten Hunden. Nach Oeser, Ernst u. Krüger (1967) können verschiedene Mechanismen zur Fixationsstörung führen:

1. Verminderung der in die Lunge einströmenden Blutmenge.
2. Verhinderung der Fixation der etikettierten Partikel durch Weitstellung der Lungencapillaren auf einen Durchmesser, größer als die Partikelgröße.
3. Abfluß der markierten Teilchen über eröffnete arteriovenöse Anastomosen.

Ansätze zu einer Funktionsanalyse des Einschwemmungsvorganges wurden bisher von Feine, Hayduk u. Hoffmann (1967) sowie von Oeser, Ernst u. Krüger (1967) gemacht. Die Autoren verwandten dazu Detektoren, die während der Injektion den Aktivitätsverlauf registrierten. Feine konnte damit nachweisen, daß im Normalfalle die Aktivität vollkommen in der Lunge fixiert wird, da ein zweiter Aktivitätsgipfel über dem Herzen als Ausdruck einer Einschwemmung aus dem Lungenkreislauf nicht nachzuweisen war. Die Methodik mit allen Nachteilen der „blind" aufgesetzten Detektoren konnte darüber hinaus selbstverständlich nur zu begrenzten Aussagen führen. Die quantitative Funktionsszintigraphie mit

C Ø15Ø 3ØØØ
S

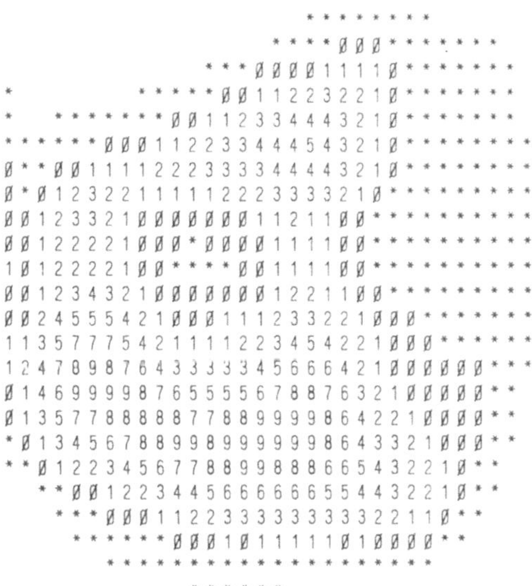

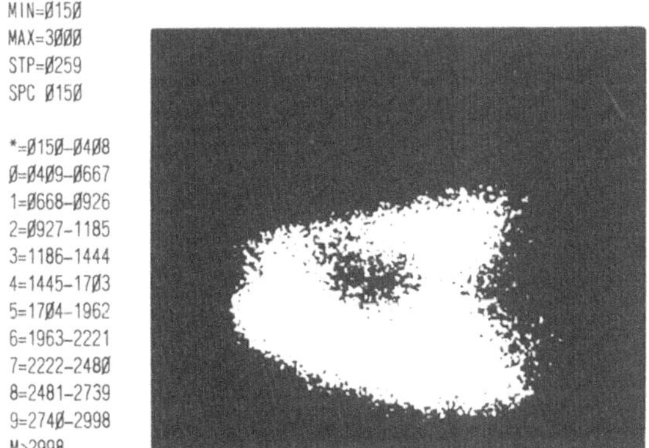

Abb. 1. Am Computer gewonnenes sog. „Symbolszintigramm“. Jedem Impulsbereich ist eine Zahl bzw. ein Symbol zugeordnet

ihrer Möglichkeit der Beobachtung kleiner Teilbereiche, der sicheren Lokalisation ließ dazu von vornherein einen besser fundierten Beitrag zu den noch offenen erörterten Fragen erwarten. Die Zeit-Aktivitätskurven über den rückbeatmeten Lungenpartien zeigten primär einen verminderten und verzögerten Anstieg, das einmal erreichte Niveau blieb konstant, ein sekundärer Abfall war in keinem Falle zu verzeichnen. Das stützt die These einer primären Gefäßverengerung mit verminderter Aktivitätsanschwemmung im rückbeatmeten Lungenbereich. Dabei muß berücksichtigt werden, daß nach dem Hagen-Poiseuilleschen Gesetz jede Gefäßkaliberänderung sich proportional mit der vierten Potenz auf das durchströmende Blutvolumen auswirkt. Eine theoretisch mögliche Gefäßerweiterung mit ungehin-

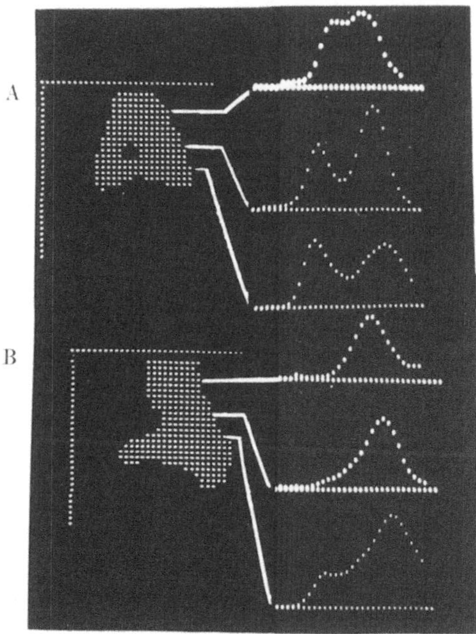

Lungenszintigraphie des Hundes

A) normal

B) Durchblutungsdrosselung der linken Lunge durch Rückbeatmung

Abb. 2. Sog. „Konturszintigramm" mit Lungenquerschnitten. Die Höhe des Einzelpunktes über der Basislinie ist ein Maß für die in diesem Teilbereich registrierte Radioaktivität

dertem Durchfluß der Partikel scheidet nach diesen Untersuchungen ebenso aus wie eine Eröffnung von arterio-venösen Anastomosen. In beiden Fällen müßte zumindest über Teilbereichen der rückbeatmeten Lunge eine Durchflußkurve und darüber hinaus im Herzen ein zweiter Gipfel nachweisbar sein. Weitere Untersuchungen an Patienten mit verschiedenen Lungenerkrankungen müssen klären, ob für alle Zustände verminderter Mikroembolisation ein verminderter Blutzufluß oder aber ein verstärkter Durchfluß nach Weitstellung der Strombahn oder gar eine Eröffnung von arterio-venösen Shunts verantwortlich ist. Mit der quantitativen Funktionsszintigraphie steht jedenfalls, wie die hier erörterten Untersuchungen zeigen, die adäquate Methodik zur Verfügung.

Literatur

ADAM, W. E., u. W. J. LORENZ: Untersuchungen über die quantitative Auswertbarkeit von Messungen mit der Szintillationskamera. Nucl.-Med. (Stuttg.) 5, 97–106 (1965).

— — u. K. E. SCHEER: Quantitative Untersuchungen mit der Szintillationskamera. Radioisotope in der Lokalisationsdiagnostik. Stuttgart: Schattauer 1967, S. 55–62.

AMANN, W., W. E. ADAM, W. J. LORENZ u. K. E. SCHEER: Der Einsatz eines Computers in der Szintigraphie. Vortrag 12. Kongreß der Ges. f. Radiologie. Berlin 1967.
FEINE, U., K. HAYDUK u. K. HOFFMANN: Lungenfunktion und Lungenszintigramm. Radioisotope in der Lokalisationsdiagnostik. Stuttgart: Schattauer 1967, S. 231–238.
FLOHR, H., u. H. WÜRDINGER: Szintigraphische Untersuchungen der pulmonalen Durchblutung bei experimenteller Ausschaltung einer Lunge von Gasaustausch. Klin. Wschr. **45**, 322 (1967).
OESER, H., H. ERNST u. J. KRÜGER: Das normale und das von der Norm abweichende Lungenszintigramm. Röfo **106**, 549–554 (1967).
KNIPPING, H. W., W. BOLT, H. VALENTIN, H. VENRATH u. P. ENDLER: Regionale Funktionsanalyse in der Kreislauf- und Lungenklinik mit Hilfe der Isotopenthorakographie und der selektiven Angiographie der Lungengefäße. Münch. Med. Wschr. **99**, 1–3 (1957).
TAPLIN, G. V., N. D. POE, E. K. DORE, L. A. SWANSON, T. ISAWA, and G. GREENBERG: Scintiscanning and roentgenographic procedures in managing major pulmonary disorders. Symposium on Medical Radioisotope Scintigraphy. Salzburg, August 1968.

Ergebnisse quantitativer Auswertungsverfahren von Perfusions-Lungenszintigraphien*

Von G. WEIMANN**, W. E. ADAM, F. BITTER und P. MILEWSKI, Höxter

Die i. v. Injektion einer Suspension radioaktiv markierter Partikel bestimmter Größe, die in den Lungencapillaren fixiert werden, erlaubt eine szintigraphische Darstellung der Durchblutung der Lungencapillaren zum Zeitpunkt der Applikation (Übersicht: TAPLIN et al., 1964). Mit dieser Methode können Informationen über Durchblutungsverhältnisse im kleinen Kreislauf gewonnen werden. Wegen ihrer Einfachheit und Gefahrlosigkeit wird die Perfusions-Lungenszintigraphie in zunehmendem Maße zu einem routinediagnostischen Verfahren.

Ihre diagnostische Bedeutung in der Erkennung von röntgenologisch nicht erfaßbaren Lungenembolien steht außer Zweifel (DOERING u. LORENZ, 1967; LOKEN u. BUGBY, 1966; Quinn u. Whitley, 1964; SUTHERLAND et al., 1966; TAPLIN et al., 1964; WAGNER et al., 1964, u.a.). Zahlreiche Autoren, vor allem ERNST u. OESER (1966, 1967) empfehlen die Perfusions-Lungenszintigraphie für die Früherkennung von Bronchialcarcinomen (DEININGER, 1968; FEINE, ASSMANN u. HILPERT, 1966; TAPLIN et al., 1964; WAGNER et al., 1964; ZITA u. BRENNIG, 1966, u.a.). In diesen Fällen werden durch Gefäßkompression oder infolge einer reflektorischen Minderdurchblutung im Bereich poststenotischer hypoventilierter Lungenbezirke häufig Aktivitätsausfälle im Lungenszintigramm erkennbar. Das Ausmaß dieser Aktivitätsausfälle geht oft über die röntgenologisch faßbaren Veränderungen hinaus (ERNST, BRÄUER u. MEISSNER, 1965; KUNKEL et al., 1968; LEB, EBER u. WASCHER, 1968). Vor allem bei zentral lokalisierten, z.B. im Hauptbronchus gelegenen Bronchustumoren, die im Anfangsstadium einer röntgenologischen Darstellung entgehen können, werden nicht selten Aktivitätsausfälle

---

* Aus der Sektion Pulmonologie, der Sektion Nuklearmedizin und der Abteilung für Innere Medizin, Psychosomatik und Psychotherapie (Prof. Dr. Th. VON UEXKÜLL, Prof. Dr. M. THOMÄ) des Zentrums für Innere Medizin der Universität Ulm.

** Priv.-Doz. Dr. G. WEIMANN, Weserbergland-Klinik, Spezialklinik f. Physikalische Medizin, 3470 Höxter.

einer ganzen Lungenhälfte beobachtet. Selbstverständlich werden mit dieser Methode auch alle ausgedehnteren raumfordernden Prozesse erfaßt, in deren Bereich die Durchblutung ausfällt. In der Regel — wie auch bei Bronchialtumoren — ist in diesen Fällen die Röntgendiagnostik der Szintigraphie überlegen (RINK, 1968).

Das Verfahren interessiert aber besonders für die Beurteilung von Änderungen der Lungendurchblutung unter wechselnden Bedingungen und bei Krankheiten, bei denen der Röntgenbefund wenig Besonderheiten aufweist bzw. keine Rückschlüsse auf Funktions- und Durchblutungsstörungen erlaubt, wie z. B. bei obstruktiven Atemwegserkrankungen und beim Emphysem. In derartigen Fällen ist auch eine quantitative Bewertung der Störungen wünschenswert und ist durch Aktivitätsauszählungen mehrfach versucht worden (ALTENBRUNN, GEORGI u. ROTTE, 1968; DOERR et al., 1968; FEINE, 1968; FEINE, ASSMANN u. HILPERT, 1966; FELIX et al., 1967; FRIEDMAN u. BRAUNWALD, 1966; LOPEZ-MAJANO et al., 1966; WEIMANN et al., 1968).

Eigene Untersuchungen hatten zum Ziel, zunächst bei Lungengesunden die physiologischen Unterschiede der Aktivitätsakkumulation im Bereich verschiedener Lungenbezirke quantitativ zu erfassen, um eine Vergleichsgruppe zu haben, die in pathologischen Fällen eine Bewertung der szintigraphisch darstellbaren Aktivitätsausfälle nach statistischen Kriterien erlaubt.

Methodik

Um die Lungenunterfelder unter günstigeren Durchblutungsbedingungen zu erfassen, injizierten wir unseren Patienten im Sitzen 100—200 μCi der handelsüblichen ^{131}J-markierten Albumin-Makroaggregate. Die Aktivitätsmessungen erfolgten in der Regel sowohl in Rücken-

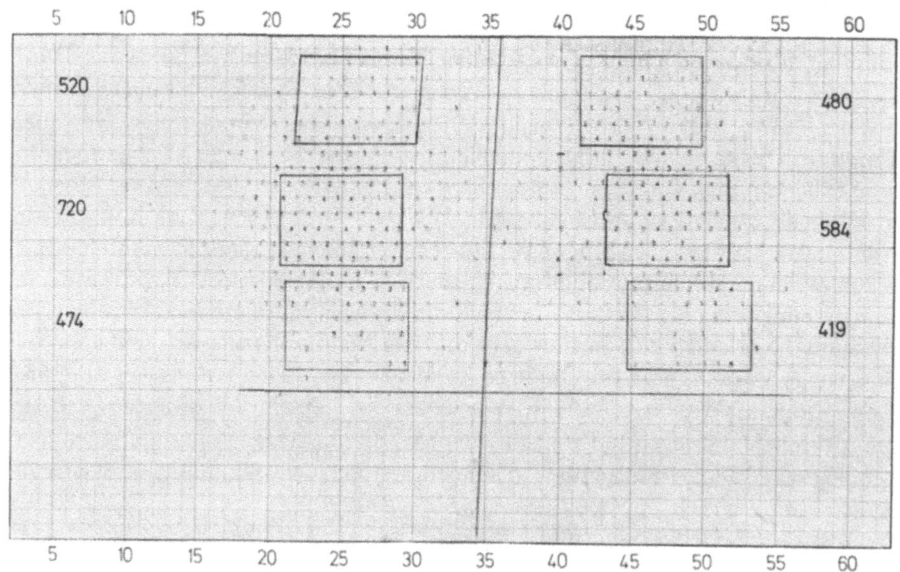

Abb. 1. Perfusions-Lungenszintigramm mit symmetrisch eingetragenen Feldern zur Auszählung der Aktivitätsimpulse

als auch in Bauchlage. Die Impulszahlen wurden im Colorscan-Verfahren digital und im Strichszintigramm ausgedruckt.

Für die Ermittlung quantitativer Beziehungen gingen wir von Verhältniswerten zwischen der Aktivität symmetrisch rechts- und linksseitig gelegener Lungenpartien aus. Auf den angefertigten Lungenszintigrammen wurden rechts und links je 3 symmetrisch angeordnete gleichgroße Felder eingezeichnet und die Aktivität jedes Feldes ausgezählt (Abb. 1). Verglichen wurden die Impulszahlen zwischen 2 symmetrisch angeordneten Feldern (z.B. rechtes Oberfeld: linkes Oberfeld), zwischen den Summen der Felder einer Seite mit der anderen und zwischen den Lungenfeldern jeweils einer Seite untereinander. Bei Auswertung ventral und dorsal gewonnener Szintigramme erhielten wir auf diese Weise 20 Beziehungen für jeden Patienten (Tabelle 1). Wir hielten uns dabei an das Verhältnis rechts : links bzw. oben : unten.

Die gefundenen Verhältniszahlen verglichen wir mit Mittelwerten, die wir an einem Kollektiv von 23 Lungengesunden gewonnen hatten, unter Berücksichtigung der 2σ-Grenze (normierte Abweichung mehr oder weniger als $\pm$ 2,0). Die normierte Abweichung ermittelten wir nach der Formel $\frac{x - \bar{x}}{s}$ (x = Verhältniszahl der untersuchten Person, $\bar{x}$ = entsprechende mittlere Verhältniszahl unseres Kollektivs, s = Standardabweichung des Kollektivs).

Ergebnisse

Lungengesunde

Die bei 23 Lungengesunden gefundenen Beziehungen enthält Tabelle 1. Die in Rückenlage gewonnenen Befunde zeigen eine stärkere Aktivitätsakkumulation der rechten Lunge gegenüber der linken und eine geringere im Bereich der beidseitigen Unterfelder im Vergleich zu den Ober-, vor allem aber den Mittelfeldern. Bei in Bauchlage durchgeführten Aktivitätsmessungen waren die Seitenunterschiede weniger deutlich oder fehlten sogar; auch der Unterschied zwischen dem linken Unterfeld zum linken Oberfeld fehlte und war zum Mittelfeld unauffälliger als in Rückenlage.

Die gefundenen Verhältnisse entsprechen den bekannten physiologischen Gegebenheiten und sind mehrfach mitgeteilt worden (Ball et al., 1962; Doerr

Tabelle 1. *Verhältnis der Aktivitätsakkumulation in verschiedenen Lungenbereichen, Lungengesunde*

	ventral			dorsal		
	N	$\overline{X}$	S	N	$\overline{X}$	S
OR : OL	23	1,03	0,18	19	1,07	0,12
MR : ML	23	1,27	0,22	19	1,17	0,14
UR : UL	23	1,23	0,31	19	1,01	0,21
$\sum$ R : $\sum$ L	23	1,16	0,14	19	1,08	0,08
OR : MR	23	0,69	0,10	19	0,71	0,10
OR : UR	23	1,11	0,26	19	1,10	0,27
MR : UR	23	1,63	0,40	19	1,55	0,31
OL : ML	23	0,86	0,15	19	0,78	0,12
OL : UL	23	1,39	0,42	19	1,02	0,17
ML : UL	23	1,55	0,36	19	1,31	0,17

S. Text! Bezeichnungen: O = Lungenoberfeld, M = Lungenmittelfeld, U = Lungenunterfeld; z.B. OR = rechtes Oberfeld usw.

et al., 1967; FEINE, 1968, u.a.). Die in Rückenlage beobachtete Aktivitätsminderung im linken Unterfeld ist durch die Herzlage erklärbar. Infolge der ventralen Herzlokalisation wird in diesem Bereich einerseits weniger Lungengewebe erfaßt, andererseits werden die von den dorsalen Lungenpartien ausgesandten Strahlen stärker absorbiert. In Bauchlage aufgenommene Szintigramme lassen diesen Unterschied vermissen und erlauben eine zuverlässigere Beurteilung von Durchblutungsänderungen in dieser Region. Das ist besonders wichtig bei Erkrankungen, die mit einer linksseitigen Herzvergrößerung einhergehen, wie z.B. bei Mitralvitien (DOERR et al., 1968). Von anderen Autoren ist zudem mehrfach bestätigt worden, daß in Bauchlage aufgenommene Szintigramme mehr Durchblutungsstörungen erkennen lassen als solche in Rückenlage (KÜHNEMANN u. FISCHEDICK, 1968; SASAHARA, BELKO u. SIMPSON, 1968). Die Durchblutung der Unterfelder wechselt bekanntlich in Abhängigkeit von der Körperhaltung; sie ist im Stehen besonders gut und im Liegen besonders schlecht, wie das auch szintigraphisch mehrfach gezeigt werden konnte (FEINE, 1968; FRIEDMAN u. BRAUNWALD, 1966; SURPRENANT, 1967; Tow et al., 1966).

Kranke mit Bronchustumoren

Tabelle 2 enthält die im Vergleich zur Normalgruppe ermittelten Verhältniszahlen von 16 Kranken mit verschieden lokalisierten zentralen und peripheren Bronchuscarcinomen. Bei allen Kranken dieser Gruppe fanden wir signifikante Durchblutungsänderungen unterschiedlichen, oft sehr erheblichen Ausmaßes in verschiedenen Lungenbezirken.

Tabelle 2. *Unterschiede der Aktivitätsakkumulation zwischen der rechten und linken Lunge, Kranke mit Bronchial-Carcinom*

	$\sum$ rechte : linke Lunge			$\sum$ rechte : linke Lunge	
	ventral	dorsal		ventral	dorsal
1	231,2	18,2	9	− 8,2	—
2	8,2	24,4	10	− 4,3	− 8,2
3	9,6	12,4	11	− 2,8	− 7,1
4	12,8	20,1	12	− 5,9	− 9,5
5	4,5	7,3	13	− 3,6	− 5,6
6	− 1,9	− 3,8	14	− 3,1	− 2,6
7	− 7,2	− 11,8	15	51,8	51,0
8	− 7,0	—	16	− 5,1	—

Bei den aufgeführten Zahlen handelt es sich um normierte Abweichungen des Einzelfalles vom Mittelwert des Normalkollektivs.

Patienten mit obstruktiven Atemwegserkrankungen

Da auch bei Emphysemkranken von der Norm abweichende Durchblutungsmuster zu erwarten sind und szintigraphisch bereits beschrieben wurden (BENTIVOGLIO, 1965; FEINE, ASSMANN u. HILPERT, 1966; LOPEZ-MAJANO, Tow u. WAGNER, 1966; MOLINA et al., 1968; SASAHARA, BELKO u. SIMPSON, 1968; SUTHERLAND et al., 1966; Tow et al., 1966; WEINER et al., 1966), untersuchten wir 27 Patienten mit obstruktiven Atemwegserkrankungen, in der Regel einem fortgeschrittenen Emphysem oder Asthma bronchiale. Die Röntgenbefunde boten bei ihnen keine besonderen Auffälligkeiten, vor allem schlossen wir Kranke mit begleitenden infiltrativen Prozessen aus dieser Gruppe aus. In einigen Fällen wurden zusätzlich Querschnittsszintigramme durch verschiedene Ebenen gelegt (Abb. 2).

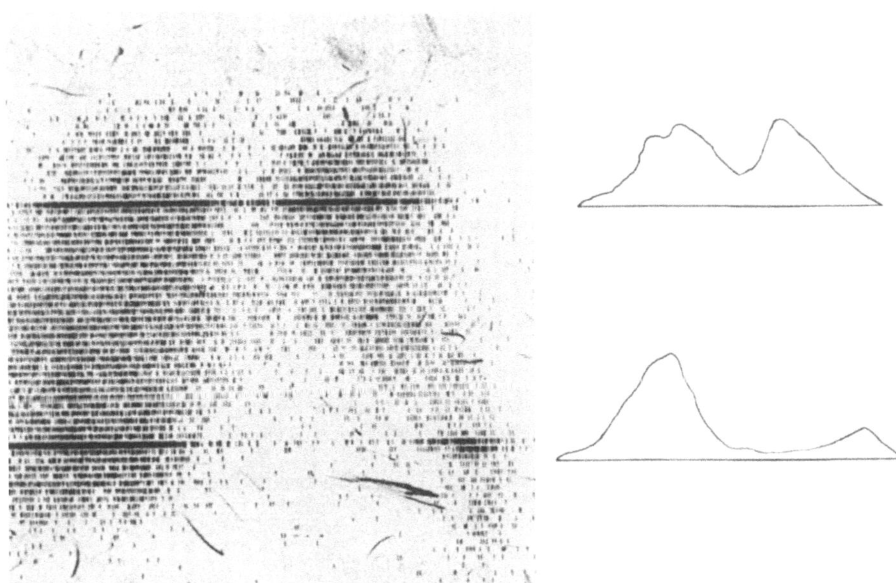

Abb. 2. 46jähriger Mann mit obstruktivem Emphysem und Globalinsuffizienz. Links: Perfusionslungenszintigramm von ventral mit verminderter Aktivitätsakkumulation im linken Unter- und Mittelfeld gegenüber rechts. Rechts: Querschnittsszintigramme entsprechend den 2 horizontal auf dem Strichszintigramm links eingezeichneten Ebenen. Über der rechten Lunge auf beiden Querschnitten etwa gleichmäßige Aktivitätsakkumulation. Über dem linken Unterfeld ist die Aktivitätsakkumulation gegenüber rechts stark vermindert. Über den Oberfeldern ist hingegen ein wesentlicher Aktivitätsunterschied nicht erkennbar

Bei einem Patienten mit einer zeitweise lebensbedrohlichen Globalinsuffizienz und dekompensiertem Cor pulmonale hatten wir Gelegenheit, zu verschiedenen Zeitpunkten Perfusionsszintigramme zu gewinnen und quantitativ zu vergleichen. Die Durchblutungsminderung im linken Unterfeld, die auch dorsal ausgeprägt war, wurde dabei wiederholt reproduziert, die Intensität wechselte allerdings.

Die Häufigkeit von Durchblutungsminderungen der von uns untersuchten Patienten mit obstruktiven Störungen zeigt Tabelle 3. Bei Emphysemkranken war in unserem Kollektiv demnach am häufigsten das linke Lungenunterfeld vergleichsweise zu den übrigen Lungenbezirken minderdurchblutet (s. auch Bentivoglio, 1965). Diese Verhältnisse sind bei Szintigrammen in Bauchlage besonders deutlich.

Über das Ausmaß der Durchblutungsunterschiede orientiert die Übersicht in Tabelle 4. Die Seitenunterschiede in der Aktivitätsakkumulation sind oft weniger ausgeprägt als bei Kranken mit Bronchustumoren. Lungenkranke mit arterieller Hypoxämie scheinen öfter und stärker Durchblutungsminderungen aufzuweisen

Tabelle 3. *Lokalisation und Häufigkeit minderdurchbluteter Lungenbezirke bei 27 Patienten mit obstruktiven Atemwegserkrankungen*

Verglichene Lungenbezirke	Häufigkeit von Aktivitätsunterschieden % der Patienten	Minderdurchblutung bei % der Patienten rechts	links
Perfusionsszintigraphie *von ventral*			
Gesamte Lungenhälften	48%	11%	37%
Oberfelder	26%	4%	22%
Mittelfelder	37%	11%	26%
Unterfelder	45%	0%	45%
Perfusionsszintigraphie *von dorsal*			
Gesamte Lungenhälften	69%	27%	42%
Oberfelder	50%	31%	19%
Mittelfelder	42%	11%	31%
Unterfelder	58%	8%	50%

Tabelle 4. *Unterschiede der Aktivitätsakkumulation zwischen der rechten und linken Lunge, Patienten mit obstruktiven Atemwegserkrankungen*

	$\sum$ rechte : linke Lunge ventral	dorsal			$\sum$ rechte : linke Lunge ventral	dorsal	
1	5,4 *	7,3 *		11	1,0	– 4,5 *	Hypoxämie
2	– 1,7	– 1,9		12	7,8 *	12,0 *	+
3	– 0,6	0,7		13	– 1,1	– 3,1 *	Normokapnie
4	– 1,3	– 1,5	Normoxämie	14	– 1,5	– 2,9 *	
5	0,2	2,1 *		15	0	– 2,9 *	
6	– 2,7 *	– 4,6 *		16	– 2,7 *	– 4,2	Hypoxämie
7	– 1,0	– 1,3		17	1,4	– 1,8	+
8	4,2 *	6,5 *	Hypoxämie	18	0,5	– 0,7	Hyperkapnie
9	0,7	1,3	+	19	23,3 *	—	
10	1,1	5,6 *	Normokapnie	20	5,5 *	25,5 *	

Bei den aufgeführten Zahlen handelt es sich um normierte Abweichungen wie in Tabelle 2.
* = signifikante Unterschiede.

Tabelle 5. *Häufigkeit signifikanter Unterschiede der Aktivitätsakkumulation zwischen rechter und linker Lunge, Patienten mit obstruktiven Atemwegserkrankungen*

	N	ventral	dorsal
Normoxämie	7	2	3
Hypoxämie	13 v	5	9
	12 d	5	9
Hypoxämie und Normokapnie	6	2	5
Hypoxämie und	7 v	3	4
Hyperkapnie	6 d	3	4

S. Text!

als normoxämische Patienten. Unterschiede zwischen hypoxämischen, normokapnischen und hyperkapnischen Kranken hinsichtlich der Durchblutungsverhältnisse im kleinen Kreislauf sind nicht ersichtlich. Zwar erlaubt die kleine Gruppe keine verbindlichen Schlüsse, es läßt sich jedoch an Einzelfällen demonstrieren, daß eine Korrelation der szintigraphischen Ausfälle mit der arteriellen CO_2-Spannung kaum zu erwarten ist (Tabelle 5).

Die bisherigen experimentellen Ergebnisse bei einseitigen Hypoxieversuchen an Tieren und Menschen (FLOHR u. WÜRDINGER, 1967; FELIX et al., 1967; LOPEZ-MAJANO et al., 1966; WAGNER, TOW u. LOPEZ-MAJANO, 1965), angiographische (FLOHR et al., 1968) und blutgasanalytische Befunde (KUNKEL et al., 1968) zeigen, daß die beobachteten regionalen Akkumulationsausfälle in der Regel auf einer Minderdurchblutung beruhen und daß der von v. EULER u. LILJESTRAND (1946) beschriebene Reflexmechanismus häufig wirksam ist. Hierfür kann auch unsere Beobachtung sprechen, daß bei Patienten mit obstruktiven Störungen und Hypoxämie öfter Aktivitätsminderungen auftraten als bei normoxämischen Kranken. An Hand eines einzigen Szintigramms kann nicht differenziert werden, ob Aktivitätsausfälle auf einer Rareficierung der Lungencapillaren, auf reflektorischen Einflüssen in hypoventilierten Lungenbezirken oder auf Embolien beruhen. Es ist jedoch wahrscheinlich, daß szintigraphische Kontrolluntersuchungen und der quantitative Vergleich der Veränderungen weiterführen können, da embolisch bedingte Durchblutungsstörungen und teilweise auch reflektorische Durchblutungsminderungen reversibel, Rareficierungen des Gefäßbettes aber irreversibel sind. Möglicherweise lassen sich durch szintigraphische Verlaufskontrollen auch therapeutische Chancen besser beurteilen. Weitere gezielte Untersuchungen möglichst in Kombination mit inhalationsszintigraphischen Befunden und gleichzeitigen Messungen des Pulmonalarteriendruckes erscheinen uns für die Klärung der prognostischen Bedeutung perfusionsszintigraphischer Befunde besonders wünschenswert.

Zusammenfassung der Ergebnisse

1. Bei der Perfusions-Lungenszintigraphie lassen sich durch Auszählen der Impulsraten innerhalb gleichgroßer Lungenfelder quantitative Beziehungen aufstellen, die Rückschlüsse auf Durchblutungsänderungen im Bereich bestimmter Lungenbezirke erlauben.

2. Auf diese Weise sind auch bei Lungengesunden Unterschiede in der Aktivitätsakkumulation zwischen verschiedenen Lungenbezirken, vor allem der rechten zur linken Lunge nachweisbar.

3. Eine normalerweise geringere Aktivitätsakkumulation im linken Lungenunterfeld, die auf die ventrale Herzlokalisation zurückzuführen ist, muß bei der Beurteilung szintigraphischer Befunde stets berücksichtigt werden.

4. Bei in Bauchlage aufgenommenen Szintigrammen fallen Seitenunterschiede in der Aktivitätsakkumulation nahezu fort. Bei Lungenkranken ergeben dorsal angefertigte Perfusionsszintigramme häufiger Aktivitätsausfälle als in Rückenlage.

5. Bei Bronchustumoren werden fast regelmäßig signifikante Aktivitätsausfälle nachgewiesen, die vielfach auf einer reflektorischen Durchblutungsminderung in poststenotisch hypoventilierten Lungenbezirken beruhen.

6. Kranke mit obstruktiven Atemstörungen zeigen oft umschriebene Abnahmen der Aktivitätsakkumulation, besonders im linken Lungenunterfeld. Verlaufskontrollen können prognostische Bedeutung hinsichtlich therapeutischer Chancen bzw. der Ausbildung eines Cor pulmonale gewinnen.

Literatur

ALTENBRUNN, H.-J., P. GEORGI u. K.-H. ROTTE: Lungenventilation und Lungendurchblutung beim Bronchialkarzinom. Rad. biol. ther. 8/4, 517–527 (1968).

BALL, W. C. JR., P. B. STEWART, L. G. S. NEWSHAM, and D. V. BATES: Regional pulmonary function studied with xenon^{133}. J. clin. Invest. **41**, 519–531 (1962).

BENTIVOGLIO, L. G.: Study of regional ventilation and perfusion using radioactive xenon in emphysema. Dis. Chest **48**, 502–509 (1965).

DEININGER, H. K.: Lungenszintigraphie und Bronchialkarzinom. Med. Welt **1968**, 1119–1124.

DOERING, P., u. B. LORENZ: Der Nachweis von Lungenembolien mit ^{131}J-Albuminpartikeln. Dtsch. med. Wschr. **92**, 239–244 (1967).

DOERR, F., R. WOLF, R. BROCK u. U. STORCK: Zur Beurteilung der Lungendurchblutung mit Hilfe der Lungenszintigraphie. Fortschr. Röntgenstr. **106**, 34–42 (1967).

—, U. STORCK, R. WOLF u. B. REINER: Der kleine Kreislauf bei Mitralvitien im Lungenszintigramm. Fortschr. Röntgenstr. **108**, 285–295 (1968).

ERNST, H., B. BRÄUER u. G. MEISSNER: Szintigraphische Untersuchungen bei Lungentumoren. Fortschr. Röntgenstr. **102**, 545–547 (1965).

EULER, v. U. S., and G. LILJESTRAND: Observations on the pulmonary arterial blood pressure in the cat. Acta physiol. scand. **12**, 301–319 (1946).

FEINE, U., H. ASSMANN u. P. HILPERT: Das Lungenszintigramm als Ergänzung des Lungenröntgenbildes. Fortschr. Röntgenstr. **105**, 458–471 (1966).

— Das Lungenperfusions-Szintigramm. Dtsch. med. Wschr. **93**, 1108–1110 (1968).

FELIX, R., P. THURN, A. DÜX, C. WINKLER, P. GEISLER, C. BOLDT u. M. AKHTAR: Vergleichende Wertung des Informationsgehalts von Pulmonalisangiogramm, Lungenszintigramm und Blutgasanalyse. Fortschr. Röntgenstr. **107**. 585–600 (1967)

FLOHR, H., u. H. WÜRDINGER: Szintigraphische Untersuchungen der pulmonalen Durchblutung bei experimenteller Ausschaltung einer Lunge vom Gasaustausch. Klin. Wschr. **45**, 322–323 (1967).

—, R. FELIX, H. WÜRDINGER u. A. DÜX: Untersuchungen über die gasspannungsabhängige Durchblutungsregulation im Pulmonalkreislauf. Kreisl.-Forsch. **57**, 397–405 (1968).

FRIEDMAN, W. F., and E. BRAUNWALD: Alterations in regional pulmonary blood flow in mitral valve disease studied by radioisotope scanning. Circulation **34**, 363–376 (1966).

KÜHNEMANN, K.-A., u. O. FISCHEDICK: Die Lungenszintigraphie bei schweren Silikosen. Fortschr. Röntgenstr. **108**, 725–733 (1968).

KUNKEL, G., U. HÜTTEMANN, H. ERNST u. J. KRÜGER: Zur Deutung perfusionsszintigraphischer Befunde bei malignen Lungentumoren. Respiration **25**, 243–262 (1968).

LEB, G., O. EBER u. H. WASCHER: Untersuchungen über die Durchblutungsverhältnisse der Lunge bei Lungentumoren. Radiologe **8**, 33–37 (1968).

LOKEN, M. K., and R. D. BUGBY: Visualization of the lung by methods of scintiphotography. Amer. J. Roentgenol. **97**, 850–859 (1966).

LOPEZ-MAJANO, V., D. E. TOW, and H. N. WAGNER, JR.: Regional distribution of pulmonary arterial blood flow in emphysema. J. Amer. med. Ass. **197**, 81–84 (1966).

—, H. N. WAGNER, JR., R. H. TWINING, D. E. TOW, and V. CHERNIK: Effect of regional hypoxia on the distribution of pulmonary blood flow in man. Circulat. Res. **18**, 550–557 (1966).

MOLINA, CL., G. MEYNIEL, J.-CL. CHEMINAT, R. PLAGNE, J. BRUN et R. MERCIER: Indications et résultats de la scintigraphie pulmonaire par la caméra a scintillations. Sem. Hôp. Paris **44**, 844–854 (1968).

OESER, H., u. H. ERNST: Die Lungenszintigraphie als Mittel zur Früherkennung des Lungenkrebses. Dtsch. med. Wschr. **91**, 333–335 (1966).

— — u. J. KRÜGER: Das normale und das von der Norm abweichende Lungenszintigramm. Fortschr. Röntgenstr. **106**, 549–554 (1967).

QUINN, J. L., and J. E. WHITLEY: Lung scintiscanning. Radiology 83, 937–943 (1964).
RINK, H.: Vergleichende Betrachtung szintigraphischer und röntgenologischer Befunde beim Bronchuskarzinom. Med. Welt **1968**, 30–50.
SASAHARA, A. A., J. S. BELKO, and R. G. SIMPSON: Multiple-view lung scanning. J. nucl. Med. **9**, 187–191 (1968).
SURPRENANT, E. L.: Lateral lung scanning anatomic and physiologic considerations. Amer. J. Roentgenol. **99**, 533–542 (1967).
SUTHERLAND, J. D., G. L. DE NARDO, and D. W. BROWN: Lung scans with I^{131} labelled macroaggregated human serum albumin (MAA). Amer. J. Roentgenol. **98**, 416–426 (1966).
TAPLIN, G. V., D. E. JOHNSON, E. K. DORE, and H. S. KAPLAN: Lung photoscans with macroaggregates of human serum radioalbumin. Health Physics **10**, 1219–1227 (1964).
TOW, D. E., H. N. WAGNER JR., V. LOPEZ-MAJANO, E. M. SMITH, and T. MIGITA: Validity of measuring regional pulmonary arterial blood flow with macroaggregates of human serum albumin. Amer. J. Roentgenol. **96**, 664–676 (1966).
WAGNER, H. N., JR., D. C. SABISTON, JR., M. IIO, J. G. MCAFEE, J. K. MEYER, and J. K. LANGAN: Regional pulmonary blood flow in man by radioisotope scanning. J. Amer. med. Ass. **187**, 601–603 (1964).
— —, J. G. MCAFEE, D. TOW, and H. S. STERN: Diagnosis of massive pulmonary embolism in man by radioisotope scanning. New Engl. J. Med. **271**, 377–384 (1964).
—, D. E. TOW, and V. LOPEZ-MAJANO: Regional vasomotor activity of the pulmonary vasculature. J. clin. Invest. **44**, 1106–1107 (1965).
WEIMANN, G., W. E. ADAM, F. BITTER u. W. BÖHM: Quantitative Auswertung lungenszintigraphischer Untersuchungen. Med. Klin. **63**, 450–355 (1968).
WEINER, B., D. E. JENKINS, Jr., and P. C. JOHNSON JR.: Pulmonary scanning, DL_{CO} and emphysema. Clin. Res. **14**, 370 (1966).
ZITA, G., u. K. BRENNIG: Die Farbszintigraphie der Lunge beim Bronchuskarzinom. Fortschr. Röntgenstr. **105**, 472–479 (1966).

Nachweis von Verteilungsstörungen durch Doppel-Szintigraphie der Lungen *

D. NOLTE, S. GREBE und H. SCHRAUB, Gießen **

Durch systematischen Vergleich mit Lungenfunktionsmeßwerten ist mehrfach versucht worden, die zunächst rein morphologische Aussage von Lungen-Szintigrammen um funktionelle Aussagen zu bereichern [7, 8, 16, 22 u.a.]. Mit einer Fragestellung aus diesem Komplex, nämlich dem szintigraphischen Nachweis von ventilatorischen und hämodynamischen Verteilungsstörungen der Lunge, ist auch die vorliegende Untersuchungsreihe begonnen worden. Zum Vergleich dienten die Ergebnisse der Ganzkörperplethysmographie, der Blutgasanalyse und der Röntgenuntersuchung. Der Schwerpunkt lag auf Lungenerkrankungen mit obstruktiver Ventilationsstörung. Die Ergebnisse sollten folgende Fragen beantworten helfen:

1. Eine größere Differenz zwischen intrathorakalem Gasvolumen (Ganzkörperplethysmographie) und funktionellem Residualvolumen (Fremdgasmethode) läßt

* Der Vortrag enthält Ergebnisse der Dissertation von H. SCHRAUB.

** Dr. D. NOLTE, Med. Kliniken u. Polikliniken der Justus Liebig-Universität, 6300 Gießen, Klinikstraße 32b.

auf das Vorhandensein von zeitweise nicht ventilierten Lufträumen schließen („Air trapping“ [2]). Gelingt es, das „Air trapping“ durch Vergleich des Röntgenbildes mit einem Inhalations-Szintigramm zu lokalisieren?

2. Die Blutgasveränderungen bei obstruktiven Atemwegserkrankungen sind überwiegend Folgen eines Mißverhältnisses zwischen Belüftung und Durchblutung.

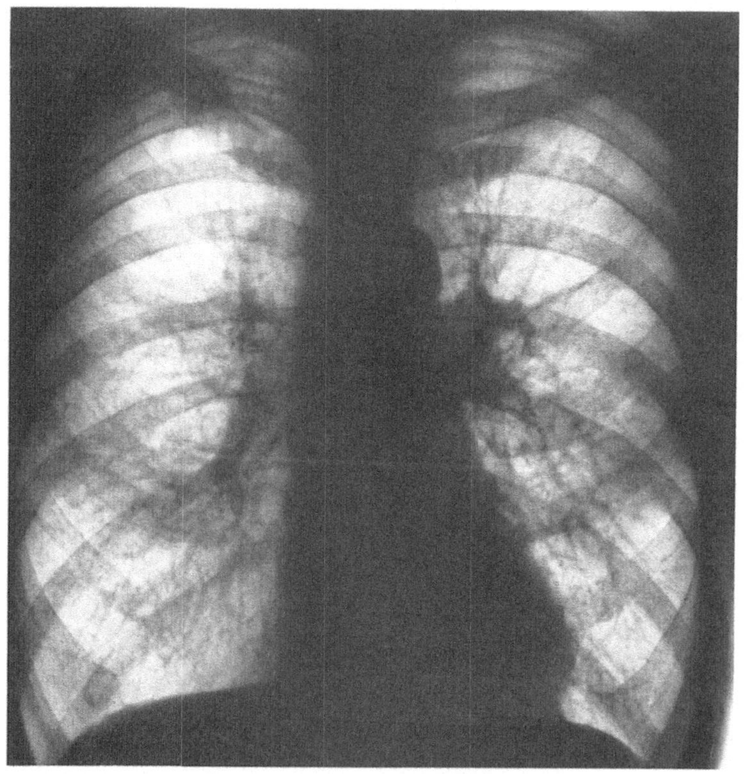

W. Ka., männl, 58 J., Nr. 27/2322/68. Diagnose: Chronische obstruktive Emphysembronchitis

R = 6,4 cm H_2O/l/sec IGV = 6 7000 ml FRK = 4 430 ml VK = 3 300 ml

pO_2 = 53,0 mm Hg pCO_2 = 57,8 mm Hg pH = 7,32

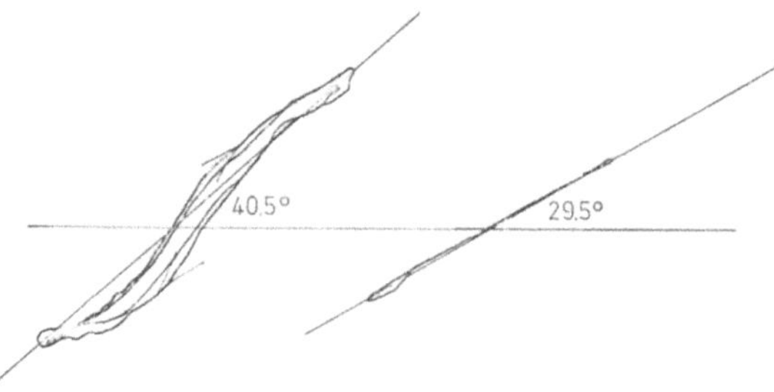

Abb. 1. Röntgen-Thoraxaufnahme, Lungenfunktionswerte und ganzkörperplethysmographische Resistancekurve (links) bzw. Verschlußdruckkurve (rechts) von einem Patienten mit chronischer obstruktiver Emphysembronchitis

Läßt sich ein solches Mißverhältnis durch einen Vergleich zwischen Inhalations- und Perfusions-Szintigramm unmittelbar demonstrieren?

Methoden

Die ganzkörperplethysmographischen Untersuchungen wurden mit dem Gerät „Bodytest" der Fa. Jaeger, Würzburg, durchgeführt. Die Werte für den bronchialen Strömungswiderstand und das intrathorakale Gasvolumen (IGV) wurden nach dem Resistance- und dem Verschlußdruckwinkel aus eigenen Nomogrammen abgelesen [11].

Der als bronchialer Strömungswiderstand oder „Resistance" (R) angegebene Wert entspricht der von Ulmer u. Reif [23] für das Symbol Rt vorgeschlagenen Definition.

Die Blutgasanalysen (pO_2, pCO_2, pH) erfolgten mit dem Combi-Analysator der Fa. Eschweiler, Kiel. Untersucht wurde Capillarblut aus dem hyperämisierten Ohrläppchen.

Vor Registrierung des Perfusions-Szintigramms erhielt der Patient in Rückenlage 100 bis 150 μC ^{131}Jod-Makro-Albuminpartikel (Farbwerke Hoechst, Größenspektrum von 5—60 μ bei mittlerer Teilchengröße von 15—20 μ) intravenös injiziert. Unmittelbar darauf wurde mit einem Picker-Magna-Scan V (Kollimator 19löchrig, Lineargeschwindigkeit 40 cm/min) das Lungen-Szintigramm (Color-Scan) in Rückenlage des Patienten registriert. 2—3 Tage später fand die zweite Untersuchung statt. Diesmal inhalierte der Patient im Sitzen ^{131}Jod-Humanalbumin. Über einen mit reinem O_2 betriebenen Zerstäuber wurde ein Aerosol (Tröpfchengröße 0,05—5 μ) erzeugt, das vom Patienten durch Mundstück inhaliert und über Ventil in einen Plastikbeutel exspiriert wurde. Die Inhalationsdauer betrug ca. 5 min. Dabei wurden ca. 400—500 μC ^{131}Jod-Albumin zerstäubt. Wieviel der Patient davon inhaliert und effektiv in der Lunge zurückbehält, wird von uns z. Z. gemessen.

Ergebnisse

1. Nachweis des „Air trapping"

Bei Kranken mit schwerer chronischer Atemwegsobstruktion findet man im Inhalations-Szintigramm fast regelmäßig einen ungleichmäßigen Fixationsausfall in den Mantelpartien der Lungen. Wie in Abb. 2 demonstriert, fallen mitunter auch größere Lungenbezirke, ja ganze Lappen oder sogar eine gesamte Lungenseite im Szintigramm aus, während die Röntgenaufnahme an den betroffenen Stellen lufthaltiges Gewebe nachweist. In dem abgebildeten Beispiel projiziert sich der Fixationsdefekt auf den rechten Lungenoberlappen. Der Vergleich zwischen dem plethysmographisch gemessenen IGV und dem mit der Heliummethode bestimmten FRV läßt eine Differenz von 2270 ml erkennen (Abb. 1). Dieses Luftvolumen ist beim Vergleich des Inhalations- mit dem Perfusions-Szintigramm einmal in den unvollkommen belüfteten thorakalen und mediastinalen Randpartien, v. a. aber in dem großen Defekt im rechten Oberlappen zu vermuten. Wahrscheinlich liegt bei dem Patienten pathologisch-anatomisch ein bullöses Emphysem vor.

Kranke, deren IGV höher ist als das FRV, zeigen nicht immer ein auch im Szintigramm nachweisbares „Air trapping". In solchen Fällen wird man annehmen müssen, daß bronchioläre Ventilstenosen über beide Lungen diffus verteilt und die distal davon gelegenen Lufträume zu klein sind, um sich szintigraphisch darzustellen.

2. Nachweis eines Mißverhältnisses zwischen Belüftung und Durchblutung

Patienten mit erhöhtem bronchialen Strömungswiderstand und gleichzeitig pathologischen Blutgaswerten zeigen Abweichungen des Perfusions-Szintigramms vom Inhalations-Szintigramm. So läßt Abb. 2 z. B. im Inhalations-Szintigramm einen deutlich größeren Fixationsdefekt als im Perfusions-Szintigramm erkennen.

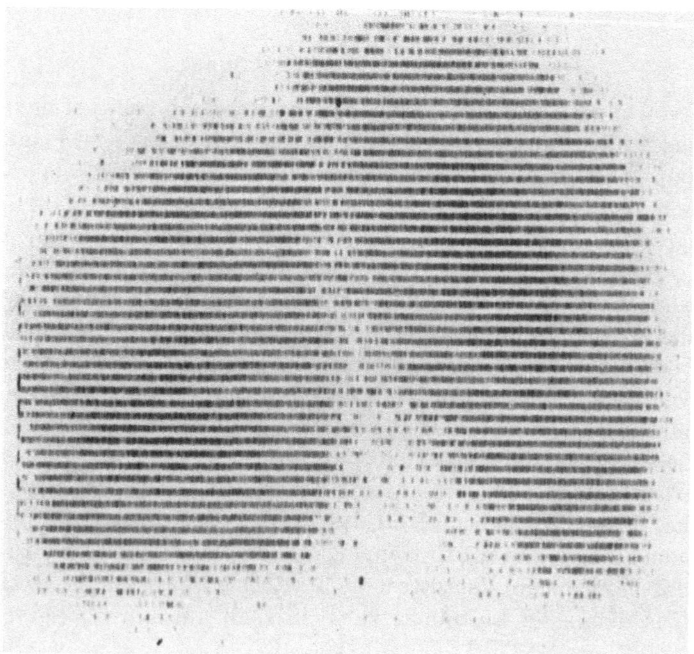

Abb. 2. Inhalations-Szintigramm (oben) und Perfusions-Szintigramm (unten) von dem Patienten der Abb. 1 (im Original Color-Scans). Einzelheiten s. Text

Bei der Mehrzahl der Patienten sind die Abweichungen zwischen den beiden Szintigrammen jedoch überraschend gering. Wir haben bisher in keinem Fall einen größeren Defekt im Inhalations-Szintigramm ohne irgendeine Veränderung im Perfusions-Szintigramm beobachtet. Es kann geradezu als Regel gelten, daß auch bei chronischer Atemwegsobstruktion der Euler-Liljestrand-Mechanismus [5] noch weitgehend funktioniert. In einigen Fällen sahen wir im Inhalations-Szintigramm einen fast kompletten Ausfall einer Lungenseite; regelmäßig zeigte dann auch das Perfusions-Szintigramm auf der minderbelüfteten Seite eine Minderdurchblutung.

Diskussion

Durch Inhalation einer radioaktiven Substanz kann ein durch Lungenfunktionsparameter (IGV und FRV) ermitteltes „Air trapping" szintigraphisch lokalisiert werden. Die Methodik der Inhalations-Szintigraphie [1, 4, 13—15, 17, 19, 20] ist aber infolge des aus Strahlenschutzgründen unbedingt notwendigen geschlossenen Systems erheblich aufwendiger als das für die Routine-Diagnostik bevorzugte Perfusions-Szintigramm [3, 6, 10, 18, 24]. Die Inhalation am geschlossenen System kann zudem stark dyspnoischen Patienten kaum zugemutet werden. Die Herstellung eines bronchiolengängigen Aerosols bildet ein weiteres Problem.

Systematische Vergleiche zwischen den beiden Formen der Lungen-Szintigraphie ergeben bei fortgeschrittener Atemwegsobstruktion zwar in der Regel szintigraphisch nachweisbare Differenzen zwischen Belüftung und Durchblutung, die die arterielle Hypoxämie erklären helfen; groß sind diese Differenzen aber nicht. In Übereinstimmung mit experimentellen Ergebnissen [9, 21] läßt die Doppel-Szintigraphie darauf schließen, daß auch in der chronisch kranken Lunge die Durchblutung in unterbelüfteten Bezirken noch deutlich gedrosselt werden kann. Schlecht ventilierte Lungengebiete sind daher nicht nur im Inhalations-, sondern auch im Perfusionsszintigramm als Fixationsdefekte erkennbar.

Für die klinische Routine-Diagnostik ist somit das aufwendige Inhalations-Szintigramm entbehrlich. Es mag für wissenschaftliche Fragestellungen interessant bleiben; einer subtilen Auswertung steht aber auch dann noch entgegen, daß Ventilation und Perfusion nicht streng synchron untersucht werden können und dem registrierten Szintigramm nur der Wert einer Momentaufnahme zukommt.

Literatur

1. Altenbrunn, H. J.: Die Isotopenthorakographie nach Inhalation von radioaktiven Aerosolen. In: Radioaktive Isotope in Klinik u. Forschung. Hrsg.: K. Fellinger u. R. Hofer. München: Urban u. Schwarzenberg 1965, S. 396ff.
2. Dayman, H.: Mechanics of airflow in health and in emphysema. J. clin. Invest. **30**, 1175 (1951).
3. Deininger, H. K.: Lungenszintigraphie und Bronchialkarzinom. Med. Welt (N.F.) **19**, 1119 (1968).
4. Dumon, J. R., R. Paulin, and M. T. Brouillet-Gabriel: The pulmonary scintigraphy following aerosols. Marseille Med. **103**, 731 (1966).
5. Euler, U. W. von, u. G. Liljestrand: Observations on the pulmonary arterial blood pressure in the cat. Acta physiol. scand. **12**, 101 (1946).
6. Feine, U.: Das Lungenperfusions-Szintigramm. Dtsch. med. Wschr. **93**, 1108 (1968).
7. — H. Assmann u. P. Hilpert: Das Lungenszintigramm als Ergänzung des Lungenröntgenbildes. Fortschr. Röntgenstr. **105**, 458 (1966).

8. FELIX, R., P. THURN, A. DÜX, C. WINKLER, P. GEISLER, C. BOLDT u. M. AKHTAR: Vergleichende Wertung des Informationsgehalts von Pulmonalisangiogramm, Lungenszintigramm und Blutgasanalyse. Fortschr. Röntgenstr. **107**, 585 (1967).
9. FLOHR, H.: Szintigraphische Untersuchungen der pulmonalen Durchblutung bei experimenteller Ausschaltung einer Lunge vom Gasaustausch. Klin. Wschr. **45**, 322 (1967).
10. KRÜGER, J., u. H. ERNST: Die Lungenszintigraphie. Dtsch. Röntgenkongreß, Baden-Baden 1967.
11. NOLTE, D.: Zur Auswertung ganzkörperplethysmographischer Meßergebnisse. Med. thorac. **24**, 371 (1967).
12. OESER, H., H. ERNST u. J. KRÜGER: Das normale und das von der Norm abweichende Lungenszintigramm. Fortschr. Röntgenstr. **106**, 549 (1967).
13. PIRCHER, F. J., J. R. TEMPLE, W. J. KIRSCH, and R. J. REEVES: Distribution of pulmonary ventilation determined by radioisotope scanning. Amer. J. Roentgenol. **94**, 807 (1965).
14. — The aerosol scan in the assessment of lung disease. IAEA Symposium on Medical Radioisotope Scintigraphy. Salzburg, 6.—15. 8. 1968.
15. PLAGNE, R., G. MEYNIEL, and P. BLANQUET: Pulmonary scintigraphy. Principles and technics. Poumon **23**, 231 (1967).
16. POE, N. D., A. GREENBERG, and G. V. TAPLIN: The estimation of regional pulmonary function by lung scanning. Amer. Rev. resp. Dis. **97**, 382 (1968).
17. QUINN, J. L., and L. R. HEAD: Radioisotope photoscanning in pulmonary disease. J. nucl. Med. **7**, 1 (1966).
18. SIENIEWICZ, D. J., L. ROSENTHAL, M. J. HERBA, and J. H. BURGESS: Correlative assessment of the macroalbumin lung scan with the clinical and roentgenographic chest findings. Amer. J. Roentgenol. **100**, 822—834 (1967).
19. TAPLIN, G. V., and N. D. POE: A dual lung-scanning technic for evaluation of pulmonary function. Radiology **85**, 365 (1965).
20. — —, and A. GREENBERG: Lung scanning following radioaerosol inhalation. J. nucl. Med. **7**, 77 (1966).
21. —, E. K. DORE, N. D. POE, and A. GREENBERG: Bronchialpatency evaluation by scanning after radioaerosol inhalation. Clinic. Scintill. (Picker) **10**, 1 (1966).
22. TOW, D. E., H. N. WAGNER, V. LOPEZ-MAJANO, E. M. SMITH, and T. MIGITA: Validity of measuring regional pulmonary arterial blood flow with macroaggregates of human serum albumin. Amer. J. Roentgenol. **96**, 664 (1966).
23. ULMER, W. T., u. E. REIF: Die obstruktiven Erkrankungen der Atemwege. Dtsch. med. Wschr. **90**, 1803 (1965).
24. ZITA, G., u. KR. BRENNIG: Die Farbszintigraphie der Lunge beim Bronchuskarzinom. Fortschr. Röntgenstr. **105**, 472 (1966).

Diskussionsbemerkungen

R. JUCHEMS, Würzburg:

Zwei Fragen möchte ich stellen:

1. Wann halten Sie die Lungenszintigraphie in der Klinik indiziert?

2. Welche Größe soll ein Lungentumor haben, damit man ihn mit der Lungenszintigraphie nachweisen kann?

D. NOLTE, Gießen:

1. Die Doppel-Szintigraphie dient in erster Linie der Diagnose eines umschriebenen Verschlusses der Lungengefäßstrombahn (u. a. Lungenarterienembolie), einer umschriebenen Hypoventilation infolge Bronchialstenose (u. a. zentrales Bronchus-Carcinom) und schließlich — wie eben demonstriert — dem Nachweis eines Mißverhältnisses zwischen Ventilation und Perfusion (u. a. bei chronischer obstruktiver Bronchitis) sowie dem morphologischen Nachweis eines „air trapping“.

2. Über die Größe eines Lungentumors erlaubt die Röntgenuntersuchung viel feinere Aussagen als die Szintigraphie. Für den szintigraphischen Nachweis ist nicht so sehr die Größe des Tumors entscheidend, sondern vielmehr der Grad der durch ihn hervorgerufenen Bronchuseinengung. Ein kleines, stark stenosierendes Carcinom in einem Stammbronchus kann zum totalen Fixationsausfall im Bereich der dazugehörigen Lunge führen.

A. SCHAEDE, Bonn:
Sehen Sie entscheidende Vorteile in der Methode der Doppel-Szintigraphie gegenüber der heute doch relativ einfach durchzuführenden Angiographie?

D. NOLTE, Gießen:
Die Angiographie ist der Doppel-Szintigraphie der Lungen hinsichtlich der Diagnose kleinerer Lungenarterienembolien an Zuverlässigkeit überlegen; sie erlaubt aber keinerlei funktionelle Aussage über die Beziehung der Perfusion zur Ventilation.

Die Atmungsfunktion des Blutes nach akuter schwerer Hämorrhagie

CH. BAUER, K. KNORPP und H. BARTELS, Hannover *

Bei einer akuten anämischen Hypoxie, die durch einen plötzlichen Blutverlust von mehr als 15% des Gesamtvolumens hervorgerufen wird, kommt es zu einer Abnahme der Zahl der Sauerstoffträger und durch die Verminderung des venösen Rückstromes zu einem Absinken des Herzminutenvolumens. Die Abnahme des zirkulierenden Blutvolumens kann z.T. durch Minderdurchblutung der peripheren Körperabschnitte und durch einen Flüssigkeitseinstrom vom Gewebe in die Blutbahn ausgeglichen werden. Da man weiß, daß bei einer chronischen anämischen Hypoxie die Gewebssauerstoffversorgung durch eine Abnahme der Sauerstoffaffinität des Blutes verbessert werden kann (RODMAN et al., 1960; RIEGEL u. BARTELS, 1963), lag es nahe, auch bei der akuten anämischen Hypoxie nachzuprüfen, ob durch eine Veränderung der O_2-Affinität in vivo die Verminderung der Erythrocytenkonzentration teilweise ausgeglichen werden kann und welchen Einfluß ein Ersatz des entnommenen Blutvolumens durch kolloidale Plasmaersatzlösungen auf die O_2-Affinität des Blutes hat.

Untersucht wurden 38 erwachsene, reinrassige Kaninchen beiderlei Geschlechts (Stamm Deutsche Riesenschecken). Am Vortag der Untersuchung wurde den Tieren in Evipannarkose ein PVC-Katheter in eine Arteria carotis und den rechten Ventrikel eingelegt und die richtige Lage der Katheter während des Versuches mit einem Druckmeßkopf kontrolliert. Zu Versuchsbeginn wurde den wachen, nicht narkotisierten Tieren 35% des geschätzten Blutvolumens innerhalb von 30 min entzogen. Verwertet wurden die Meßergebnisse der Tiere, die den Versuch 48 h und länger überlebten. Gruppe I besteht aus 12 von 20 nicht behandelten Tieren, Gruppe II und III aus je 8 von 9 Tieren, bei denen das entnommene Blutvolumen unmittelbar nach der Blutentnahme innerhalb von 30 min entweder vollständig durch ein Gelatinepräparat (Gruppe II) oder zu zwei Dritteln durch ein Dextranpräparat (Gruppe III) ersetzt wurde. Unmittelbar vor und nach

* Dr. CH. BAUER, Med. Hochschule Hannover, Physiologisches Institut, 3000 Hannover, Osterfeldstraße 5.

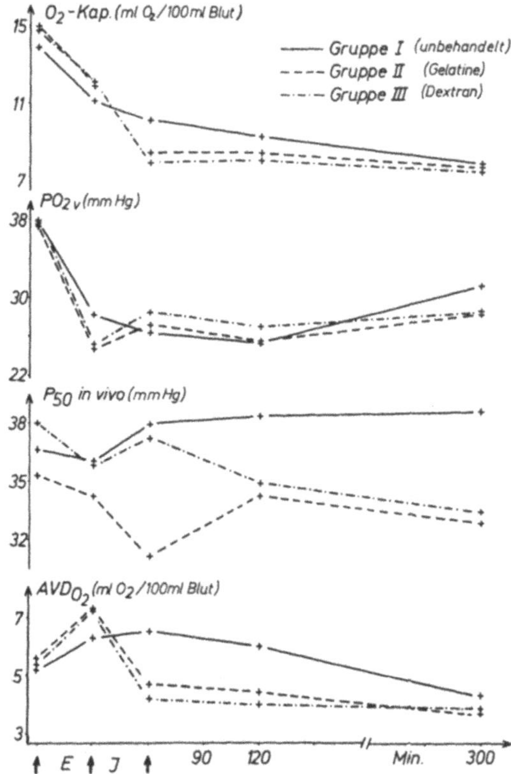

Abb. 1. O_2-Kapazität (O_2-Kap.), venöser Sauerstoffdruck (pO_2v), O_2-Halbsättigungsdruck (P_{50}) und arterio-venöse O_2-Gehaltsdifferenz (AVD_{O_2}) nach Hämorrhagie bei unbehandelten (Gr. I) und behandelten Kaninchen (Gr. II u. III). *E* Entnahmeperiode, *I* Infusionsperiode

der Blutentnahme sowie 30, 90 und 270 min nach Ende der Blutentnahme wurden im arteriellen und gemischtvenösen Blut die O_2- und CO_2-Drucke und Gehalte und die pH-Werte sowie die Sauerstoffkapazität des Blutes bestimmt und aus diesen Werten der Sauerstoffhalbsättigungsdruck des Blutes bei pH 7,4 als Maß für die Sauerstoffaffinität errechnet.

Im Rahmen dieses Vortrages soll über das Verhalten der Sauerstoffkapazität, des venösen Sauerstoffdruckes, des O_2-Halbsättigungsdruckes und der arterio-venösen Sauerstoffgehaltsdifferenz (AVD_{O_2}) berichtet werden. In Abb. 1 sind die Mittelwertskurven dieser 4 Parameter wiedergegeben. Gruppe I entspricht der durchgezogenen Linie, Gruppe II der gestrichelten und Gruppe III der Punkt-strich-Linie.

Die O_2-Kapazität nahm bei allen Tieren als Zeichen einer Auffüllung des Blutvolumens ab. Bei den unbehandelten Tieren erfolgte die Abnahme langsamer als bei den behandelten Tieren, am Ende des Versuches hatten jedoch alle 3 Gruppen praktisch die gleiche O_2-Kapazität.

Nimmt man die AVD_{O_2}, unter Annahme eines unveränderten O_2-Verbrauches, als ein reziprokes Maß für die Größe des Herzminutenvolumens an, so ergibt sich bei den unbehandelten Tieren zunächst eine Abnahme des Herzminutenvolumens, die entsprechend der Auffüllung des Blutvolumens allmählich zunimmt (CHALMERS et al., 1967). Die Infusion von Plasmaersatzmitteln führte zu einer statistisch signifikanten Abnahme der AVD_{O_2}, die auf ein gesteigertes Herzminutenvolumen zurückgeführt werden kann.

Die Änderungen des pH-Wertes im venösen Blut waren zu keinem Zeitpunkt in einer der 3 Gruppen statistisch signifikant.

Die Infusion von Plasmaersatzmitteln hatte keinen Einfluß auf den venösen Sauerstoffdruck: nach dem initialen Abfall unmittelbar nach der Blutentnahme veränderte sich dieser Wert bei allen Tieren praktisch nicht mehr. Nimmt nämlich bei Auffüllung des Blutvolumens mit erythrocytenfreien Lösungen das Herzminutenvolumen im gleichen Maße zu, wie die O_2-Kapazität abnimmt, so wird sich bei unverändertem O_2-Verbrauch und gegebener O_2-Affinität und gegebenem pH-Wert auch der venöse Sauerstoffdruck nicht ändern.

Der O_2-Halbsättigungsdruck des Blutes war in Gruppe II 90 min nach Blutentnahme gegenüber den beiden anderen Gruppen und $4\frac{1}{2}$ h nach Blutentnahme bei den behandelten gegenüber den unbehandelten Tieren statistisch signifikant erniedrigt, die O_2-Affinität also erhöht. In Abb. 2 sind die O_2-Bindungskurven vor Blutentnahme so wie am Ende des Versuches für behandelte und unbehandelte Tiere mit den jeweiligen aktuellen Meßpunkten dargestellt. Man sieht, daß die Linksverlagerung der Bindungskurve bei den behandelten Tieren die Ausschöpfbarkeit des Blutes um ca. 15% vermindert. Diesem ungünstigen Effekt steht die ungleich wirkungsvollere Steigerung des Herzminutenvolumens durch Plasmaersatzmittel nach akuten Blutverlusten gegenüber, so daß normalerweise die Linksverlagerung der O_2-Bindungskurve von untergeordneter Bedeutung sein

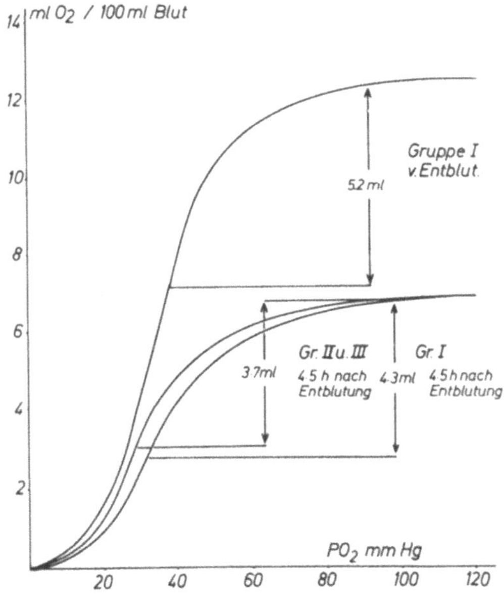

Abb. 2. Sauerstoffbindungskurven von Kaninchenblut bei pH 7,4 vor und nach Hämorrhagie bei unbehandelten (Gr I) und behandelten Tieren (Gr. II u. III). Die Pfeilspitzen markieren die jeweils in vivo gewonnenen Meßpunkte, die Pfeillängen die Größe der AVD_{O_2}.

dürfte. Kann jedoch die verminderte Ausschöpfbarkeit des Blutes nicht durch eine entsprechende Steigerung des Herzminutenvolumens kompensiert werden, wie zum Beispiel bei einer latenten Herzinsuffizienz, so könnte die Erhöhung der O_2-Affinität durch Plasmaersatzlösungen nachteilig sein.

Zusammenfassend ist zu sagen: Beim Kaninchen führt ein akuter Blutverlust zu keiner Veränderung der Sauerstoffaffinität des Blutes in vivo, während der Ersatz des entnommenen Blutes durch Plasmaersatzmittel die Sauerstoffaffinität erhöht.

Literatur

CHALMERS, J. P., P. J. KORNER, and S. W. WHITE: The effects of haemorrhage in the unanaesthetized rabbit. J. Physiol. (Lond.) **189**, 367 (1967).

RIEGEL, K., u. H. BARTELS: Physiologische und pathologische Funktionsänderungen des Blutgastransportes beim Menschen. Beitr. Silikose-Forsch., S-Bd. Grundfragen Silikoseforsch. **5**, 367 (1963).

RODMAN, T., H. P. CLOSE, and M. K. PURCELL: The oxyhemoglobin dissociation curve in anemia. Ann. Int. Med. **52**, 295 (1960).

Die Blutkomponente der „Gesamt-Diffusionskapazität" und die capillare Lungen-Strombahn

S. DAUM und L. TLUSTÝ, Prag *

Bei Kranken mit chronischer Bronchitis, obstruktivem Lungenemphysem und Cor pulmonale haben wir die erniedrigte sog. „Gesamtdiffusionskapazität" gemessen.

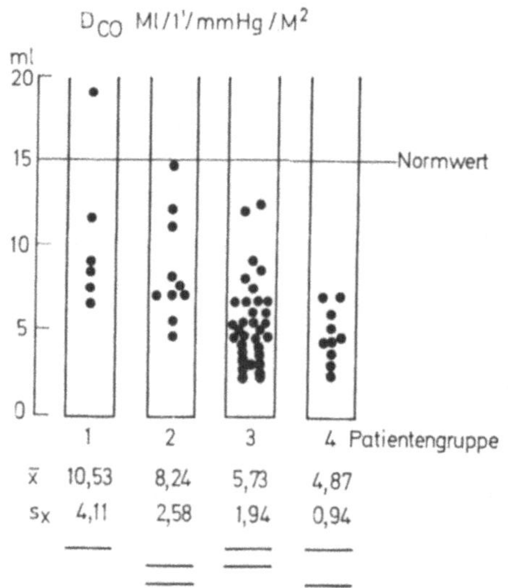

Abb. 1. Die „Gesamtdiffusionskapazität" bei den Kranken mit chronischer Bronchitis *1*, mit obstruktivem Lungenemphysem *2*, mit Cor pulmonale *3* und bei den Patienten mit Cor pulmonale *4*, wo dazu der „Lungencapillardruck" über 12 mm Hg betrug. Die horizontale Linie zeigt die Normalwerte

Es handelte sich erstens um 6 Patienten mit einfacher Bronchitis ohne irgendwelche Zeichen von Emphysem, zweitens um 10 Kranke mit ausgeprägtem ob-

* Dr. S. DAUM, Pulmonologische Abt. der Medizinischen Univ.-Klinik, Basel/Schweiz.

struktiven Emphysem bei chronischer Bronchitis ohne Pulmonalhypertonie, drittens um 27 Kranke mit Bronchitis, Emphysem und Pulmonalhypertonie und viertens um eine Gruppe Patienten, wo neben einer Pulmonaldruckerhöhung auch der sog. Lungencapillardruck erhöht war (über 12 mm Hg). Die Diffusionskapazität wurde in ml/min/mm Hg/m^2 der Körperoberfläche angegeben und nimmt mit dem Schweregrad der Erkrankung statistisch signifikant ab.

Bei der Unterscheidung der Membrankomponente (D_M) und dem Lungencapillarblutvolumen (V_C) zeigt sich, daß die Herabsetzung der Gesamtdiffusionskapazität bei diesen Kranken nicht in der Membrankomponente liegt, aber in der Blutkomponente (in dem Lungencapillarblutvolumen), außer Gruppe 4, wo die Erniedrigung nicht signifikant ist.

Es ist bekannt, daß die Diffusionskapazität uns die Störung zwischen Distribution der Ventilation und der Perfusion zeigt. Besteht aber eine Korrelation zwischen dem gefundenen erniedrigten Lungencapillarblutvolumen und der Lungenhämodynamik bei den Kranken mit Cor pulmonale?

Wir haben eine signifikante exponentielle indirekte Korrelation gefunden zwischen dem Blutvolumen in den Lungencapillaren und zwischen dem Prozentsatz der ventilierten, aber nicht perfundierten (oder schlecht perfundierten) Alveolen (Severinghaus).

Es besteht auch eine signifikante exponentielle indirekte Korrelation zwischen V_C und nicht ventilierten, aber perfundierten Alveolen — sog. Lungenshunten.

Wir müssen voraussetzen, daß es sich nicht um perfundierte atelektatische Alveolen (um komplette Funktionsshunts) handelt. Wir nehmen an, daß es sich um eine Verschlechterung der Lungencapillarblutfüllung bei der Öffnung der präformierten anatomischen Shunts handelt. Nur bei Kranken, wo der sog. Capillardruck höher als 12 mm Hg war, waren QS erhöht und V_C dabei normal. Das ist hämodynamisch begreiflich.

Es ist interessant, daß bei Kranken mit chronischer Bronchitis, Lungenemphysem und Cor pulmonale das Lungencapillarblutvolumen niedriger ist, um so schwerer der Zustandsgrad ist, das, bedeutet, so um höher der Prozentsatz der ventilierten, dabei nicht perfundierten (d.i. Alveolartotraum), oder um so höher der Prozentsatz der Lungenshunts ist. Und dabei zeigt sich, daß V_C niedriger, V_{D_A} und Qs höher sind, um so mehr sich die respiratorische Acidose verschlechtert.

Die Lungencapillarblutfüllung ist abhängig von der arteriolaren Pulmonalresistance. Um so größer die Resistance ist, desto kleiner wird V_C (exponentiell).

Während der körperlichen Belastung (als Sauerstoffverbrauch angegeben) steigt der pulmonal-arteriolare Strömungswiderstand um so mehr, je kleiner die V_C schon in Ruhe ist. Wir können auch sagen, daß die Resistance mehr steigt, je größer das Lungencapillarbett beschränkt ist.

Der Befund des erniedrigten Lungencapillarblutvolumens als erniedrigte Blutkomponente der gesamten Lungendiffusionskapazität ist auch als mögliche Beschleunigung des Blutdurchflusses durch die Capillaren zu erklären, d.h. als Verkürzung der Kontaktzeit.

Aus unseren Untersuchungen zeigte sich bei Patienten mit Cor pulmonale, daß die Kontaktzeit schon in Ruhe verkürzt und V_C erniedrigt war. Während der Belastung, bei Herzminutenvolumenanstieg auf 10 l/min, nimmt die Kontaktzeit noch ab (0,25″).

Wir nehmen an, daß die erniedrigte V_C als Ausdruck der Lungencapillarbett-restriktion anzusehen ist und so auch einer von den limitierenden Faktoren der Arbeitsfähigkeit darstellt.

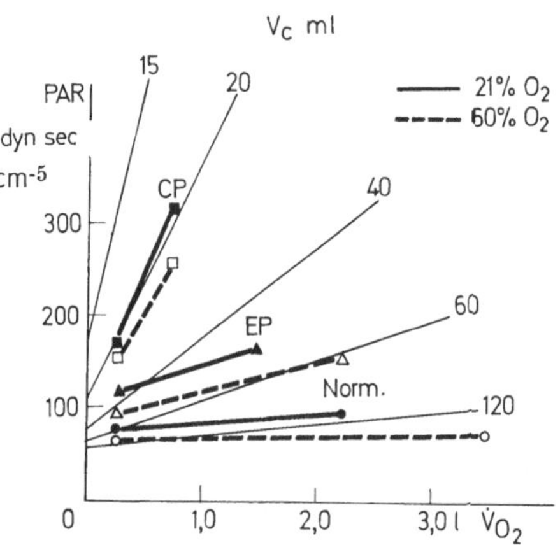

Abb. 2. Pulmonal-arteriolar-Resistance *PAR* in Ruhe und unter Belastung (als $\dot{V}_{O_2}$ in Liter angegeben) in Abhängigkeit des Lungencapillarblutvolumens (V_C in ml) während der Zimmerluft- (——) und Sauerstoffatmung (60% O_2 ----) bei Gesunden (Normal), bei Patienten mit Lungenemphysem *EP* oder Cor pulmonale *CP*

Wenn V_C normal ist, kann die Körperbelastung steigen bis $\dot{V}_{O_2}$ von 4—5 l/min, ohne Notwendigkeit, $P_A O_2$ künstlich zu erhöhen. Die spontane alveoläre Ventilationssteigerung ist ausreichend. Bei Patienten mit Cor pulmonale, wo V_C 20 ml beträgt, müßte bei derselben Belastung $P_A O_2$ über 200 mm Hg sein, d.h. der Kranke müßte eine hyperoxische Mischung atmen.

Zusammenfassung

Die erniedrigte Gesamtdiffusionskapazität bei Kranken mit chronischer Bronchitis, obstruktivem Lungenemphysem und Cor pulmonale ist durch die herabgesetzte Blutkomponente, d.h. durch erniedrigtes Lungencapillarblutvolumen verursacht. Je schwerer klinisch der Erkrankungsgrad ist, desto niedriger sind die Werte des Lungencapillarblutvolumens, die in statistisch hochsignifikante indirekte exponentielle Korrelation mit dem Prozentsatz der ventilierten, aber nicht perfundierten Alveolen, mit Lungenshunts und in direkter Korrelation mit dem pH stehen. Es besteht auch eine Korrelation zwischen V_C und arteriolarer Lungenresistance, besonders unter Belastung. Die erniedrigten Werte des V_C als Ausdruck der Lungencapillarbettrestriktion ist auch als limitierender Faktor der Arbeitsfähigkeit bei Patienten mit Cor pulmonale und Lungenemphysem anzusehen.

Verteilungsungleichmäßigkeiten von $\dot{V}_A/\dot{Q}$ und $D_L/\dot{Q}$

J. Heidenreich, W. Schmidt, H. R. Vogel und G. Thews, Mainz *

Der Arterialisierungseffekt in der menschlichen Lunge ist abhängig von der Ventilation, der Perfusion und den Diffusionsbedingungen in den Austauschmedien. Neben dem gut bekannten Verhältnis der alveolären Ventilation zur Perfusion $\dot{V}_A/\dot{Q}$ ist es besonders das Verhältnis der O_2-Diffusionskapazität zur Perfusion $D_L/\dot{Q}$, das die O_2- und CO_2-Partialdrucke am Ende der Lungencapillare bestimmt. Dabei ist zu berücksichtigen, daß neben den auf die gesamte Lunge bezogenen Mittelwerten von $\dot{V}_A/\dot{Q}$ und $D_L/\dot{Q}$ in besonderem Maße die regionalen Verteilungsungleichmäßigkeiten beider Größen einen entscheidenden Einfluß auf den Arterialisierungseffekt haben können.

Bisher war die experimentelle Erfassung beider Verteilungen nicht möglich. Ein von Thews u. Vogel (1968) entwickeltes Verfahren ermöglicht jetzt erstmals die Erfassung aller die Arterialisierung in der Lunge bestimmenden Größen in einem Untersuchungsgang ohne jede Beeinträchtigung des Probanden. Die theoretischen Grundlagen wurden bereits in der gestrigen Vormittagssitzung behandelt (vgl. Thews u. Vogel).

Hier soll über erste Ergebnisse berichtet werden, die mit Hilfe des neuen Verfahrens an lungengesunden Jugendlichen und lungengesunden Schwangeren sowie an älteren Personen mit chronischer Bronchitis gewonnen werden konnten. Die methodische Durchführung und die Auswertung können hier nur kurz gestreift werden (vgl. hierzu Vogel u. Thews, 1968).

Das Prinzip beruht auf der Überlegung, daß bei einem plötzlichen Wechsel der inspiratorischen Konzentration eines nicht austauschbaren Gases (wie etwa Helium oder Argon) die folgende Änderung seiner alveolären Konzentration ein Maß ist für die Ungleichmäßigkeit der Ventilation. Führt man gleichzeitig einen inspiratorischen Wechsel mit einem gut diffusiblen Gas, etwa mit CO_2 durch, dann hängt die zeitliche Einstellung des neuen alveolären Gleichgewichtes von der Verteilung des Ventilations-Perfusionsverhältnisses ab. Bei einem inspiratorischen Wechsel eines diffusionsbeschränkten Gases, z.B. O_2, verläuft die Änderung der alveolären Konzentration nach Maßgabe der Ventilations-Perfusions- und Diffusionskapazitätsverteilung. Bei Verfolgung des zeitlichen Übergangsverhaltens der drei genannten Gase in der Alveolarluft wird die Differenzierung der entscheidenden Verteilungsungleichmäßigkeiten möglich.

In Durchführung dieses Prinzips atmet die Versuchsperson ein Gemisch aus O_2, CO_2, Helium bzw. Argon und N_2, das nach einer gewissen Zeit durch ein Gemisch mit den gleichen Gasen, aber veränderten Konzentrationen ersetzt wird.

* Dr. J. Heidenreich, Physiologisches Institut der Johannes Gutenberg-Universität, 6500 Mainz, Saarstraße 21.

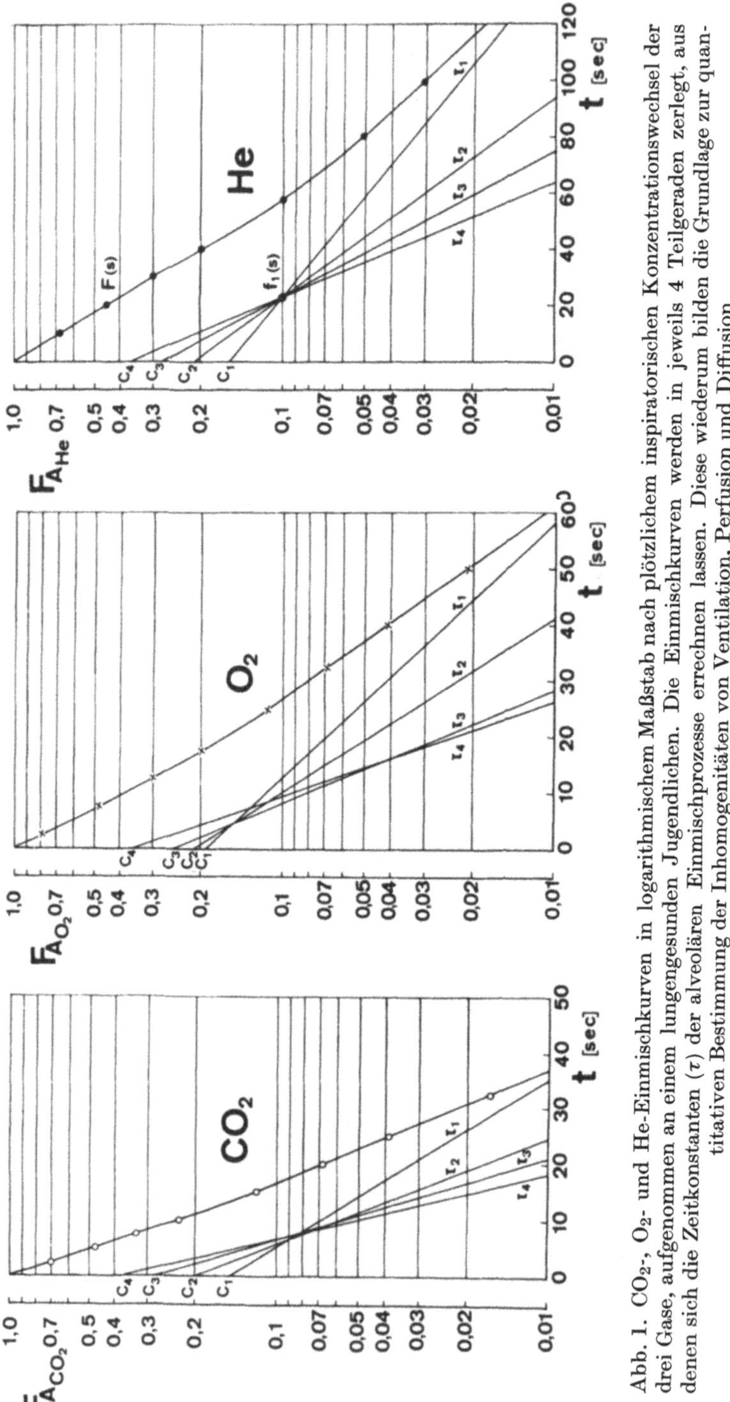

Abb. 1. CO_2-, O_2- und He-Einmischkurven in logarithmischem Maßstab nach plötzlichem inspiratorischen Konzentrationswechsel der drei Gase, aufgenommen an einem lungengesunden Jugendlichen. Die Einmischkurven werden in jeweils 4 Teilgeraden zerlegt, aus denen sich die Zeitkonstanten (τ) der alveolären Einmischprozesse errechnen lassen. Diese wiederum bilden die Grundlage zur quantitativen Bestimmung der Inhomogenitäten von Ventilation, Perfusion und Diffusion

Registriert werden fortlaufend die alveoläre O_2-, CO_2- und Helium- bzw. Argonkonzentration mit Hilfe eines Massenspektrometers sowie die Atemfrequenz und das Atemzugvolumen mit Hilfe eines Pneumotachographen. Die endexspiratorische

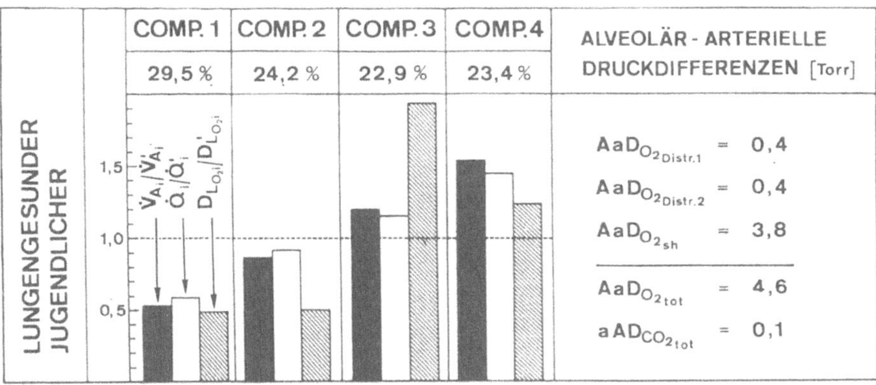

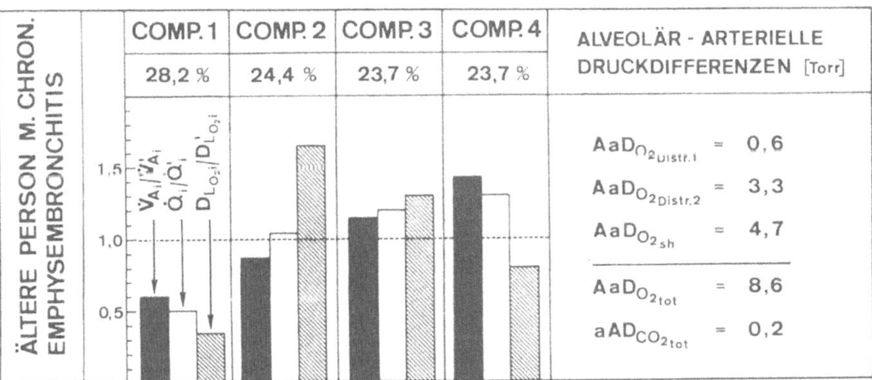

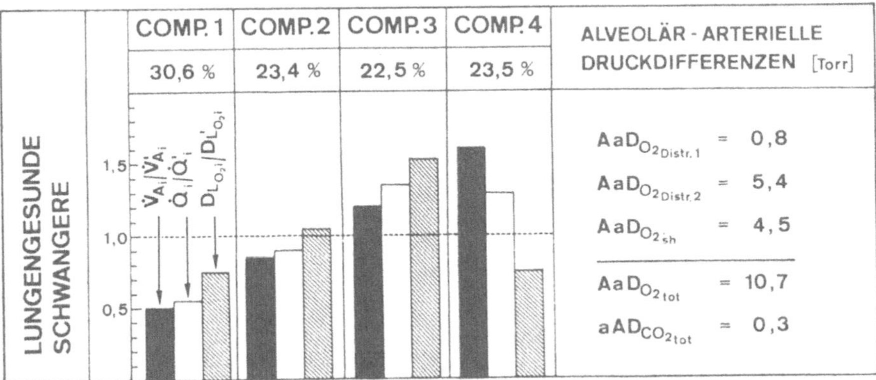

Abb. 2. Darstellung der Ergebnisse der Verteilungsanalyse bei einem lungengesunden Jugendlichen, einer älteren Person mit chronischer Emphysembronchitis und bei einer lungengesunden Schwangeren. Als Maß für die Inhomogenitäten dienen das Verhältnis der gemessenen Ventilation zur idealen Ventilation $\dot{V}_A/\dot{V}'_A$ (schwarze Säulen), das Verhältnis der gemessenen Durchblutung zur idealen Durchblutung $\dot{Q}_i/\dot{Q}_i$ (weiße Säulen) sowie das Verhältnis der gemessenen Diffusionskapazität zur idealen Diffusionskapazität $D_{LO_2}./D_{LO_2}.$ (schräg schraffierte Säulen). Außerdem sind die alveolär-arteriellen Druckdifferenzen für Sauerstoff und Kohlendioxyd angegeben. $AaD_{Distr.\,1}$ = durch Inhomogenität von $\dot{V}_A/\dot{Q}$ bedingte Druckdifferenz; $AaD_{Distr.\,2}$ = durch Inhomogenität von $D_L/\dot{Q}$ bedingte Druckdifferenz; AaD_{sh} = shuntbedingte Druckdifferenz, AaD_{tot} = Gesamtdruckdifferenz

Argonkonzentration benötigt zum Angleich an den neuen stationären Zustand die längste Zeit, während für CO_2 das neue Gleichgewicht am schnellsten erreicht ist.

Das zeitliche Übergangsverhalten der endexspiratorischen Konzentration wird deutlicher, wenn man sie in einfach logarithmischem Maßstab aufträgt. Abb. 1 gibt ein Beispiel für eine derartige Änderung der endexspiratorischen Konzentrationswerte nach einem plötzlichen Wechsel der inspiratorischen Konzentration. Man kann nun, wie weiter aus der Darstellung zu ersehen ist, die drei Kurven in üblicher Weise in Teilgeraden unterteilen. Die Neigungen der Teilgeraden charakterisieren in sich einheitliche Ventilations-, Perfusions- und Diffusionsbedingungen. Die Zeitkonstanten für diese Einzelgeraden bilden dann die Grundlage für die weitere umfangreiche mathematische Analyse.

Das Ergebnis einer Verteilungsanalyse läßt sich am übersichtlichsten in der Form der Abb. 2 darstellen. Dabei werden die Verteilungsungleichmäßigkeiten der Ventilation $\dot{V}_A$, der Perfusion $\dot{Q}$ und der Diffusionskapazität D_L in ihren relativen Anteilen auf die zugehörigen relativen Anteile am Alveolarraum bezogen. Der fiktive Idealfall einer Gleichverteilung der drei Größen wird durch einen Strich gekennzeichnet ($\dot{V}'_A$, $\dot{Q}'$, D'_L). Das Maß des Inhomogenitätsverhaltens im jeweiligen Kompartiment wird dann durch die Verhältniswerte $\dot{V}_{Ai}/\dot{V}'_{Ai}$, $\dot{Q}_i/\dot{Q}'_i$ und D_{Li}/D'_{Li} bestimmt. Je stärker diese Verhältniswerte von dem im Idealfalle völliger Homogenität vorliegenden Wert 1 abweichen, desto größer ist die vorhandene Inhomogenität der Lunge. Die schwarzen Säulen kennzeichnen die relative alveoläre Ventilation, die weißen Säulen die relative Durchblutung und die schräg schraffierten Säulen die relative O_2-Diffusionskapazität. Während Ventilation und Perfusion überall relativ gut aneinander angepaßt sind, gilt diese Aussage für die Diffusionskapazität nicht. Auf der rechten Seite der Abb. 2 ist ein weiteres Ergebnis der Verteilungsanalyse angegeben, nämlich die Werte für die alveolärarteriellen Druckdifferenzen (AaD). Dabei sind die Verteilungsungleichmäßigkeiten von $\dot{V}_A/\dot{Q}$ als Distribution 1 und diejenigen von $D_L/\dot{Q}$ als Distribution 2 gekennzeichnet. AaD_{sh} gibt den durch Shunt bedingten Anteil und AaD_{tot} den Gesamtwert der AaD an. Es zeigt sich, daß in der gesunden Lunge durchweg die Inhomogenität von $\dot{V}_A/\dot{Q}$ dominiert. Bei den älteren Personen und Schwangeren sind die Verteilungsungleichmäßigkeiten von $D_L/\dot{Q}$ oft von größerem Einfluß auf die AaD als die Inhomogenität von $V_A/\dot{Q}$ (vgl. VOGEL, SCHULZ, v. MENGDEN u. THEWS, 1968).

Die Ursachen für dieses Verhalten der AaD-Anteile bei älteren Personen und lungengesunden Schwangeren können indessen nicht die gleichen sein. Aufschluß hierüber kann die Tabelle geben, eine Übersicht über die Mittelwerte der wichtigsten Funktionsgrößen, die sich ebenfalls auf Grund der Verteilungskurven berechnen lassen. Man sieht, daß im Alter vor allem der Absolutwert der O_2-Diffusionskapazität erheblich abnimmt. Während der Mittelwert von D_L für die von uns untersuchten Jugendlichen bei 26 (ml O_2/min/mm Hg) liegt, ergibt sich für die älteren Personen nur ein Wert von 12,6 (ml O_2/min/mm Hg). Die Reduzierung der Diffusionskapazität ist wohl auf die durch Umbauprozesse bedingte Zunahme der Diffusionsstrecken und Einschränkung der Austauschfläche zurückzuführen. Die Abnahme des Quotienten $D_L/\dot{Q}$ ist demnach im Alter eine Folge der Reduzie-

Mittelwerte der wichtigsten Funktionsgrößen als Ergebnis der Verteilungsanalyse von Ventilation, Perfusion und O_2-Diffusionskapazität bei lungengesunden Jugendlichen, älteren Personen mit chronischer Emphysembronchitis und lungengesunden Schwangeren (Symbole siehe Text)

		lungengesunde Jugendliche	ältere Personen mit chronischer Emphysem-bronchitis	lungengesunde Schwangere
$\dot{V}_A/\dot{Q}$		0,953	0,575	0,800
$D_L/\dot{Q}$		$5{,}2 \cdot 10^{-3}$	$2{,}6 \cdot 10^{-3}$	$3{,}9 \cdot 10^{-3}$
$\dot{V}_A$	[l/min]	4,6	2,7	5,5
$\dot{Q}$	[l/min]	5,0	4,8	6,9
$D_{L_{O_2}}$	$\left[\frac{\text{ml } O_2}{\text{min} \cdot \text{mmHg}}\right]$	26,0	12,6	27,0
$\dot{Q}_{sh}$	[%]	2,3	3,1	(1,2)

rung der Größe im Zähler. Anders liegen die Verhältnisse bei den Schwangeren, bei denen ebenfalls im Mittel $D_L/\dot{Q}$ klein ist. Während hier jedoch D_L mit 27 (ml O_2/min/mm Hg) im Bereiche der Norm bleibt, ist eine deutliche Steigerung der im Nenner stehenden Durchblutungsgröße auf fast 7 l/min zu verzeichnen. Diese Zunahme von $\dot{Q}$ ist demnach als eine Anpassung der Lungendurchblutung an die in der Schwangerschaft vorhandene Ventilationssteigerung zu deuten. Auffallend ist weiter die relative Hypoventilation im Alter, die ihren Ausdruck findet in der Abnahme des Ventilations-Perfusions-Verhältnisses oder, wenn man die Absolutwerte betrachtet, in einer Abnahme der alveolären Ventilation bei normaler Perfusion. Schließlich sei noch auf den Anteil des funktionellen Shuntblutes am Herzzeitvolumen hingewiesen, der für alle untersuchten Gruppen im Bereich der bisher bekannt gewordenen Werte liegt. Abschließend bleibt zu bemerken, daß der wünschenswerte Einsatz des neuen Verfahrens in der klinischen Funktionsdiagnostik bisher an der zeitraubenden und komplizierten Auswertung scheiterte. Ein von METZGER entwickeltes Programm, das sich zur Zeit noch im Teststadium befindet, könnte hier Abhilfe schaffen.

Literatur

THEWS, G., u. H. R. VOGEL: Die Verteilungsanalyse von Ventilation, Perfusion und O_2-Diffusionskapazität in der Lunge durch Konzentrationswechsel dreier Inspirationsgase. I. Theorie. Pflügers Arch. **303**, 195—205 (1968).

— — Lungenkreislauf und Austausch der Atemgase. Tagung der Gesellschaft für Lungen- und Atmungsforschung 1968.

VOGEL, H. R., u. G. THEWS: Die Verteilungsanalyse von Ventilation, Perfusion und O_2-Diffusionskapazität in der Lunge durch Konzentrationswechsel dreier Inspirationsgase. II. Durchführung des Verfahrens. Pflügers Arch. **303**, 206—217 (1968).

— — V. SCHULZ u. H. J. v. MENGDEN: Die Verteilungsanalyse von Ventilation, Perfusion und O_2-Diffusionskapazität in der Lunge durch Konzentrationswechsel dreier Inspirationsgase. III. Untersuchung von Jugendlichen, älteren Personen und Schwangeren. Pflügers Arch. **303**, 218—229 (1968).

Diskussionsbemerkungen

W. SCHOEDEL, Göttingen:

Wie ist das Verhältnis von Membranwiderstand und Erythrocytenwiderstand?

H. R. VOGEL, Mainz:

Bei den erwähnten Untersuchungen interessierte uns vorwiegend das zeitliche Verhalten des Sauerstoffs beim Gasaustausch in der Lunge. Eine quantitative Festlegung des Verhältnisses von Membranwiderstand und Erythrocytenwiderstand auf der Basis unserer Ergebnisse wäre aus verschiedenen Gründen problematisch. Wir rechnen auf Grund theoretischer Untersuchungen zur Zeit damit, daß etwa die Hälfte des Gesamtwiderstandes auf die alveolocapilläre Membran, die andere Hälfte auf den intracapillären Raum entfällt (vgl. THEWS, G.: Ergebn. Physiol. **53**, 43 (1963).

U. SMIDT, Moers:

Sie zerlegen die He-, CO_2- und O_2-Ein- oder Auswaschkurven in mehrere Teilgeraden, die Sie einzelnen Kompartiments zuordnen.

Um nun z.B. $\dot{V}_A/\dot{Q}$ für das „beste“ Kompartiment angeben zu können, kombinieren Sie die steilste He-Gerade mit der steilsten O_2-Geraden und setzen so voraus, daß beide Geraden *dasselbe* funktionelle Kompartiment repräsentieren.

Ich meine, man kann sehr leicht zeigen, daß diese Annahme zu Fehlschlüssen führen kann.

Dazu ein ganz kurzes Beispiel: Die steilste He-Gerade gehört zweifellos zu dem belüfteten Kompartiment. Die steilste O_2-Gerade kann aber durchaus zu einem Kompartiment mit *schlechter* Ventilation, aber ausgezeichneter Perfusion gehören, also zu einem *anderen* He-Kompartiment, vielleicht dem 2. oder 3. Es scheint mir deshalb nicht möglich, an den Teilgeraden der 3 Kurven $\dot{V}_A/\dot{Q}$-Verhältnisse usw. für einzelne Kompartimente zu berechnen. Man kann lediglich Gesamt-Quotienten für die ganze Lunge angeben.

H. R. VOGEL, Mainz:

In der I. Mitteilung des neuen Verfahrens wird bei Behandlung der theoretischen Grundlagen auch auf die Frage der Zuordnung der einzelnen Kompartimente zueinander eingegangen. Dabei ist es nicht notwendigerweise so, daß die jeweils steilsten Teilgeraden der logarithmischen Auswaschkurven einander zugeordnet werden. Die Auswertung ist vielmehr so angelegt, daß einander zugehörige Kompartimente durch Kopplungsgleichungen ermittelt werden, wobei auch die Zuordnung der 1. Teilgeraden einer Kurve mit der 2. oder 3. der beiden anderen Kurven vorkommen kann.

Einfluß von Aminophyllin auf das Ventilations-Perfusionsverhältnis bei obstruktiven Ventilationsstörungen *

H. FABEL und R. WETTENGEL, Hannover **

Der Wert einer broncholytischen Therapie bei obstruktiven Ventilationsstörungen wird letztlich an der Besserung der arteriellen Blutgase gemessen. Sinnvoll erscheint eine solche Behandlung nur, wenn die Verminderung der Atemarbeit über eine verbesserte alveoläre Ventilation auch die arterielle Hypoxie und Hyperkapnie bessert. Veröffentlichungen der letzten Jahre haben gezeigt, daß Aminophyllin, Atropin und auch Adrenalin trotz guter und lang anhaltender

* Mit Unterstützung der Deutschen Forschungsgemeinschaft.

** Doz. Dr. H. FABEL, Med. Klinik der Medizinischen Hochschule Hannover im Krankenhaus Oststadt, 3000 Hannover, Podbielskistraße 380.

bronchospasmolytischer Wirkung [7] den arteriellen Sauerstoffdruck nicht erhöhen, häufig sogar erniedrigen [1, 3, 8, 11, 12]. Diese scheinbar paradoxe Reaktion des arteriellen O_2-Druckes wurde auf eine Störung des Ventilations-Perfusionsverhältnisses und eine vermehrte pulmonale Kurzschlußdurchblutung zurückgeführt, ohne daß dieses direkt bewiesen werden konnte.

Auf der Suche nach einem Medikament zur Beeinflussung der Atemdepression unter Sauerstoffatmung bei Patienten mit CO_2-Retention war auch uns die ungünstige Wirkung von Aminophyllin auf den arteriellen O_2-Druck aufgefallen. Zur Klärung dieses O_2-Druckabfalles trotz Verbesserung der Ventilation wurden folgende Untersuchungen durchgeführt:

1. Fortlaufende Registrierung der Ventilation im offenen Spirometersystem vor, während und nach intravenöser Gabe von 0,24—0,48 g Aminophyllin.

2. Simultane fortlaufende Messung des arteriellen O_2-Druckes mit einer schnell-anzeigenden Platinelektrode [2].

3. Diskontinuierliche Analyse von arteriellem pO_2, pCO_2 und pH vor und nach Aminophyllin-Gabe.

4. Fortlaufende simultane Messung der alveolaren (massenspektrographisch) und arteriellen (polarographisch) Ein- und Ausmischkurven für O_2 beim Übergang Luft-O_2-Atmung-Luft, analog dem Verfahren von Finley [4] sowie Thews u. Schmidt [13] zur Bestimmung des Ventilations-Perfusionsverhältnisses. Verglichen wurden die Halbwertszeiten der O_2-Ausmischkurven.

Diese Untersuchungen erfolgten an 10 Patienten mit überwiegend schweren obstruktiven Ventilationsstörungen und an einer Kontrollgruppe von 10 Patienten ohne bronchiale Obstruktion und ohne CO_2-Retention (8 Lungengesunde, 2 Patienten mit geringer restriktiver Ventilationsstörung).

Ergebnisse

In der nicht obstruktiven Gruppe (NO), $n = 10$, führt die i.v. Gabe von Aminophyllin regelmäßig und signifikant zu einer Erhöhung des Atemminutenvolumens und des Atemzugvolumens (Atemminutenvolumen 11,3 l → 14,9 l, $p < 0{,}01$, V_T 561 ml → 721 ml, $p < 0{,}01$), während die Atemfrequenz nicht signifikant ansteigt (20,3/min → 20,9/min). Der arterielle CO_2-Druck fällt nach Aminophyllin um 3,0 Torr ab (38,5 Torr → 35,5 Torr, $p < 0{,}01$), entsprechend wird der arterielle pH-Wert signifikant alkalischer (7,408 → 7,436, $p < 0{,}01$). Trotz Abfall des CO_2-Druckes zeigt der arterielle O_2-Druck keinen signifikanten Anstieg (75,6 Torr → 77,2 Torr, $p > 0{,}10$).

In der Gruppe der obstruktiven Emphyseme (O), $n = 10$, steigt das Atemminutenvolumen nach i.v. Aminophyllin-Gabe ebenfalls signifikant an (9,2 l → 12,1 l, $p < 0{,}01$), jedoch wird diese Ventilationssteigerung nur zum Teil durch eine Erhöhung des Atemzugvolumens erreicht (416 ml → 486 ml, $p < 0{,}01$). Dagegen erhöht sich im Gegensatz zu der Gruppe ohne Bronchialobstruktion auch die Atemfrequenz signifikant (24,5/min → 28,0/min, $p > 0{,}01$).

Im arteriellen Blut fällt der CO_2-Druck um 2,1 Torr ab (56,5 Torr → 54,4 Torr, $p < 0{,}05$). Der Anstieg des pH-Wertes von 7,362 auf 7,375 ist statistisch nicht signifikant. Trotz Abnahme der CO_2-Retention fällt beim schweren obstruktiven Emphysem der arterielle Sauerstoffdruck signifikant ab (57,7 → 53,1, $p < 0{,}01$).

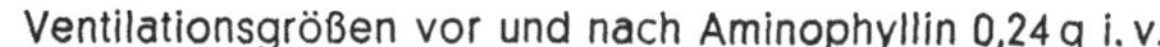

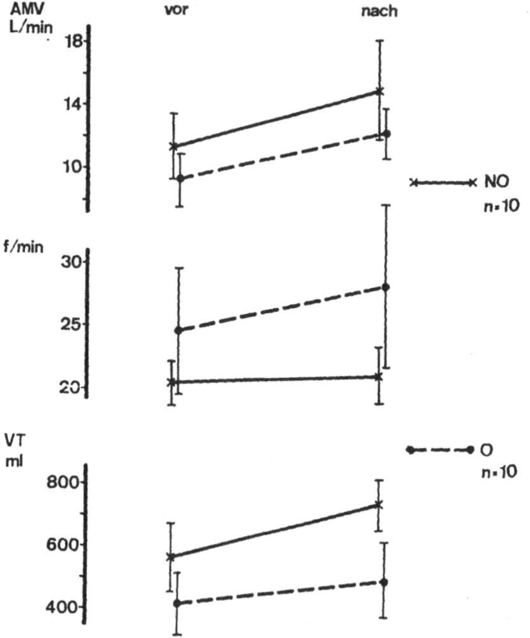

Arterielle Blutgase vor und nach Aminophyllin 0,24 g i. v.

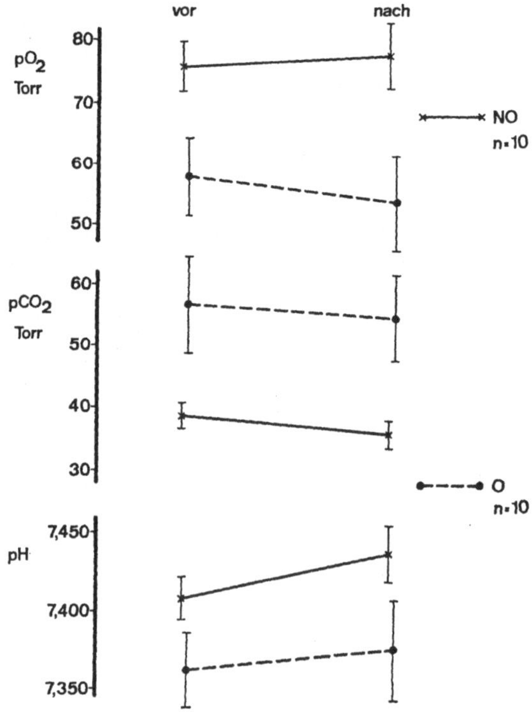

Abb. 1. Ventilationsgrößen und arterielle Blutgaswerte vor und nach Aminophyllin (Mittelwerte ± 2 SM)

Die bei 5 von 10 Emphysemen durchgeführte simultane Registrierung der O_2-Ausmischkurven zeigt in allen Fällen nach Aminophyllin eine raschere O_2-Ausmischung aus dem Alveolarraum (Halbwertszeit 20,2 sec → 14,8 sec), während die entsprechend der schweren Ventilations-Perfusionsstörung stark verzögerte arterielle Ausmischkurve im Mittel unverändert bleibt (64,8 sec → 64,8 sec).

Bei 8 Lungengesunden bleiben die gegenüber der Emphysemgruppe wesentlich rascheren Ausmischzeiten vor und nach Aminophyllin ohne wesentliche Änderung (alveolare Halbwertszeit 10,1 sec → 8,2 sec, arterielle Halbwertszeit 28,0 sec → 29,5 sec).

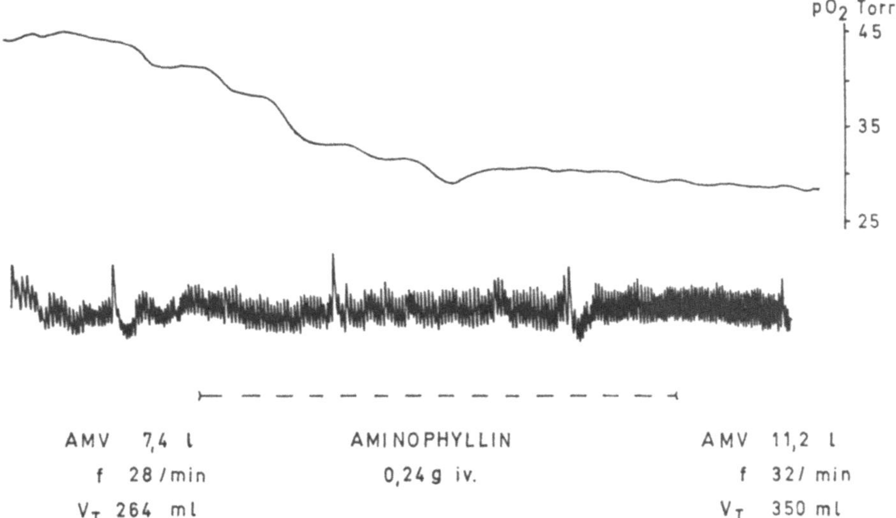

Abb. 2. Fortlaufende Registrierung von arteriellem O_2-Druck und Ventilation unter i.v. Injektion von Aminophyllin bei einem schweren obstruktiven Emphysem

Sowohl in der Emphysemgruppe als auch in der Kontrollgruppe ändert sich die intrapulmonale Kurzschlußdurchblutung (venöse Beimischung) nicht. Die maximalen arteriellen O_2-Drucke während Atmung von 95% Sauerstoff betragen vor Aminophyllin 488 Torr, nach Aminophyllin 486 Torr in der Gruppe Lungengesunder bzw. 453 Torr und 450 Torr in der Emphysemgruppe.

Das Bestehen und die Zunahme einer Ventilations-Perfusionsstörung nach i.v. Injektion von Aminophyllin wird durch die vorliegende Untersuchung für die Gruppe der obstruktiven Emphyseme gesichert. Die raschere Gaseinmischung in den Alveolarraum ohne entsprechende Beschleunigung des arteriellen Einmischvorgangs ist unseres Erachtens beweisend dafür. Die gleiche Tendenz besteht auch bei Lungengesunden. Überspitzt kann man die Ergebnisse so formulieren:

Wer sein Atemminutenvolumen durch eine Vertiefung der Atmung steigert und damit deutlich seinen arteriellen CO_2-Druck senkt, wird nach Aminophyllin nicht mit dem arteriellen O_2-Druck abfallen. Wer jedoch die Zunahme des Atemminutenvolumens nach Aminophyllin überwiegend durch eine Erhöhung der Atemfrequenz erreicht — in diese Gruppe gehören insbesondere die schweren Emphyseme mit arterieller Hypoxie und CO_2-Retention — und seinen arteriellen

CO_2-Druck nur gering senken kann, wird einen Abfall des arteriellen O_2-Druckes in Kauf nehmen müssen.

Wir wissen, daß Aminophyllin beim Cor pulmonale und auch bei leichteren obstruktiven Emphysemen zu einer signifikanten Erniedrigung des Pulmonalarteriendruckes führt [9, 10]. Es ist daher naheliegend, die Veränderung des arteriellen O_2-Druckes mit einer Durchbrechung des v. Euler-Liljestrand-Reflexes — Aufhebung der Vasoconstriction und damit bessere Perfusion des schlecht belüfteten Alveolarraumes — zu erklären. Hierfür sprechen auch eigene simultane Messungen des Pulmonalarteriendruckes mit einem Schwemmkatheter [14]. Der beobachtete Abfall des arteriellen pO_2 unter Adrenalin und Atropin [1, 3, 8, 9, 10] könnte aber auch zu einer Ungleichheit der Verteilung in der Art führen, daß der ohnehin besser belüftete Alveolarraum unter der broncholytischen Therapie ungleich besser belüftet wird als der sog. slow-space. Beide Mechanismen, die verbesserte Perfusion des slow-space sowie die erhöhte Ventilation des primär besser ventilierten Alveolargebietes erhöhen die Verteilungsstörung und führen zu einem arteriellen pO_2-Abfall.

Die besprochenen Befunde sind nicht nur von pathophysiologischem Interesse, sondern sollten zu praktischen Konsequenzen führen. Liegt bereits eine schwere arterielle Hypoxie vor, führen Veränderungen des pO_2 im steilen Bereich der O_2-Dissoziationskurve des Hämoglobins auch zu erheblichen Veränderungen des Sauerstoffgehaltes. So kann die Gabe von Bronchospasmolytica zu einem bedrohlichen weiteren Abfall des arteriellen O_2-Druckes führen (einer unserer Fälle zeigte einen Abfall von 44 Torr auf minimal 28 Torr!), so daß die gleichzeitige Gabe von Sauerstoff unbedingt notwendig wird. Glücklicherweise verhindert Aminophyllin in vielen Fällen die gefürchtete Atemdepression unter Sauerstoffatmung [5, 6]. Mit einer kombinierten Aminophyllin-Sauerstoffbehandlung kann aber einem Teil der Patienten mit schwerer respiratorischer Acidose eine Respirator-Beatmung erspart werden.

Literatur

1. Daly, J. J., and P. Howard: Effect of intravenous aminophylline on the arterial oxygen saturation in chronic bronchitis. Thorax (Lond.) **20**, 324 (1965).
2. Fabel, H.: Die fortlaufende Messung des arteriellen Sauerstoffdruckes beim Menschen: Methode und Anwendung, sowie Ergebnisse bei Gesunden und Patienten mit gestörter Lungenfunktion. Arch. Kreisl.-Forsch. **57**, 145 (1968).
3. Field, G. B.: The effect of posture, oxygen, isoproterenol and atropine on ventilation-perfusion relationship in the lung in asthma. Clin. Sci. **32**, 1239 (1967).
4. Finley, T. N.: The determination of uneven pulmonary blood flow from the arterial oxygen tension during nitrogen wash out. J. clin. Invest. **40**, 1727 (1961).
5. Galdston, M., and J. Geller: Effects of aminophylline and diamox alone and together on respiration and acid-base balance and on response to carbon dioxide in pulmonary emphysema. Amer. J. Med. **23**, 183 (1957).
6. — and M. B. Myles: The use of aminophylline in respiratory depression and carbon dioxyde retention induced by oxygen inhalation in patients with pulmonary emphysema. Amer. J. Med. **33**, 852 (1962).
7. Gray, W., and J. H. Leckie: Spirometry after parenteral detropine, adrenaline, atropine and aminophylline. Brit. J. Dis. Chest **61**, 208 (1967).
8. Knudson, R. J., and H. P. Constantine: An effect of isoproterenol on ventilation-perfusion in asthmatic versus normal subjects. J. appl. Physiol. **22**, 402 (1967).

9. PARKER, J. O., P. B. ASHEKIAN, B. CH. S. DI GIORGI, and R. O. WEST: Hemodynamic effects of aminophyline in chronic obstructive pulmonary disease. Circulation **35**, 365 (1967).
10. — K. KELKAR, and R. O. WEST: Hemodynamic effects of aminophylline in Cor pulmonale Circulation **33**, 17 (1966).
11. REES, H. A., R. C. BORTHWICK, J. S. MILLAR, and K. W. DONALD: Aminophylline in bronchial asthma. Lancet **1967**, 1167.
12. — J. S. MILLAR, and K. W. DONALD: Adrenalin in bronchial asthma. Lancet **1967**, 1164.
13. THEWS, G., u. K. SCHMIDT: Analyse der Verteilung von Ventilation und Durchblutung in der funktionell inhomogenen Lunge nach dem Verfahren des „inspiratorischen Sauerstoffsprunges". Pflügers Arch. ges. Physiol. **282**, 259 (1965).
14. WETTENGEL, R., K. GAHL, W. HARTMANN u. H. FABEL: In Vorbereitung.

Zur klinischen Bedeutung der reaktiven Polyglobulie

H. H. MARX und F. STRUCK, Stuttgart*

Die Polyglobulie, d.h. die einem chronischen Sauerstoffmangel nachfolgende Vermehrung des roten Blutzellvolumens, ist auf dem Gebiet der Herz- und Lungenkrankheiten ein häufiges, wenn auch nicht regelmäßiges, in jedem Fall aber ein pathophysiologisch interessantes und klinisch bedeutsames Symptom. Wir finden eine solche reaktive Polyglobulie, wie uns frühere Untersuchungen gemeinsam mit W. LANDGRAFF an Kranken der Marburger Medizinischen Klinik zeigten, am ausgeprägtesten bei Kranken mit Herzmißbildungen und Rechts-Links-Shunt, und nur hier läßt sich eine enge statistische Beziehung zwischen Ausmaß der Hypoxämie und der Sauerstoffkapazität feststellen. Bei der Gruppe der primär Herzkranken war die Polyglobulie wesentlich seltener zu finden als bei Kranken mit chronischer Ateminsuffizienz, vor allem bei obstruktivem Lungenemphysem. Hier konnten wir eine statistisch deutliche Vergrößerung sowohl der Erythrocytenzahl wie auch des Hämatokrits gegenüber dem allgemeinen Krankengut nachweisen. Auffälligerweise zeigte sich bei den Kranken mit Ateminsuffizienz der mittlere corpusculäre Hämoglobingehalt relativ niedrig, was zu der Annahme führte, daß eine durch Stoffwechseleinflüsse bedingte Makrocytose bzw. Quellung der einzelnen Erythrocyten entstehen kann. Kürzlich haben auch BECKER u. SCHNEIDER nach Tierversuchen über Befunde einer Makrocytose bei reaktiver Polyglobulie berichtet, vor allem dann, wenn eine unmittelbare, intensive Exposition an chronischem Sauerstoffmangel erfolgt war. Aus solchen Befunden läßt sich schließen, daß nicht Hämoglobingehalt und Erythrocytenzahl, sondern eher der Hämatokrit Aufschluß über das Ausmaß einer Polyglobulie gibt.

Die Bedeutung der Polyglobulie im Positiven liegt darin, daß sich die Sauerstoffspannung des Gewebes als Folge des verbesserten Sauerstofftransportes, solange das Durchflußvolumen unverändert bleibt, um 4—8 mm Hg verbessert, wie dies u.a. von GROSSE-BROCKHOFF u. MÜRTZ belegt wurde. Unvermeidlich folgt aber der Polyglobulie eine Viskositätsvermehrung, wobei wir zeigen konnten, daß der im Capillarblut gemessene Hämatokrit und der mit einem Oswald-Viskosimeter gegen Wasser getrennt gemessene Viskositätswert statistisch eng

* Prof. Dr. H. H. MARX, Paulinenhospital, 7000 Stuttgart-W, Rosenbergstraße 38.

korrelieren. Eine Bluteindickung führt zur Strömungsverlangsamung, diese birgt die klinisch oft unterschätzte Gefahr blander Thromboembolien im großen und vor allem auch kleinen Kreislauf in sich und führt somit zusätzlich zur Belastung vor allem des rechten Ventrikels.

Wenn man nun auf der einen Seite diese bedrohlichen Folgen, auf der anderen Seite aber auch den mit der Polyglobulie für die Sauerstoffspannung einhergehenden Nutzeffekt bedenkt, so kommt man in der Klinik nicht selten in Schwierigkeiten bei der Entscheidung, die Polyglobulie durch Aderlaß zu behandeln oder evtl. auch durch diuretische Behandlung zu verstärken. Um Auswirkungen und Indikation eines Aderlasses präzise zu erfassen, haben wir die Folgen eines Aderlasses von 400—800 ml innerhalb 48 Std klinisch, blutchemisch und gasanalytisch überprüft. An 23 klinischen Patienten mit Anzeichen einer Polyglobulie aus kardialer oder pulmonaler Ursache wurden Hämoglobingehalt, Erythrocytenzahl, Sauerstoffkapazität, Hämatokrit, Viscosität sowie ohrcapillar auch Sauerstoff- und Kohlensäurepartialdruck, pH-Wert und aktuelle Bicarbonatkonzentration, bei ausgewählten Fällen mittels Evans blue auch Blutvolumen und Plasmavolumen vor und nach Aderlaß gemessen.

Es ergab sich u.a., daß sich Hämoglobingehalt, Erythrocytenzahl und auch die im Van Slyke gemessene Sauerstoffkapazität in Abhängigkeit von dem Ausmaß des Aderlasses mehr oder weniger deutlich verminderten. Auch Hämatokrit und Viskosität veränderten sich eindeutig und regelmäßig in Richtung auf die Norm zu (Abb. 1). Weniger ausgeprägt waren die Veränderungen des Blut- und Plasmavolumens. Dabei fiel in 14 von 16 Fällen auf, daß das Erythrocytenvolumen deutlicher absank, während das Plasmavolumen unverändert blieb oder als Ausdruck einer Hydrämie nach Aderlaß wieder anstieg.

Die Auswirkungen eines Aderlasses auf die ohrcapillar gemessenen Gasdrucke waren nicht einheitlich (Abb. 2).

In 17 von 23 Fällen ließ sich aber eine Verbesserung des Sauerstoffpartialdruckes nachweisen. Der pH-Wert verhielt sich unterschiedlich; dabei ist noch zu beachten, daß es teilweise zu beträchtlichen Bikarbonatverlusten kommt, die eine vor allem bei chronischer Ateminsuffizienz bestehende Neigung zur respiratorischen Acidose evtl. unliebsam verstärken.

In einer zweiten Untersuchungsreihe mit 11 Patienten wurden die Auswirkungen verschiedener Diuretika auf die Blutzusammensetzung und die Partialdrucke geprüft. Wegen der ungleichmäßigen Zusammensetzung des Krankengutes und der differenten Wirksamkeit der verschiedenen geprüften Diuretika waren hier einheitliche Wirkungen weniger zu erwarten. Bei den Kranken, die zwischen 6 und 15 Tagen mit Lasix und Jatropur behandelt wurden, zeigten Hämoglobingehalt und Erythrocyten, weniger deutlich auch Hämatokrit und Viscosität, geringe Erhöhungen. Der Sauerstoffdruck stieg in der Mehrzahl der Fälle an, der pH-Wert und Bikarbonatbestände verminderten sich unter jeder der angewandten diuretischen Medikation mehr oder weniger deutlich. An den Untersuchungsergebnissen von 5 weiteren Patienten konnte gezeigt werden, daß auch die kombinierte Therapie mit Aderlaß und Diuretika sinnvoll und wirksam sein kann.

Diese hier vorgelegten Befunde sollten dazu verhelfen, die im Laufe eines chronischen Herz- und Lungenleidens sich entwickelnde und dann oftmals als

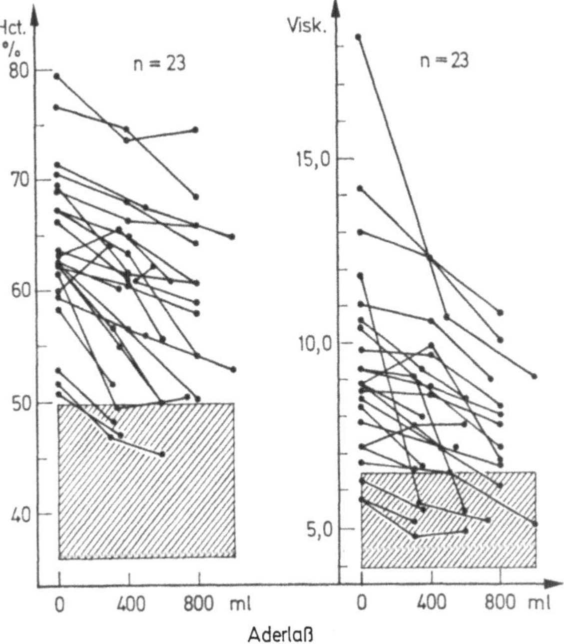

Abb. 1. Veränderungen des Hämatokrits und der im Oswaldviskosimeter gegen Wasser gemessenen Viskosität durch Aderlaß von 400—800 ml bei 23 Patienten mit Polyglobulie

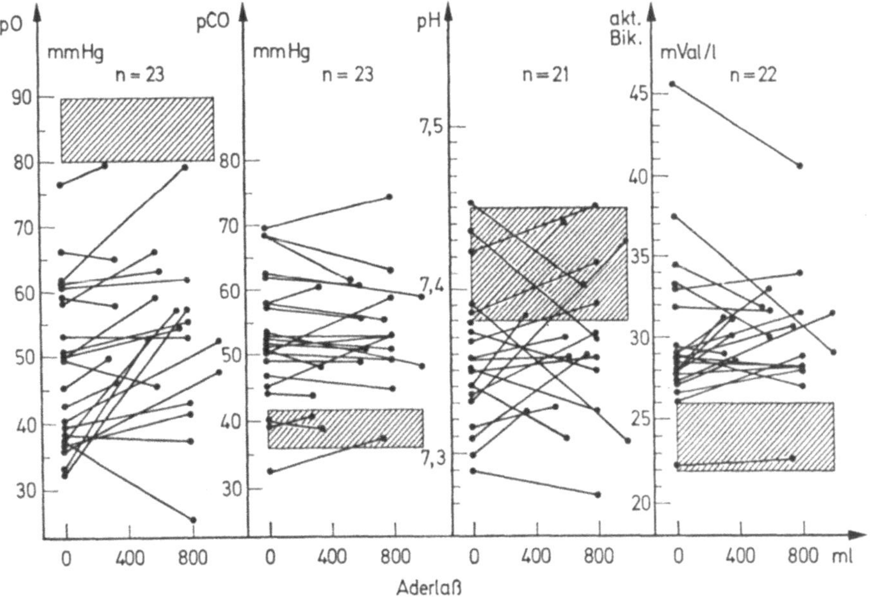

Abb. 2. Veränderungen von Sauerstoff- und Kohlensäuredruck, pH-Wert und aktuellem Bikarbonat in Abhängigkeit von der Intensität eines Aderlasses bei 23 Patienten mit Polyglobulie bei chron. Sauerstoffmangel

eine Art von „Autoaggression“ wirksame Polyglobulie besser zu beurteilen und zu behandeln. So wenig einheitlich, wie die Entwicklung einer solchen Polyglobulie erfolgt, so wenig schematisch dürfen auch die therapeutischen Maßnahmen gehandhabt werden. Unsere Untersuchungen lassen den Schluß zu, daß eine intensive diuretische Behandlung in den meisten Fällen die Neigung zur hämodynamisch unerwünschten Bluteindickung erhöht. Durch klinisch und experimentell überwachte, begrenzte Aderlaßbehandlung ist es aber möglich, vor allem die hämodynamischen, in begrenztem Ausmaß auch die blutgasanalytischen Befunde zu bessern. Hierzu ist es jedoch erforderlich, mit geeigneten Untersuchungsverfahren (Hämatokritbestimmung, Sauerstoffkapazität und Gaspartialdrucke sowie Beobachtung des Säure-Basen-Status) in jedem Einzelfall diese die Blutmenge verändernde Therapie zu steuern und zu überwachen. Auf solche Weise erzielt man vor allem bei den prognostisch so ungünstigen Zuständen des dekompensierten chronischen Cor pulmonale noch eine deutliche und anhaltende Besserung.

Literatur

Becker, W., u. H. J. Schneider: Verh. dtsch. Ges. inn. Med. 1968 (im Druck).
Grosse-Brockhoff, F., R. Mürtz u. G. Neuhaus: Z. Kreisl.-Forsch. **44**, 700 (1955).
Marx, H. H., u. W. Landgraff: Klin. Wschr. **44**, 671 (1966).
Struck, F.: Inaug.-Diss. Marburg 1968.

Diskussionsbemerkungen

S. Daum, Prag:

Bei Kranken mit respiratorischer Insuffizienz, Cor pulmonale decompensatum, wo die Polyglobulie anwesend ist, machen wir einen Aderlaß von 400—500 ml. In 4 Fällen haben wir während des Aderlasses einen Pulmonaldruckabfall mit verbesserten Blutgasverhältnissen gesehen, also hat sich die Verteilung der Ventilation-Perfusion verbessert.

Die Wichtigkeit des Hb für die Sauerstoffübertragung in diesem blauen Cor pulmonale für das Gewebe — glaube ich — ist übertrieben. Wenn die Hb-Sauerstoffkapazität von 26 Vol.-% auf 20 Vol.-% herabgesetzt ist, ist es immer noch ausreichend. Diese Patienten stehen sowieso unter O_2-Atmung.

Eine andere Frage ist, was soll man als Polyglobulie betrachten? Erstens sehen wir wirklich polyglobulische Cor pulmonale nicht oft, zweitens, erst die Erythrocytenzahl über 5,5 Mill. nehmen wir als Polyglobulie und für einen Aderlaß die Erythrocytenzahl über 6,0 Mill. mit Hämatokrit über 55 Vol.-%.

D. W. Behrenbeck, Bonn:

Bei einer excessiven Erhöhung des Hämatokrit-Wertes über 60% halten wir den Aderlaß bei der Polyglobulie für eine durchaus notwendige therapeutische Maßnahme, falls die Gesamtsituation ein Handeln erfordert. Ersetzt man in der eben von Herrn Mürtz gezeigten Kurve die Hämoglobin-Werte auf der Ordinate durch die entsprechenden Hämatokrit-Werte, so zeigt diese Kurve in ihrem linken, steilen Schenkel, daß bei einem hohen Hämatokrit durch eine Verdünnung keine wesentliche Herzminutenvolumen-Steigerung erzwungen wird. Erst bei nur noch gering erhöhten Hämatokrit-Werten wird ein Aderlaß eine zunehmende HMV-Steigerung auslösen, wie der rechte, flach verlaufende Teil der Kurve aufweist. Etwa der Scheitelpunkt der Hyperbel in der Beziehung Hämoglobin bzw. Hämatokrit zum Herzminutenvolumen scheidet das Für und Wider eines Aderlasses und damit seine Indikation zu einer hämodynamisch nützlichen Verdünnung von möglichen negativen Effekten.

H. H. MARX, Stuttgart:
Für die Indikation zu einem Aderlaß ist mir der Hämatokrit (über 55 Vol.-%) stets wichtiger als die doch recht ungenaue Zählung der Erythrocytenzahl und des Hämoglobins. Außerdem messen wir aber auch stets ohrcapillar die Gasdrucke. Die Tatsache, daß diese Patienten immer wieder Sauerstoff benötigen, scheint mir allerdings nicht genügend zu begründen, daß die Sauerstoffkapazität für die Effektivität der inneren Atmung in einem so großen Streubereich weniger von Belang ist. Immer muß für den einzelnen Krankheitsfall gemessen und entschieden werden.

Protection Tests on Allergen Challenge with Disodium Cromoglycate

H. BOOIJ-NOORD and K. DE VRIES, Groningen *

About a year ago a new specific anti-allergic drug without bronchodilating properties was introduced in England: disodium cromoglycate (Intal, Lomudal).

ALTOUNYAN first demonstrated the inhibition of with pollen antigen induced asthma by a preceding inhalation of disodium cromoglycate, and several clinical trials of disodium cromoglycate seem to confirm its therapeutic value.

PEPYS et al. published inhibitory effects of disodium cromoglycate on allergen inhalation tests in 5 asthmatic patients.

As many patients with chronic obstructive lung disease, especially young patients, have an evidently allergic component, and as this component is often difficult to treat, it seemed indicated to perform protection tests with this new drug.

Patients with an allergic history, positive intracutaneous tests with one or more inhalant allergens and bloodeosinophilia were admitted as inpatients and the following tests were performed:

Test 1. *Allergen dose-range finding:* housedust 1,5 and 10 mg/ml or moulds 0.2 and 2 mg/ml.

Test 2. *Blank test:* a single dose allergen challenge.

Test 3. *Protection test with disodium cromoglycate:* three minutes inhalation of 1% aerosol ten minutes before the same allergen challenge as in test 2.

Test 4. *Second blank test.*

Table. *Mean results of 17 patients*

Tests	Minutes after allergen challenge								
	0	5	10	15	20	30	40	50	60
	F.E.V.$_{1.0}$ in per cent of initial value								
2. first blank	82	68	63	62	62	64	69	74	76
3. protection disodium cromoglycate	98	96	94	95	98	100	100	102	106
4. second blank	79	71	68	65	65	71	73	75	79

* H. BOOIJ-NOORD, K. DE VRIES, Allergy Unit of the Department of Lung Diseases, University Hospital, Groningen, The Netherlands.

The table shows the mean results of 17 patients. As can be seen the results of the two blank tests are the same. There is a marked protective effect of disodium cromoglycate without causing bronchodilation.

The problem of the mode of action of preventing the bronchial response to an allergen inhalation will be considered.

The immediate allergic reaction is the result of the union of antigen with reaginic antibody, triggering a chain of events, not yet exactly known but, probably consisting of enzymatic effects with disruption of target cells and release of mediators (possible histamine, SRS-A, bradykinin, serotonin), causing bronchial obstruction.

The pharmacological activity of disodium cromoglycate has been described by Cox: no anti-inflammatory properties, no bronchodilation, no inhibition of antigen-antibody union, no antagonism of histamine, SRS-A, bradykinin, serotonin. He suggests that the anti-allergic activity is due to the prevention of disruption of mast cells with inhibition of release of mediators, although the possibility of antagonism of an unknown mediator was also mentioned by ALTOUNYAN.

This study probably has practical consequences in the first place for many patients with a significant allergic reaginic component in the genesis of their obstructive lung disease. But we hope also that this new drug may ultimately provide more information about the basic mechanism of the allergic reaction in the bronchial airways.

We thank Dr. R. E. C. ALTOUNYAN of Fisons Ltd. for providing disodium cromoglycate and detailed information.

References

ALTOUNYAN, R. E. C.: Inhibition of experimental asthma by a new compound — Disodium Cromoglycate „Intal" (R). Acta Allerg. **22**, 485—490 (1967).

Cox, J. S.-G.: Disodium cromoglycate (FPL 670) ("Intal"): a specific inhibitor of reaginic antibody-antigen mechanisms. Nature **216**, 1328—1329 (1967).

PEPYS, J., F. E. HARGREAVE, M. CHAN, and D. S. MCCARTHY: Inhibitory effects of disodium cromoglycate on allergen-inhalation tests. Lancet **1968 II**, 134—137.

Durch präcipitierende Antikörper verursachte Reaktionen bei Aspergillosepatienten

E. STEVENS und C. HILVERING, Groningen *

PEPYS u. Mitarb. [1] und BIGUET u. Mitarb. [2] haben den diagnostischen Wert der serologischen Bestimmung präcipitierender Antikörper im Serum beschrieben.

PEPYS [1] unterkannte auch die Rolle dieser Antikörper in der Pathogenese der Spätreaktion nach Provokation eines Patienten mit allergischer Aspergillose. Diese Reaktion sollte eine Typus III-Reaktion sein, nach GELL u. COOMBS [3]; sie ist verantwortlich für die flüchtige infiltrative Beschattung auf dem Röntgenbild und das Fieber, das nach Provokation auftritt. Zwei unserer Patienten,

* E. STEVENS, C. HILVERING, Klinik für innere Medizin und Abteilung für Lungenkrankheiten, Universität Groningen (Holland).

beide Träger eines Aspergilloms, die dauernd eine subfebrile Temperatur hatten, deren Ursache wir nicht erklären konnten, wurden afebril durch eine Therapie mit Steroiden, oder durch chirurgische Entfernung des Aspergilloms.

Unsere Vermutung, daß wir es mit einer immunologisch bestimmten Temperaturerhöhung zu tun hatten, und zwar mit einer andauernden Typus III-Reaktion, die durch ein kontinuierliches Angebot von Antigen durch das Aspergillom verursacht wird, wird unterstützt durch unsere Befunde nach Provokation mit Aspergillus fum. Extract, von 4 Aspergillompatienten, alle starke Präcipitinbilder.

Zum Vergleich wurden auch 2 Patienten mit allergischer Aspergillose und ein Patient mit einem Aspergillom und einer niedrigen Präcipitinkonzentration im Serum in das Experiment aufgenommen.

Die diagnostischen Parameter für die frühe asthmatische (Typus I) Reaktion, die späte (Typus III) Reaktion und eine Übersicht unserer Befunde nach Provokation sind zu ersehen aus der Tabelle.

Tabelle. *Übersicht der Befunde nach Provokation bei 7 Aspergillosepatienten. Die Werte aller Parameter sind hinsichtlich der Werte am Kontrolltag interpretiert*

Patient Diagnose	1 All. Asp.	2 All. Asp.	3 Aspergillom	4 Aspergillom	5 Aspergillom	6 Aspergillom	7 Aspergillom
Typus I Reaktion (früh)							
Wheezing	+	+	+	−	−	−	−
Dyspnoe	+	+	+	−	−	−	−
VC	↙	↙	↙	↙	→	→	↗
FEV_1	↙	↙	↙	↙	↙	↙	↙
PaO_2	↙	?	↙	↙	?	?	?
$PaCO_2$	↙	?	↗	→	?	?	?
Typus III Reaktion (spät)							
Krepitation	+	+	−	+	+	+	−
Allgemeines Krankheitsgefühl	+	−	−	+	+	+	+
Dyspnoe	+	+	−	+	+	+	+
Fieber	+	+	−	+	+	+	+
Leukocytose	−	−	−	+	−	−	+
VC	↙	→	→	↙	↗	↗	→
FEV_1	↙	↙	→	→	→	→	→
PaO_2	↙	↙	↗	↙	↙	↙	↙
$PaCO_2$	↙	↙	→	↙	↙	↙	→
Anzahl Precipitinen	4	5	5	6	9	8	9

Wir fanden eine Typus I-Reaktion bei dem Aspergillompatienten mit niedriger Präcipitinbildung, eine Typus I + Typus III-Reaktion bei den Patienten mit allergischer Aspergillose und bei einem Patienten mit einem Aspergillom und niedriger Präcipitinbildung, eine isolierte Typus III-Reaktion bei Aspergillompatienten mit starker Präcipitinbildung.

In Abb. 1 zeigen wir den Verlauf einer Typus III-Reaktion bei einem Aspergillompatienten.

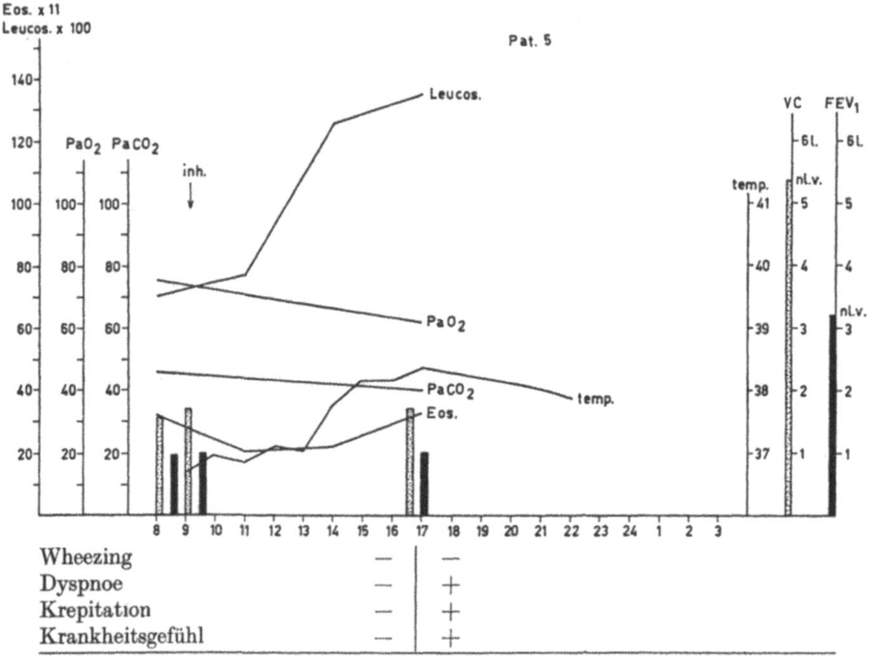

Abb. 1. Auskultationsbefund, Krankheitsgefühl, Leukocytose, VC, FEV_1, PaO_2, $PaCO_2$, und Temperatur, im Laufe eines Provokationstages bei einem Patienten mit einem Aspergillom

Diese Reaktion hat eine große Ähnlichkeit mit der Reaktion nach Provokation der Patienten mit einem „vegetable dust"-Syndrom. Wir meinen, daß man bei einer ungeklärten Febris continua bei Aspergillompatienten an eine andauernde Typus III-Reaktion denken soll. Diese Untersuchungen werden später in extenso publiziert.

Literatur

1. Pepys, J., W. Ridell, K. M. Citron, Y. M. Clayton, and E. J. Short: Amer. Rev. resp. Dis. **80**, 167 (1959).
2. Biguet, J., P. Tran Van Ky, A. Capron, and J. Fruit: C.R. Acad. Sci. (Paris) **254**, 3768 (1962).
3. Gell, P. G. H., and R. A. A. Coombs: Clinical aspects of immunology. Oxford 1964, S. 400.

Diskussionsbemerkungen

H. Fabel u. R. Wettengel, Hannover:

Sie haben erwähnt, daß der Pigeon breeder's lung das gleiche pathogenetische Prinzip zugrundeliegt wie der Lungen-Aspergillose. Um bei uncharakteristischer Anamnese die Diagnose zu sichern, empfehlen Sie den Inhalationstest. Wir haben in letzter Zeit zwei Fälle von Pigeon breeder's lung beobachten können. Bei beiden Patienten trat nach dem Intracutantest mit Taubenserum und mit einem Extract aus den Exkrementen eine eindeutige Reaktion (einmal vom Arthus-Typ, im zweiten Falle vom Tuberculin-Typ) ein, und im Agar-Diffusionstest nach Ouchterlony wurden Präcipitine nachgewiesen. Da bekannt ist, daß Taubenzüchter ohne Krankheitssymptome keine positive Hautreaktion zeigen und keine Antikörper auf Tauben-eiweiß haben, sind diese Befunde spezifisch und beweisend. Wir glauben deshalb, daß man auf den Inhalationstest verzichten kann, der ja für den Kranken eine erneute Exposition bedeutet und ein Rezidiv der interstitiellen Pneumonitis hervorrufen kann. Unsere Fälle haben noch mehrere Wochen nach der letzten Exposition im Taubenschlag röntgenologisch nachweisbare interstitielle Lungenveränderungen, eine restriktive Ventilationsstörung (verminderte Vitalkapazität und Lungendehnbarkeit) und eine Diffusionsstörung gezeigt.

E. Stevens, Groningen:

Ich glaube nicht, daß man in allen Fällen auf den Inhalationstest verzichten kann:

Erstens ist die Anwesenheit präcipitierender Antikörper gegen Taubeneiweiß bei Pigeon breeder's lung wohl stets vorhanden, aber keineswegs spezifisch. Unsere eigenen serologischen Ergebnisse sowie auch die Literaturangaben zeigen, daß diese Antikörper bei etwa 30 bis 40% aller Taubenzüchter anwesend sind, ohne daß bei diesen Krankheitssymptome vorliegen. Daß eine Kutanreaktion vom Arthus- oder Tuberculin-Typ für die Diagnose beweisend sein sollte, können wir aus eigener Erfahrung widerlegen.

Zweitens ist zu bemerken, daß das Krankheitsbild nicht immer vom klassischen Typ ist, und, vor allem bei jüngeren Patienten, der progressiven Lungenfibrose sehr ähnlich sein kann. In solchen Fällen ist die Diagnose allein durch einen Inhalationstest zu sichern.

Wir sind aber Ihrer Meinung, daß man bei einem *typischen* Krankheitsbild lieber auf den Inhalationstest verzichten sollte.

Die Auswirkung einer therapeutischen Röntgenbestrahlung, einer heißen Lymphangiographie und einer Kombination beider auf die Lungenfunktion

K. Kröpelin und E. Doll, Freiburg*

Die Entwicklung einer Lungenfibrose durch direkte radioaktive Strahleneinwirkung auf das periphere Lungengewebe konnte histo-pathologisch und funktionsanalytisch sowohl tierexperimentell [1, 8, 20, 24, 25] als auch in der Humanmedizin [2—4, 6, 7, 10—13, 15, 17, 22, 23, 27, 28] nachgewiesen werden. Todesfälle durch progrediente pulmonale Insuffizienz infolge strahlentherapeutischer Maßnahmen finden sich in der Literatur nur selten [16—18, 21, 23, 26].

Hier soll über die Nebenwirkung der radioaktiven Strahlentherapie auf die Lungenfunktion bei 24 Patienten berichtet werden, bei denen eine Bestrahlung der peripheren Lunge nicht vorgenommen wurde.

Veranlaßt durch erhebliche pulmonale Komplikationen bei der kombinierten Anwendung einer endolymphatischen Lipiodol ^{131}J-Therapie und der lokalisierten Cobalt^{60}-Bestrahlung des Mediastinums untersuchten wir 13 nur mediastinal bestrahlte Patienten mit Lymphogranulomatose[1] sowie 10 Patienten, die wegen retroperitoneal metastasierender Tumoren allein eine sog. „heiße" Lymphangiographie[2] erhalten hatten.

* Dr. Klaus Kröpelin, Doz. Dr. E. Doll; Medizinische Universitätsklinik, 78 Freiburg, Hugstetter Straße 55.

1 Bestrahlungsabteilung der Medizinischen Universitätskliniken Freiburg (Leitung: Prof. Dr. K. Musshoff).

2 Die Lymphangiographien wurden von Doz. Dr. H. Weissleder (Röntgenabteilung der Medizinischen Universitätsklinik) in Zusammenarbeit mit der Abteilung für Nuclearmedizin (Leitung: Prof. Dr. G. Hoffmann) durchgeführt.

Methodik

Untersucht wurden jeweils vor der Therapie und in verschiedenem Zeitabstand nach der Therapie die Lungenvolumina im offenen System, wobei das intrathorakale Gasvolumen ganzkörperplethysmographisch (Bodytest der Fa. Jaeger, Würzburg) [19] bestimmt wurde. Die Compliance der Lunge [5] wurde dynamisch bei langsamer Atmung gemessen. Zur Druckbestimmung aus dem Oesophagus verwendeten wir eine 1 m lange Sonde mit einem Innendurchmesser von 1,5 mm, deren mit ca. 15 Löchern versehenes Ende von einem 15 cm langen Latexballon überzogen war. Der mit etwa 1 ml Luft gefüllte Ballon lag im unteren Drittel des Oesophagus. Zur Beurteilung der Gasaustauschfunktion wurden der arterielle Sauerstoff- und Kohlensäurepartialdruck aus dem Blut des hyperämisierten Ohrläppchens in Ruhe und während zweier Belastungsstufen im Steady-State gemessen (Meßanordnung der Fa. Eschweiler, Kiel). Als pathologisch bewerteten wir nur einen Abfall des arteriellen Sauerstoffdrucks von mindestens 5 mm Hg auf der ersten Belastungsstufe, wenn bei der zweiten Belastungsstufe ein weiterer Abfall erfolgte [9, 14].

Ergebnisse

Tabelle 1 zeigt die Untersuchungsbefunde eines 39 Jahre alt gewordenen Patienten, bei dem die beschriebene kombinierte Strahlentherapie angewendet wurde. Es wurden bei diesem wie auch bei allen folgenden Patienten die Vitalkapazität (VK), das intrathorakale Gasvolumen (IGV), der Atemgrenzwert (AGW) und die dynamische Compliance (C_{dyn}) vor der Therapie gemessen. Dieser Patient konnte dann 24, 33 und 43 Wochen nach Beginn der lokalisierten fraktionierten Cobalt^{60}-Mediastinalbestrahlung (Herddosis 4000 R) und der gleichzeitig durchgeführten endolymphatischen Lipiodol ^{131}J-Therapie nachuntersucht werden. Die Blutgase in Ruhe und unter Belastung konnten nur nach der Therapie gemessen werden.

Tabelle 1. *Untersuchungsbefunde von Patient Nr. 1 (39 Jahre ♂) vor und nach Therapie (Cobalt^{60}-Medistinalbestrahlung und gleichzeitige endolymphatische Lipiodol ^{131}J-Behandlung)*

Untersuchungs-zeitpunkt	VK ml	IGV ml	AGW l/min	C_{dyn} l/cm H_2O	P_{O_2a} Ruhe	mm Hg 50 W	75 W
vor Therapie	5550	3150	135	0,230	—	—	—
nach Therapie-beginn:							
24 Wochen	2850	2220	92	0,180	76,6	62,0	57,5
33 Wochen	3600	2450	99	0,120	78,8	69,0	53,3
43 Wochen	3500	2120	98	0,125	57,5	64,7	50,5

VK = Vitalkapazität, IGV = Intrathorakales Gasvolumen am Ende der Ruheexspiration, C_{dyn} = dynamische Compliance.

Wenn auch die gegenüber den hochnormalen Werten vor der Therapie nur mäßige Verminderung der Werte für VK und IGV und die nur geringe Herabsetzung des AGW keinesfalls eine wesentliche Einschränkung der ventilatorischen Funktion bedingen müßten, zeigen doch die Verminderung der dynamischen Compliance einen starken Elastizitätsschwund im Sinne einer Fibrose und der zunehmende Abfall des P_{O_2a} unter Belastung bei fehlender ventilatorischer Verteilungsstörung die erschwerte O_2-Diffusion an. Die entsprechenden P_{C_2a}-Werte, die hier nicht aufgeführt werden, stiegen nicht an.

Die Abb. 1 zeigt bei dem gleichen Patienten den prozentualen Abfall der angeführten Meßgrößen bis 43 Wochen nach der Therapie. Der Patient ist etwa 4 Wochen nach der letzten Messung verstorben, ohne daß ein Anhalt für ein Rezidiv der Grundkrankheit bestanden hatte.

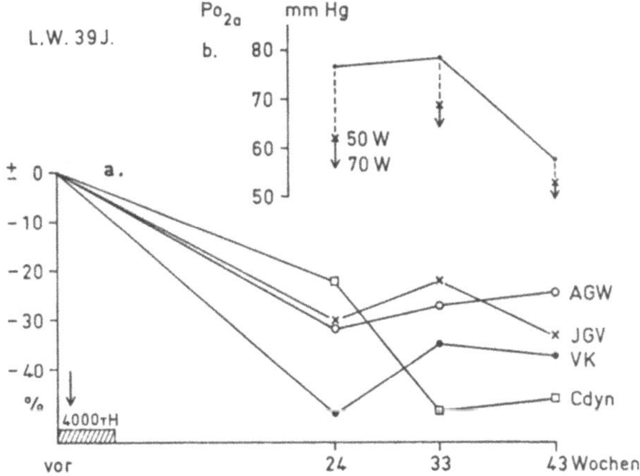

Abb. 1. a Prozentualer Abfall von VK, JGV, AGW und C_{dyn} nach $Cobalt^{60}$-Mediastinalbestrahlung + endolymphatischer Lipiodol ^{131}J-Therapie (↓) bei Patient Nr. 1. b Arterieller Sauerstoffpartialdruck bei dem gleichen Patienten nach Therapie in Ruhe und während Belastung

Die Tabelle 2 enthält die gleichen Funktionswerte für die 13 Lymphogranulomatose-Patienten, die vor und 13 bis maximal 66 Wochen nach Beginn der $Cobalt^{60}$-Bestrahlung des Mediastinums mit einer Herddosis von durchschnittlich 4000 R untersucht wurden. Außer bei den Patienten Nr. 4 und 11, bei denen perihilär re. (Nr. 11) bzw. parakardial re. (Nr. 4) Hodgkin-Infiltrate anzunehmen waren, konnte röntgenologisch kein peripherer Lungenbefall gesehen werden.

In allen Fällen mit einer Ausnahme (Pat. Nr. 6) wurde während des Untersuchungszeitraumes der Ausgangswert für die Vitalkapazität nicht wieder erreicht, wenn auch die Reduktion im einzelnen ein ganz verschiedenes Ausmaß hatte. Die stärkste Verminderung fanden wir im Mittel etwa 8—10 Wochen nach Bestrahlungsbeginn bzw. 3—10 Wochen nach Bestrahlungsende. Das IGV blieb entweder gleich oder nahm nach Bestrahlung ab. Der Atemgrenzwert, der ohnehin wegen der erheblich subjektiven Färbbarkeit am geringsten zu verwerten war, nahm nicht selten nach der Therapie zu, später jedoch wieder ab.

Auffällig war, daß die dynamische Compliance bei 6 Patienten bereits vor der Therapie unter dem von uns aufgrund von Untersuchungen an Lungengesunden ermittelten unteren Normwert von 0,150 l/cm H_2O und bei 2 Patienten unter dem von Zeilhofer [29] angegebenen Normwert von 0,120 l/cm H_2O lag. Nur bei diesen 2 Patienten (Nr. 4 und Nr. 11) wurde der beschriebene, schon vor der Therapie bestehende Lungenbefall gesehen, der diesen Befund erklären könnte.

Nur in einem Fall (Nr. 2) wurde kein Rückgang der Compliance der Lunge beobachtet. Bei allen anderen Patienten wurden, wie die Tabelle 2 zeigt, teils schon bei der ersten Nachuntersuchung (8—14 Wochen nach Therapiebeginn) ver-

Tabelle 2. *Untersuchungsbefunde von 13 Patienten vor und nach Cobalt*[60]*-Mediastinalbestrahlung. Durchschnittliche Bestrahlungsdauer 6 Wochen. Herddosis um 4000 R. Erklärung der Symbole s. Tabelle 1*

1 Nr	2 ♂ ♀	3 Alter	4 Wochen n. Ther.-beginn	5 VK ml	6 IGV ml	7 AGW l/min	8 C_{dyn} l/cm H_2O	9 $P_{O_2,a}$ Ruhe	10 mm Hg 50 W	11 100 W
2	♀	16	vor	3000	2400	71	0,125	—	—	—
			42	2750	2400	86	—	101,0	89,0	94,0
			66	2500	2380	56	0,125	91,2	94,0	94,8
3	♀	43	vor	2700	1900	99	0,085	—	—	—
			22	1500	1570	56	0,035	—	—	—
			58	2100	1590	79	—	—	—	—
4	♀	29	vor	4200	3220	69	0,115	84,3	93,7	98,2
			14	2500	3120	62	0,043	73,5	59,0	55,0
			21	2500	3120	64	0,102	80,3	67,0	63,3
			32	2900	2780	70	0,073	81,8	71,7	63,5
			44	3500	3350	84	0,081	86,0	84,2	73,0
5	♀	33	vor	3500	3870	94	0,250	90,5	86,0	89,0
			19	2900	3510	104	0,215	98,2	90,2	81,2
			39	2900	3870	78	0,106	—	—	—
6	♂	26	vor	5200	3020	121	0,162	90,5	93,5	89,0
			12	4450	2770	128	0,151	—	—	—
			24	4650	2660	127	0,106	—	—	—
			34	4600	2670	126	0,120	—	—	—
7	♀	56	vor	2100	4270	37	0,140	84,7	83,8	82,8
			12	1600	2170	43	0,115	—	—	—
			22	1700	1920	32	0,054	74,0	64,0	74,2
			34	2150	1940	50	0,050	82,8	—	65,0
8	♂	30	vor	3850	3220	75	0,145	80,5	70,5	73,5
			12	3700	3870	—	0,097	86,5	84,8	80,5
			18	3400	3620	68	0,151	—	—	—
			30	3250	3020	81	0,098	81,0	79,0	71,5
9	♀	32	vor	3800	2020	114	0,151	81,2	91,2	96,0
			14	2000	2020	94	0,106	86,3	81,2	80,5
			20	2550	1390	68	0,069	88,2	82,0	83,7
			30	3050	1380	60	0,089	73,6	76,2	80,0
10	♂	43	vor	3700	3470	92	0,186	85,0	91,6	96,2
			11	3650	3570	84	0,110	—	—	—
			22	3500	3600	87	0,085	77,0	92,3	97,5
11	♀	37	vor	2350	2170	33	0,093	72,3	66,2	62,4
			8	2400	2080	36	0,045	—	—	—
			13	2100	1620	47	0,046	79,2	71,8	64,0
			22	2200	1690	42	0,055	84,7	74,0	68,5
12	♀	29	vor	3800	2120	68	—	81,0	85,0	91,0
			8	3400	2120	59	0,054	—	—	—
			20	2650	2120	34	0,033	82,5	83,0	81,0
13	♂	33	vor	5200	4120	124	0,256	83,5	82,0	93,2
			8	4750	3990	89	0,243	94,3	90,5	94,8
			20	4250	3970	—	0,115	87,0	82,5	92,0
14	♂	24	vor	4300	2670	117	0,180	92,5	94,5	91,5
			12,5	3850	2570	119	0,127	83,0	72,0	71,0

Tabelle 3. *Untersuchungsbefunde von 10 endolymphatisch mit Lipiodol* ^{131}J *behandelten Patienten vor und nach Therapie Erklärung der Symbole s. Tabelle 1*

1	2	3	4	5	6	7	8	9	10	11
Nr	♂ ♀	Alter	Wochen n. Ther.-beginn	VK ml	IGV ml	AGW l/min	C_{dyn} l/cm H_2O	P_{O_2a} Ruhe	mm Hg 50 W	100 W
15	♀	30	vor	2550	2450	91	0,115	—	—	—
			38	2400	2160	90	0,115	81,5	77,5	80,0
16	♂	20	vor	4000	3220	78	—	84,4	82,2	85,5
			22	4400	2860	100	—	89,0	95,0	94,0
17	♀	44	vor	3900	2620	69	0,200	86,0	91,0	93,0
			17	3950	2560	49	0,186	—	—	—
18	♀	38	vor	3400	2670	72	—	83,0	88,5	95,0
			14	3200	2880	66	—	—	—	—
19	♂	33	vor	5850	3700	160	0,256	83,2	91,0	98,0
			13	5850	3960	152	0,276	89,3	91,3	89,7
20	♂	32	vor	5050	3300	112	0,188	85,8	89,8	94,2
			13	5000	3300	119	0,207	72,0	89,5	85,0
21	♀	53	vor	3450	2510	76	0,251	87,0	79,5	79,5
			13	3650	2520	100	0,239	85,0	80,0	87,0
22	♂	66	vor	4150	3140	104	—	82,3	89,3	93,0
			13	4150	3320	115	0,200	76,5	83,3	89,0
23	♂	31	vor	5050	2720	131	0,200	81,3	85,8	86,7
			10	4750	2740	146	0,170	78,8	77,2	77,0
24	♀	24	vor	3650	1680	81	0,150	73,5	74,2	81,0
			6	3950	1680	124	0,125	78,0	77,0	89,0

minderte Compliancewerte gefunden. Nur zwei (Nr. 6 und 14) der zehn zu dieser Zeit untersuchten Patienten erreichten noch einen Normalwert, während bei allen anderen die dynamische Compliance abfiel.

Wahrscheinlich nach Rückgang der akuten, im Röntgenbild häufig nicht sichtbaren Strahlenreaktionen trat bei der nächsten Untersuchung — etwa 20 Wochen nach Bestrahlungsbeginn — bei einigen Patienten eine Besserung auf, während nach einem halben Jahr und später von den zu dieser Zeit untersuchten 7 Patienten nur einer (Nr. 2) den Ausgangswert erreichte; die übrigen 6 zeigten meist eine erhebliche Reduktion, im Mittel um 44% des Ausgangswertes.

Bei Patientin Nr. 11, die schon einen paracardialen Lungenbefall zeigte, fiel bereits vor der Therapie bei Belastung der arterielle Sauerstoffpartialdruck, der schon in Ruhe vermindert war, sowohl bei 50 Watt und deutlicher bei 100 Watt ab. Die übrigen 10 Patienten, bei denen der P_{O_2a} in Ruhe und unter Belastung vor der Therapie gemessen werden konnte, zeigten bei normalem P_{O_2a}-Ruhewert unter Belastung einen Anstieg oder zumindest keinen signifikanten Abfall des arteriellen O_2-Druckes. Nach der Therapie sahen wir bei 6 Patienten einen verwertbaren P_{O_2a}-Abfall unter Belastung (Nr. 4, 5, 7, 8, 11, 14). Aus diesem Verhalten des arteriellen O_2-Druckes kann man zusätzlich zur Verminderung der dynamischen Compliance auf eine O_2-Diffusionsstörung schließen [9, 14], zumal auch bei diesen Patienten kein pathologischer Anstieg des P_{CO_2a} gesehen werden konnte, der auf eine ventilatorische Verteilungsstörung deuten würde. Die einzige

Patientin (Nr. 7), die aufgrund einer schon über Jahre bestehenden chronischen Bronchitis eine zusätzliche obstruktive Ventilationsstörung (R_t — 7,5 cm H_2O/l/sec) zeigte, stieg bei Belastung vor der Therapie ebenfalls mit dem Sauerstoffpartialdruck an und fiel schon 22 Wochen und auch später nach der Therapie bei Belastung ab.

Die Tabelle 3 gibt die prä- und posttherapeutischen Daten der 10 Patienten wieder, bei denen wegen retroperitoneal metastasierender Tumoren eine therapeutische Lymphangiographie mit Lipiodol ^{131}J durchgeführt wurde.

Dabei ergibt sich für die Vitalkapazität und das intrathorakale Gasvolumen bei keinem dieser Patienten eine erhebliche Änderung. Die Werte für den Atemgrenzwert sind wegen der uncharakteristischen Veränderung für den Nachweis einer Beeinträchtigung der Funktion durch die Therapie kaum verwertbar. Der niedrige Wert bei Fall 16 ist eindeutig auf eine mangelnde Mitarbeit der Patientin zurückzuführen. Ein erhöhter Atemwegswiderstand ließ sich bei keinem der 10 Patienten nachweisen. Eine signifikante Änderung der dynamischen Compliance trat nach der endolymphatischen Therapie nicht auf. Die Änderung der Compliance in Fall 24 von 0,150 l/m H_2O auf 0,125 l/cm H_2O ist ohne weitere Untersuchung kaum als therapiebedingt anzusehen. Der niedere Ausgangswert bei Patientin Nr. 15 ist durch die kleinen Körperdimensionen (152 cm, 48 kg) bedingt.

In Ruhe und während Belastung verhielt sich der arterielle O_2-Druck normal, wobei diese Patienten im Schnitt ein höheres maximales Steady-State erreichten als die mediastinal bestrahlten Patienten.

Die Abb. 2 zeigt noch einmal das Verhalten der untersuchten Lungenfunktionswerte VK, IGV, AGW und C_{dyn} bei 6 mediastinal mit Cobalt^{60} bestrahlten Patienten, die regelmäßig vor, 13, 21 und 33 Wochen nach Bestrahlungsbeginn untersucht wurden im Vergleich zu den endolymphatisch mit Lipiodol ^{131}J behandelten Patienten.

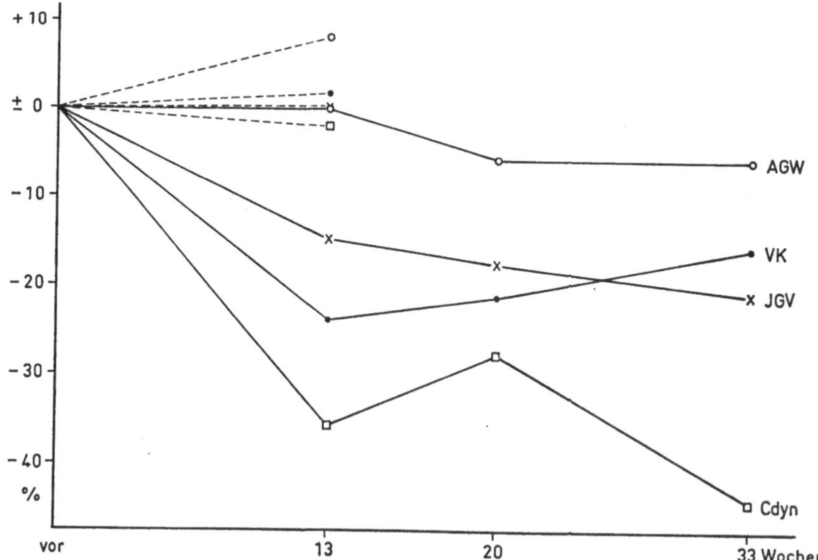

Abb. 2. Mittlere prozentuale Änderung von VK, AGW, IGV und C_{dyn} bei 6 Patienten nach Mediastinalbestrahlung (—) und 7 Patienten nach therapeutischer Lymphangiographie (---)

Folgerung

Obwohl bei der reinen Mediastinalbestrahlung nur wenig Lungenparenchym direkt im Bestrahlungsbereich liegt, kommt es doch zu einer erheblichen Verminderung der elastischen Eigenschaften der Lungen, die ihren Ausdruck findet in einer deutlichen Herabsetzung der dynamischen Compliance nach der Therapie. Entsprechend, wenn auch nicht so erheblich, sind die Volumina VK und IGV vermindert. Daß zusätzlich bei einem großen Prozentsatz der Patienten eine O_2-Diffusionsstörung anzunehmen ist, zeigt das pathologische Verhalten des arteriellen Sauerstoffpartialdruckes unter Belastung bei etwa 50% dieser Patienten.

Die zusätzliche Strahlenbelastung der Lunge, die durch ein Überlaufen des Lipiodols in die Lunge zustande kommt, dürfte nach Darstellung der Daten von Patient Nr. 1, der ca. 4 Wochen nach unserer letzten Untersuchung infolge Ateminsuffizienz verstarb, und weiterer von uns klinisch gesehener, aber nicht fortlaufend untersuchter Fälle gefährlich sein, wenn auch die alleinige Lipiodol ^{131}J-Therapie offenbar keine Einschränkung der Lungenfunktion nach sich zieht.

Literatur

1. BÄSSLER, R., u. W. BUCHWALD: Experimentelle Entzündung und Fibrose des Lungengerüstes durch ionisierende Strahlen. Fortschr. Röntgenstr. **104**, 192 (1966).
2. — — Lungenfibrose und Röntgenbestrahlung. Radiologe **6**, 95 (1966).
3. BALDWIN, E. F. DE, A. COURNAND, and D. W. RICHARDS JR.: Pulmonary insufficiency; study of 39 cases of pulmonary fibrosis. Medicine **28**, 1 (1949).
4. BRADY, L. W., P. A. GERMAN, and L. CANDER: The effects of radiation therapy on pulmonary funktion in carcinoma of the lung. Radiology **85**, 130 (1965).
5. BUYTENDIJK, H. J.: Oesophagusdruck en Longelastiziteit. Diss. Groningen 1949.
6. CATTERALL, M., and C. M. OGILVIE: The effects of radiation on pulmonary function. Acta Un. int. Cancr. **15**, 485 (1959).
7. COOPER, G., JR., J. L. GUERRANT, A. G. HARDEN, and D. TEATES: Some consequences of pulmonary irradiation. Amer. J. Roentgenol. **85**, 865 (1961).
8. COTTIER, H.: Über die unterschiedliche Schädigung des Lungengewebes durch therapeutische Röntgenbestrahlung. Strahlentherapie **100**, 385 (1956).
9. DOLL, E., u. J. KEUL: „Blutgase" in Begutachtung von Lungenfunktionsstörungen. Stuttgart: Thieme 1968.
10. EMERGIL, C., and H. O. HEINEMANN: Effects of irradiation of chest on pulmonary function in man. J. appl. Physiol. **16**, 331 (1961).
11. FREID, J. R., and H. GOLDBERG: Post-irradiation changes in the lungs and thorax. Amer. J. Roentgenol. **43**, 877 (1940).
12. GISH, J. R., E. O. COATES, L. A. DU SAMET, and H. P. DOUB: Pulmonary radiation reaction: vital capacity and time dose study. Radiology **73**, 679 (1959).
13. HENZI, H.: Zur pathologischen Anatomie der Lungenveränderungen nach hohen Dosen Röntgenstrahlen. Strahlentherapie **100**, 275 (1956).
14. HERTZ, C. W.: Zur Begutachtung von Lungenfunktionsstörungen durch den Arbeitsversuch. Dtsch. med. Wschr. **90**, 461 (1965).
15. LEACH, J. E., J. H. FARROW, F. W. FOOTE JR., and N. W. WOWRO: Fibrosis of the lung following roentgenirradiation for cancer of the breast; a clinical study. Amer. J. Roentgenol. **47**, 740 (1942).
16. LÜTHI, E.: Beitrag zur Kenntnis der Lymphogranulomatose unter besonderer Berücksichtigung der sekundären Lungenfibrose. Schweiz. Z. Tuberk. **18**, 336 (1961).
17. MACINTOSH, H. C., and S. SPITZ: A study of radiation pneumonitis. Amer. J. Roentgenol. **41**, 605 (1939).
18. MIGUERRES, J., P. F. COMBES et F. FABRE: Poumon radiotherapique aigu bilateral mortel après cobalt — therapie minime unilaterale. J. franç. Méd. Chir. thor. **19**, 667 (1965).

19. Nolte, D., E. Reif u. W. T. Ulmer: Die Ganzkörperplethysmographie. Respiration **25**, 14 (1968).
20. Phillips, L.: An ultrastructural study of the developement of radiation injury in the lung. Radiology **87**, 49 (1966).
21. Schairer, E., u. E. Krombach: Röntgenschädigung der Lunge mit tödlichem Ausgang. Strahlentherapie **64**, 267 (1939).
22. Smith, J. C.: Radiation pneumonitis. Amer. Rev. Resp. Dis. **87**, 647 (1963).
23. Stone, D. J., M. J. Schwartz, and R. A. Green: Fatal pulmonary insufficiency due to irradiation effect upon the lung. Amer. J. Med. **21**, 226 (1956).
24. Sweany, St. K., W. T. Moss, and F. J. Haddy: The effects of chest irradiation on pulmonary function. J. clin. Invest. **38**, 587 (1959).
25. Teates, Ch. D.: Effects of unilateral thoracic irradiation on lung function. J. appl. Physiol. **20**, 628 (1965).
26. Warren, Sh., and J. Spencer: Radiation reaction in the lung. Amer. J. Roentgenol. **43**, 682 (1940).
27. Wellington, J. L., and R. B. Lynn: Effects of irradiation on lung function. Canad. med. Ass. J. **90**, 1341 (1964).
28. Widmann, B. P.: Irradiation pulmonary fibrosis. Amer. J. Roentgenol. **47**, 24 (1942).
29. Zeilhofer, R.: Atemmechanik (Oesophagusdruckmethode). Beitr. Klin. Tuberk. **133**, 278 (1966).

Diskussionsbemerkungen

A. Laur, Leverkusen:

Bei der Nachuntersuchung von Patienten, die wegen eines Morbus Hodgkin einer ^{60}Co-Mediastinalbestrahlung mit 4000 R Herddosis unterzogen wurden, haben Sie Einschränkungen in der Lungenfunktion, vor allem Elastizitätsverluste beobachtet. Dies ist insofern erstaunlich, als bei einer energiereichen Strahlung wie ^{60}Co das Strahlenbündel scharf begrenzt ist und daher mit keiner Streuwirkung auf die weitere Lungenumgebung zu rechnen ist, wie dies bei konventioneller Bestrahlung der Fall ist. Liegen Vergleichsuntersuchungen mit konventioneller Bestrahlung und histologische Lungenbefunde vor?

K. Kröpelin, Freiburg:

Vergleichsuntersuchungen mit konventioneller Röntgenbestrahlung liegen uns nicht vor. Es ist uns auch zur Zeit nicht möglich, darüber Auskunft zu geben, ob die Entstehung der Fibrose in direktem Zusammenhang mit einer Streustrahlung steht. Eine Beschleunigung der fibrotischen Veränderungen in der Lungenperipherie dürfte durch strahlenbedingte Begleitbronchitiden hervorgerufen werden, wie sie Herr Brandt z. B. auch bronchoskopisch gesehen hat und wir im Verlauf auch klinisch sehen konnten. Wegen der kleinen Zahl ist eine entsprechende Auswertung jedoch noch nicht möglich. Pathologisch-histologische Befunde sind uns ebenfalls noch nicht zugänglich.

Auf keinen Fall ist es angebracht, aus unserer Darstellung bezüglich der Lymphogranulomatose einen therapeutischen Nihilismus abzuleiten oder sich anderen Therapieverfahren zuzuwenden. Die Telecobalt-Bestrahlung ist heute bei der Lymphogranulomatose ohne peripheren Lungenbefall die Therapie, die wohl die längsten Remissionsraten bringt. Langjährige Verläufe ohne stärkere subjektive Behinderung der Patienten zeigen, daß derartige Lungenfunktionsstörungen recht gut toleriert werden. Dagegen glauben wir, daß eine Kombination der dargestellten Bestrahlungsarten, zumindest, wenn sie zeitlich eng gekoppelt sind, gefährlich ist.

H. J. Brandt, Berlin:

Die Hochvolt-Tele-Therapie hat offensichtlich in Dosen ab 3—4000 rad HD auch außerhalb des physikalisch abgegrenzten Bestrahlungsfeldes eine Wirkung. Basale Pleurareaktionen sind bei Bestrahlungen des Oberfeldes häufig. Bei Bestrahlungen des Mediastinums können unserer Vorstellung nach durch eine oft bronchoskopisch nachweisbare fibrinöse Entzündung der

Bronchialschleimhaut mit Schädigung des Flimmerepithels, und damit der Selbstreinigung des Bronchialbaums, peripher Bronchopneumonien entstehen. Nach unseren Erfahrungen mit dem Betatron in Zusammenarbeit mit Herrn SCHUHMACHER haben Intensiv-Bestrahlungen bis 900 rad ED bei entsprechenden Pausen keine höhere Rate an Pneumonitis als die fraktionierte Bestrahlung. Der Nachweis der Restriktion erscheint uns die zuverlässigste Messung für die strahlenbedingten Fibrosen. Es ändert sich zwar entsprechend die Compliance, die spezifische Compliance bleibt jedoch nach unseren Erfahrungen gleich.

K. KRÖPELIN, Freiburg:

Ob die Intensivbestrahlung oder die fraktionierte Bestrahlung des Mediastinums die gleichen Veränderungen nach sich ziehen, wissen wir nicht, da unsere Patienten alle fraktioniert bestrahlt wurden.

Die Restriktion ist Folge jeder Lungenfibrose. Wie die Abb. 2 deutlich erkennen ließ, nahm die Compliance der Lunge bei unseren Fällen prozentual stärker ab als das funktionelle Residualvolumen, so daß auch die sog. spezifische Compliance (Compliance/FRC) vermindert war. Die erschwerte O_2-Diffusion bei 50% der untersuchten Fälle, die nur mediastinal bestrahlt wurden, darf neben der reinen Restriktion nicht übersehen werden.

Bei der Entstehung der Fibrose in nicht direkt bestrahlten Lungenbezirken spielen Bronchitiden während des Bestrahlungszeitraumes, aber auch noch später sicher eine große Rolle.

H. FABEL, Hannover:

Ich möchte Sie fragen, nach welchen Kriterien bei Ihnen in Freiburg eine „heiße" therapeutische Lymphographie durchgeführt wird, außerdem, welche Menge Lipiodol als Vehikel für die radioaktive Substanz benutzt wird. Frau WITEK fragte nach der Beeinträchtigung der Lungenfunktion durch eine diagnostische Lymphographie. Wir haben diese Frage geprüft (H. FABEL, G. KUNITSCH u. H. ST. STENDER: Fortschr. Röntgenstr. **107**, 609 (1967) u. Z. ges. exp. Med. **147**, 143 (1968)). Es kommt zu einem dosisabhängigen signifikanten Abfall des arteriellen pO_2 (und zwar um 13,3 Torr nach 15—20 ml Lipiodol und um 7,4 Torr nach 10—14 ml Lipiodol), verursacht durch Millionen kleinster Ölembolien der Lunge. Das Kontrastmittel läßt sich mehrere Tage in den Lungencapillaren und auch in den Alveolen nachweisen.

Gerade, wenn eine diagnostische Lymphographie vorausgegangen ist, muß damit gerechnet werden, daß das radioaktive Kontrastmittel an den krankhaft veränderten und schon mit Lipiodol besetzten Lymphknoten vorbeifließt und überwiegend in der Lunge wirksam wird.

K. KRÖPELIN, Freiburg:

Die therapeutische Lymphangiographie wird, wie ich schon andeutete, vornehmlich bei metastasierenden Tumoren der unteren Extremitäten oder bei Hodentumoren angewandt, also bei Tumoren, deren Absiedlungsgebiet in den sich lymphographisch darstellenden Lymphwegen liegt.

Sie konnten die von Frau WITEK gestellte Frage über die Beeinflussung der Lungenfunktion bei der diagnostischen Lymphangiographie auf Grund Ihrer Untersuchungen an Mensch und Tier exakt beantworten. Wir haben keine Lungenfunktionsanalyse systematisch nach rein diagnostischer Lymphangiographie durchgeführt, können jedoch die Befunde in Einzelfällen bestätigen. Da wir sechs Wochen nach der therapeutischen Anwendung der Lymphographie keine Verminderung irgendwelcher Parameter für die Lungenfunktion gesehen haben, dürften sich diese Patienten nicht anders verhalten haben, als wenn sie nur eine diagnostische Lymphangiographie erhalten hätten.

Die verabfolgte Lipiodol-Dosis ist mir für die Einzelfälle im Augenblick nicht gegenwärtig. Da jedoch keine Spätveränderungen gesehen wurden, stellte sich bei diesen Untersuchungen dieses Problem gar nicht.

Eine therapeutische, nach vorher durchgeführter diagnostischer Lymphangiographie findet sich bei unseren Patienten nicht.

Das Verhalten von Oberflächenfilmen unter verschiedenen Spreitungsbedingungen

R. Rüfer und E. Lingelbach, Göttingen *

Die alveoläre Oberfläche der Lunge ist eine Grenzfläche zwischen der Luft im Alveolarlumen und der Flüssigkeit, welche die Zellwand der Alveolarzelle bedeckt. Wie an jeder Flüssigkeitsoberfläche sind auch hier ganz erhebliche Kräfte wirksam, die in Richtung auf eine Verkleinerung der Oberfläche, also in Richtung auf eine Atelektase der Lunge wirksam sind.

Normalerweise werden diese Oberflächenkräfte der Lunge durch die oberflächenaktiven Substanzen reduziert. Es sind vorwiegend Phospholipoide, besondere Lecithin, welche die Eigenschaft haben, die Oberflächenspannung an derartigen Grenzflächen herabzusetzen.

Besonders nach den neueren Untersuchungen von Weibel und Gil müssen wir uns vorstellen, daß die Phospholipoide in Form eines Oberflächenfilms das Alveolarlumen auskleiden. Dieser Film ist auf einer flüssigen Phase gespreitet. Das ist in physikalisch-chemischem Sinne die Hypophase des Oberflächenfilms. In der Hypophase, vielleicht auch im Film selbst, sind Proteine enthalten.

Veränderte Oberflächenkräfte in der Lunge werden im allgemeinen auf einen Mangel oder auf eine veränderte Zusammensetzung der oberflächenaktiven Substanz zurückgeführt. Es ist jedoch denkbar, daß bei derartigen Störungen der Film nicht in seiner Quantität und in seiner Zusammensetzung verändert ist, sondern daß statt dessen seine Hypophase verändert ist.

Wir haben deswegen an einer künstlichen Grenzfläche die physikalisch-chemischen Beziehungen zwischen Oberflächenfilmen und deren Hypophase untersucht. Dabei hat uns besonders der Einfluß der Oberflächenspannung der Hypophase auf die Oberflächenfilme interessiert.

Es wurden Filme von aus Rattenlungen gewonnener oberflächenaktiver Substanz im Langmuir-Trog auf Hypophasen verschiedener Oberflächenspannung gespreitet. Die unterschiedlichen Oberflächenspannungen der Hypophase wurden durch Zugabe von Albumin, Globulin, Fibrinogen oder Polysorbat zu Ringerscher Lösung erzeugt. Spreitungszeit jeweils 30 min, Zyklusdauer 3 min, dabei Kompression auf 20% der Ausgangsfläche, Messung der Oberflächenspannung mit der Wilhelmy-Waage unter Verwendung von Filterpapier-Plättchen. Auswertung des jeweils 10. Zyklus.

Abb. 1 zeigt als Kontrolldiagramm das Flächen/Oberflächenspannungsdiagramm von oberflächenaktiver Substanz auf einer Hypophase von Ringerscher Lösung. Bei Verkleinerung der Fläche, also bei Kompression des Films, sinkt die Oberflächenspannung ab, bei Vergrößerung der Fläche steigt sie wieder an. Das

* Dr. R. Rüfer, Max-Planck-Institut für experimentelle Medizin, Abteilung Physiologie. 3400 Göttingen, Herrmann-Rein-Straße 3.

entspricht wohl dem Verhalten des Oberflächenfilms in der Alveole: Bei Exspiration, also bei Verkleinerung der Oberfläche Absinken der Oberflächenspannung, bei Inspiration Ansteigen der Oberflächenspannung. Eiweiß in einer Konzentration von 10^{-2} g/100 ml erniedrigt die Oberflächenspannung von Ringerscher Lösung von 73 dyn/cm auf etwa 50 dyn/cm. Dabei finden sich zwischen Albumin, Globulin und Fibrinogen keine grundsätzlichen Unterschiede.

Abb. 1 zeigt, daß trotz gleicher aufgetragener Dosis auf einer derartigen Eiweißhypophase nicht die gleiche niedrige Oberflächenspannung erreicht wird wie auf

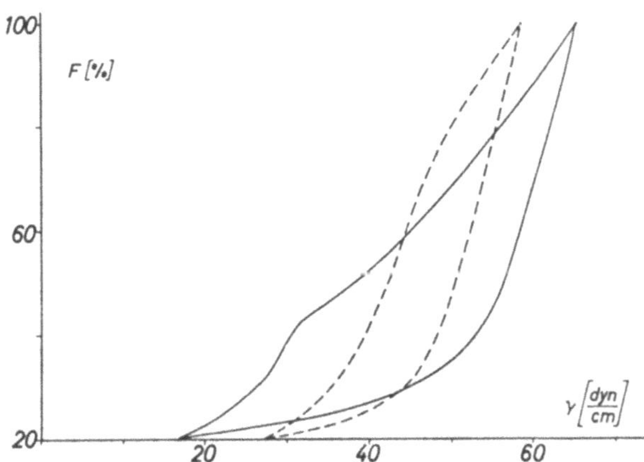

Abb. 1. Flächen/Oberflächenspannungsdiagramme von Filmen oberflächenaktiver Substanz aus Rattenlungen auf unterschiedlichen Hypophasen. —— Hypophase Ringersche Lösung = Hypophase hoher Oberflächenspannung (73 dyn/cm), - - - - Hypophase von 10^{-2} g Globulin/100 ml = Hypophase niedriger Oberflächenspannung (50 dyn/cm). Die aufgetragene Dosis enthält jeweils 3μg Lipoid-Phosphat

einer Hypophase von Ringerscher Lösung. Der Oberflächenfilm hat die Eigenschaft verloren, oder er besitzt die Eigenschaft nur in verringertem Maße, eine Flächenverkleinerung mit einer Erniedrigung der Oberflächenspannung zu beantworten. In dieser Hinsicht ist der Film auf einer Eiweißhypophase von niedriger Oberflächenspannung inaktiviert worden. Die gefundenen Veränderungen waren unabhängig von der verwendeten Eiweißart. Auch mit dem Detergens Polysorbat ließ sich bei einer Konzentration von 10^{-3} g/100 ml Hypophase eine ähnliche Inaktivierung von Oberflächenfilmen erzeugen. Entscheidend für die Inaktivierung der Oberflächenfilme war vielmehr die erniedrigte Oberflächenspannung der Hypophase. Wir glauben, daß bei unseren Versuchen durch die Erniedrigung der Oberflächenspannung in der Hypophase die Spreitung des Oberflächenfilms behindert wird. Eine oberflächenaktive Substanz kann nur auf einer Hypophase von hoher Oberflächenspannung zu einem Film spreiten. Nur hier sind die Molekularkräfte der Hypophase groß genug, um die Moleküle der oberflächenaktiven Substanz aus ihren tropfenförmigen Molekularverband zu einem Oberflächenfilm zu spreiten.

Wir fragen uns, ob ein derartiger Mechanismus einer Inaktivierung auch in der Pathophysiologie eine Rolle spielt. Beim Einstrom von Plasmaeiweißen in die Alveole könnte die Oberflächenspannung der Hypophase in der Alveole erniedrigt werden. Dadurch könnte es auch dort zu einer Inaktivierung der oberflächenaktiven Substanz kommen.

Abb. 2 zeigt, daß eine einmalige bronchiale Spülung einer isolierten Rattenlunge mit einer Lösung von 10^{-2} g Eiweiß/100 ml zu Veränderungen des Druck-Volumen-Diagramms führt. Auf der Deflationskurve deutet die vorzeitige und

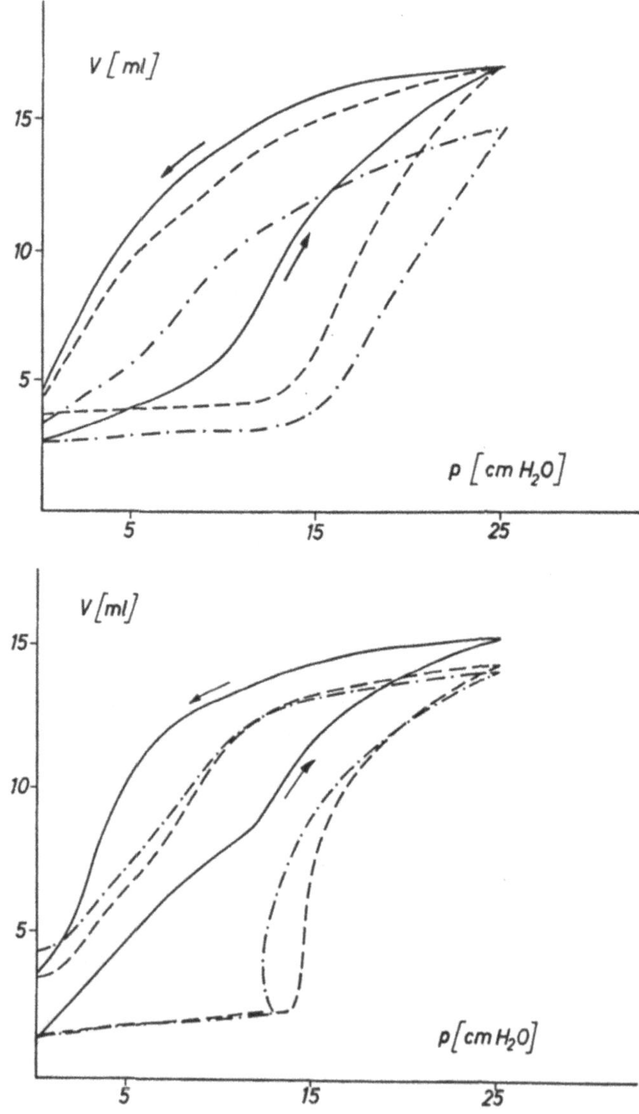

Abb. 2. Statische Druck-Volumen-Diagramme isolierter Rattenlungen. Obere Bildhälfte: -·-·-·- nach bronchialer Spülung mit Ringerscher Lösung (Entfilmung), ---- nach Zufuhr oberflächenaktiver Substanz (Befilmung). Untere Bildhälfte: -·-·-·- Verhalten nach einmaliger bronchialer Spülung mit einer Lösung von 10^{-2} g Albumin/100 ml (Inaktivierung des Oberflächenfilms), ---- nach Zufuhr oberflächenaktiver Substanz (Versuch der Befilmung). —— Jeweils Diagramm der unbehandelten Lunge

rasche Volumenabnahme bei hohem intrapulmonalem Druck nach der Spülung mit Eiweißlösung auf eine Zunahme der Oberflächenkräfte in dieser Lunge hin. Wir glauben, daß auch hier durch das Eiweiß die Oberflächenspannung der Hypophase in der Alveole erniedrigt wird und dadurch der Oberflächenfilm inaktiviert wird. Wie aus Abb. 2 hervorgeht, war es nicht möglich, die Atemmechanik dieser mit Eiweiß gespülten Lunge durch eine Substitution (Befilmung) oberflächenaktiver Substanz wieder zu normalisieren. Die Lunge wurde hierzu vom Bronchus aus mit oberflächenaktiver Substanz gespült.

In anderen Fällen (vgl. Abb. 2), in denen die oberflächenaktive Substanz nicht durch Eiweiß inaktiviert wurde, sondern durch eine Spülung mit Ringerscher Lösung aus den Alveolen ausgewaschen wurde, ist dagegen eine Befilmung durch Substitution oberflächenaktiver Substanz möglich.

Wir glauben also, daß die physikalisch-chemischen Beziehungen zwischen dem alveolären Oberflächenfilm und seiner Hypophase für die Funktion des Oberflächenfilms eine wichtige Rolle spielen.

Literatur

RÜFER, R.: Der Einfluß oberflächenaktiver Substanzen auf Entfaltung und Retraktion isolierter Lungen. Pflügers Arch. ges. Physiol. **298**, 170–184 (1967).

— u. CHR. STOLZ: Inaktivierung von Oberflächenfilmen aus alveolärer oberflächenaktiver Substanz durch Erniedrigung der Oberflächenspannung der Hypophase. Pflügers Arch. ges. Physiol. **307**, 89–103 (1969).

SCHOEDEL, W., u. R. RÜFER: Veränderungen der Oberflächenverhältnisse in den Lungenalveolen als Ursache von Atelektasen und gestörter Atemmechanik. Dtsch. med. Wschr. **93**, 1623–1628 (1968).

WEIBEL, E. R., and J. GIL: Electron microscopic demonstration of an extracellular duplex lining layer of alveoli. Resp. Physiol. **4**, 42–57 (1968).

Diskussionsbemerkungen

H. J. BRANDT, Berlin:

Was würde Ihrer Ansicht nach eine oberflächenaktive Substanz, wie z.B. das therapeutisch verwendete Tacholiquin, bewirken, wenn es als Aerosol wirklich in die Alveolen käme?

R. RÜFER, Göttingen:

Derartige Detergentien sind keine filmbildenden oberflächenaktiven Substanzen, sondern nur Lösungen mit niedriger Oberflächenspannung. Wenn solche Aerosole bis in die Alveolen gelangen sollten, könnten sie die Alveolarmechanik ungünstig beeinflussen. Wir hätten dann zwar eine erniedrigte Oberflächenspannung in den Alveolen, aber die Oberflächenspannung wäre in allen Alveolen gleich. Da der Druck in den Alveolen mit kleinem Radius am größten ist, würden jetzt die kleinen Alveolen ihr Luftvolumen in die größeren Alveolen entleeren. Das gerade wird — nach der üblichen Modellvorstellung — normalerweise dadurch verhindert, daß die Moleküle der natürlichen filmbildenden oberflächenaktiven Substanz, entsprechend der kleineren zur Verfügung stehenden Flächen, in den kleinen Alveolen an der Oberfläche dichter gepackt liegen. Dadurch wird dort die Oberflächenspannung stärker erniedrigt als in den großen Alveolen. So werden die aus den Radiusunterschieden resultierenden Druckunterschiede kompensiert.

Darüberhinaus ist vorstellbar, daß ein Detergens, ähnlich wie bei den Versuchen im Langmuir-Trog, auch in den Alveolen die Oberflächenspannung der Hypophase erniedrigt. Dadurch könnte es zu einer Spreitungshemmung und Inaktivierung des natürlichen Oberflächenfilms kommen. Die Anwendung von Detergentien zur Therapie von Störungen der alveolären Oberflächenkräfte beurteile ich deswegen skeptisch.

Untersuchungen über die Wirkung von Aptin® und Dociton® auf die Bronchomotorik bei Gesunden und bei Patienten mit obstruktiven Atemwegserkrankungen

RALF WETTENGEL und HELMUT FABEL, Hannover*

Pharmakologische Untersuchungen haben zu der Hypothese geführt, daß erregende und hemmende adrenerge Impulse durch verschiedene, biochemisch und morphologisch bisher nicht definierte Typen von Receptoren übertragen werden. So bewirkt die Reizung der Alphareceptoren eine Vasoconstriction, die Stimulation der Betareceptoren eine Gefäßerweiterung und eine Weitstellung der Bronchien [1, 8].

Seit 1964 findet ein spezifischer Betareceptorenblocker, das Propranolol, Anwendung in der Klinik. Herzrhythmusstörungen, die Coronarinsuffizienz und das hyperkinetische Herzsyndrom sind die Hauptindikationen. Als Kontraindikation gelten die Herzinsuffizienz und das Asthma bronchiale. Über die Zunahme einer Bronchoconstriction nach Propranolol liegen einige Untersuchungen vor [4—7]. Dieser Effekt wird durch die Aufhebung der bronchodilatatorischen Adrenalinwirkung nach Betrareceptorenblockade erklärt. Außerdem scheint eine gesteigerte Reaktionsbereitschaft des Bronchialsystems auf Histamin und Allergene nach Verabreichung von Propranolol zu bestehen [3, 9]. Entsprechende Nebenwirkungen des neuen Präparates Aptin sind bisher nicht bekannt. Da dieser Substanz eine geringe eigenstimulierende Wirkung auf die Betareceptoren zugeschrieben wird, durfte man erwarten, daß ihre bronchoconstrictorische Komponente geringer sei, vielleicht sogar vernachlässigt werden könne.

Herzrhythmusstörungen und die Coronarinsuffizienz betreffen ein Lebensalter, in dem obstruktive Atemwegserkrankungen häufig sind. Die Frage, in welchem Ausmaß nach der Gabe von Betareceptorenblockern mit einer Bronchoconstriction gerechnet werden muß und ob diese Gefahr bei Verwendung von Aptin entfällt, ist daher von erheblicher klinischer Bedeutung. Weiterhin interessierte uns, ob eine eventuelle bronchospastische Reaktion auf Grund der Lungenfunktionsprüfung vorhersehbar ist. Darüber hinaus wurde geprüft, inwieweit die gelegentlich empfohlene Kombination von Alupent und Betareceptorenblockern geeignet ist, die oft unangenehmen Tachycardien nach Alupent zu vermeiden.

Methodik und Untersuchungsergebnisse

Wir haben zunächst die Wirkung von Aptin und Dociton bei je 10 Kranken mit obstruktiven Ventilationsstörungen verschiedener Schweregrade und bei 10 gesunden Kontrollpersonen untersucht. Atemfrequenz, Atemminutenvolumen, Vitalkapazität und exspiratorische Sekundenkapazität wurden im offenen System

* Dr. R. WETTENGEL, Med. Klinik der Med. Hochschule, 3000 Hannover, Podbielskistraße 380.

über einen integrierenden Pneumotachographen registriert. Die Berechnung der Atemarbeit gegen viscöse Widerstände erfolgte durch Planimetrie der mit der Oesophagusdruckmethode aufgenommenen Atemschleifen. Über die Wirkungen auf Herz und Kreislauf gaben das fortlaufend geschriebene EKG und kurzfristige Blutdruckkontrollen Aufschluß. Nach Registrierung der Ausgangswerte wurden über 5 min. 5 mg Aptin oder 5 mg Dociton intravenös injiziert. 2—5 min später kontrollierten wir alle Meßgrößen, ließen 10 Atemzüge der 5%igen Alupent-Lösung inhalieren und schlossen eine erneute Kontrolle der Kreislauf- und Atemgrößen an. Zweimal mußte die Injektion wegen Dyspnoe abgebrochen werden. In 2 weiteren Fällen entwickelten sich nach der Injektion von je 2,5 mg Aptin bedrohliche Asthma-Anfälle.

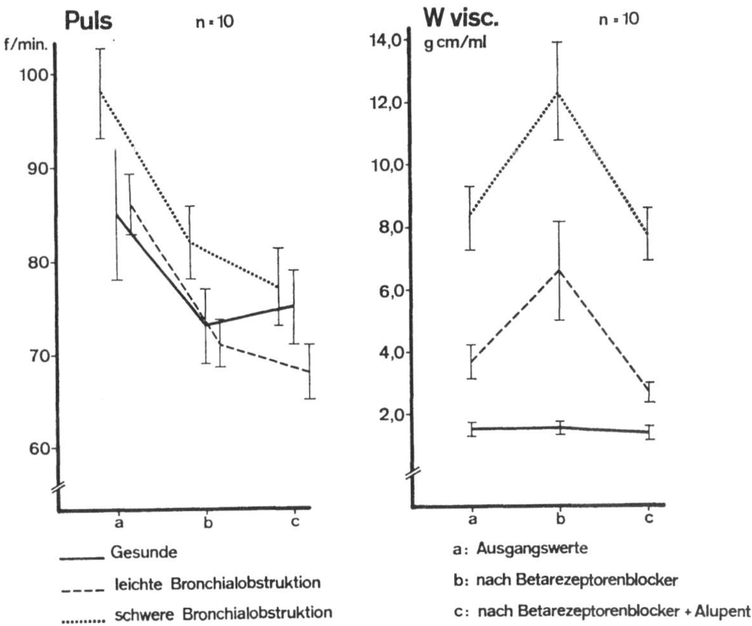

Abb. 1. Mittelwerte und Standardabweichungen der Mittelwerte von Puls und viscöser Atemarbeit (W_{VISC}). *Puls*: die Mittelwertsdifferenzen $a-b$ und $a-c$ sind in allen 3 Gruppen hoch signifikant ($p < 0{,}0005$). W_{VISC}: bei Gesunden keine wesentliche Änderung. Mittelwertsdifferenz $a-b$ in beiden Patientengruppen signifikant ($p < 0{,}05$)

In allen Fällen beobachteten wir einen deutlichen Rückgang der Pulsfrequenz. Auch der Blutdruck zeigte die bekannte leichte Verminderung, während Atemfrequenz und Atemminutenvolumen praktisch unverändert blieben. Bei Gesunden kam es nach der Betareceptorenblockade nicht zu einer wesentlichen Abweichung der spirographischen Größen und der viscösen Atemarbeit. Die Kranken mit Bronchialobstruktion dagegen reagierten mit einer individuell sehr unterschiedlichen Erhöhung der Atemwiderstände. Im Mittel ergab sich für beide Präparate eine signifikante Verringerung der Vitalkapazität und der Sekundenkapazität um 13—16%. Die viscöse Atemarbeit stieg nach Dociton im Mittel um 2,5, nach Aptin um 4,3 gcm/ml an (s. Tabelle). Wegen der erheblichen individuellen Streuung ist diese Differenz für Aptin statistisch nicht zu sichern.

Tabelle. *Mittelwerte von je 10 Kranken mit obstruktiver Ventilationsstörung vor und nach 5 mg Dociton bzw. Aptin i.v.*

		Dociton vor	nach	Aptin vor	nach
Puls	X	94	78	86	76
	S_x	5,7	4,4	4,5	4,8
	d	16	$p < 0{,}0005$	10	$p < 0{,}0005$
VK	X	3169	2800	2627	2156
	S_x	457	417	271	381
	d	369	$p < 0{,}0005$	471	$p < 0{,}05$
Sek.-Kap.	X	1605	1408	1042	836
	S_x	334	295	146	119
	d	197	$p < 0{,}02$	206	$p < 0{,}02$
W_{Visc}	X	6,0	8,5	6,0	10,3
	S_x	1,2	1,6	0,75	2,3
	d	2,5	$p < 0{,}01$	4,3	$p < 0{,}1$

X = Mittelwert, $n = 10$; S_x = Streuung des Mittelwertes; d = Differenz der Mittelwerte vor und nach Betareceptorenblocker.

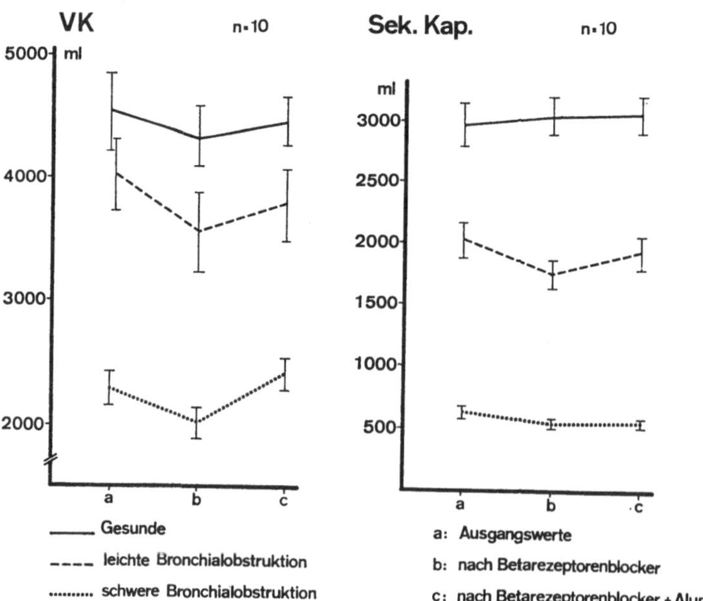

Abb. 2. Mittelwerte und Standardabweichungen der Mittelwerte von Vitalkapazität (VK) und exspirator. Sekundenkapazität (Sek.-Kap.). Die Mittelwertsdifferenzen $a - b$ sind für VK und Sek.-Kap. in beiden Patientengruppen signifikant ($p < 0{,}025$ bei schwerer, $p < 0{,}0025$ bei leichter Bronchialobstruktion). Bei Gesunden für beide Meßgrößen keine signifikanten Abweichungen

Die mittleren Änderungen unserer Meßgrößen waren für Aptin und Dociton fast identisch. Beide Substanzen bewirken also in gleichem Maße eine Senkung der Herzfrequenz und einen Bronchospasmus.

Um zu klären, ob der Effekt einer Betareceptorenblockade auf die Bronchomotorik bei leichter Bronchialobstruktion nur gering ist und erst bei schweren obstruktiven Ventilationsstörungen klinisch bedeutsam wird, haben wir unsere Kranken nach dem Schweregrad in zwei Gruppen eingeteilt. (Abb. 1 und 2). Die Abnahme der Vitalkapazität und der Sekundenkapazität beträgt in beiden Gruppen durchschnittlich 14—16%, die viscöse Atemarbeit nimmt um 50—80% zu. Diese Differenzen der Mittelwerte sind statistisch signifikant. Unabhängig vom Schweregrad ist also bei jeder Bronchialobstruktion mit einer Zunahme der Atemwiderstände nach Betareceptorenblockade zu rechnen. Vergleicht man nur die Mittelwerte, so erscheinen die Änderungen nicht sehr eindrucksvoll. Im Einzelfall jedoch kann der auftretende Bronchospasmus eine ernste Komplikation bedeuten. Dies sei am Beispiel eines 61jährigen Patienten mit spastischer Bronchitis erläutert, der während der Aptin-Injektion dyspnoisch wurde und anhand der fortlaufend registrierten Atemschleifen eine rasche Zunahme der viscösen Atemarbeit von 6,2 auf 23 gcm/ml erkennen ließ. Eine noch stärkere Reaktion beobachteten wir bei einem 40jährigen Patienten mit Asthma bronchiale, der im Intervall zur Untersuchung kam. Während der Aptin-Injektion, die nach 3 min bei einer Dosis von 2,5 mg abgebrochen wurde, stieg die Arbeit gegen viscöse Atemwiderstände von 3,1 auf 22,3 gcm/ml an. Es entwickelte sich ein schwerer Asthmaanfall.

Während der Bronchospasmus infolge Betareceptorenblockade durch Inhalation von Alupent meist völlig aufgehoben werden kann, bleibt die Senkung der Pulsfrequenz in allen Fällen über 1 bis 2 Std bestehen. Die Dosis-Wirkungs-Beziehung ist offenbar an Herz und Bronchien verschieden. Diese Beobachtung schien die Möglichkeit einer kombinierten Anwendung von Alupent und einem Betareceptorenblocker zur Ausschaltung der oft störenden Tachycardie nach Alupent-Inhalation zu eröffnen [5].

Wir haben 4 Kranken, die nach der Alupent-Inhalation eine Tachycardie bekommen hatten (die Pulsfrequenz stieg im Mittel von 99 auf 115 Schläge pro Minute an), 5 mg Aptin bzw. Dociton intravenös verabreicht. Daraufhin ging die Pulsfrequenz auf 92 Schläge pro Minute zurück. Gleichzeitig aber wurde der broncholytische Effekt von Alupent, objektiviert durch eine mittlere Abnahme der viscösen Atemarbeit von 10,7 auf 7,1 gcm/ml, aufgehoben. Die viscöse Atemarbeit stieg auf 11,5 gcm/ml an und lag damit gering über dem Ausgangswert.

Auf Grund unserer Untersuchungen ist Aptin ebenso wie Dociton bei obstruktiven Atemwegserkrankungen kontraindiziert. Diese Einschränkung der Anwendbarkeit von Betareceptorenblockern gilt auch für die leichten Krankheitsformen, da unvorhersehbar ein schwerer Bronchospasmus eintreten kann. Zur Beeinflussung der Tachycardie nach Alupent-Inhalation sind weder Aptin noch Dociton geeignet, weil die Betareceptorenblockade zu einem Bronchospasmus führt, der den therapeutischen Effekt von Alupent wesentlich einschränkt.

Literatur

1. Ahlquist, R. P.: A study of the adrenotropic receptors. Amer. J. Physiol. **153**, 586 (1948).
2. Fleckenstein, A., H. J. Döring u. H. Kammermeier: Einfluß von Betareceptorenblockern und verwandten Substanzen auf Erregung, Kontraktion und Energiestoffwechsel der Myokardfaser. Klin. Wschr. **46, 343** (1968).
3. Herxheimer, H., u. I. Langer: Untersuchungen über die bronchokonstriktorische Wirkung des Betareceptorenblockers Propranolol bei Meerschweinchen und bei Patienten mit Asthma bronchiale. Klin. Wschr. **45**, 1149 (1967).
4. Macdonald, A. G., and R. S. McNeill: A comparison of the effect on airway resistance of a new beta blocking drug, ICI 50, 172 and propranolol. Brit. J. Anaesth. **40**, 508 (1968).
5. Meier, J., H. Lydtin u. N. Zöllner: Über die Wirkung von adrenergen Beta-Receptorenblockern auf die ventilatorische Funktion bei obstruktiven Lungenkrankheiten. Dtsch. med. Wschr. **91**, 145 (1966).
6. McNeill, R. S.: Effect of a beta-adrenergic-blocking agent, propranolol, on asthmatics. Lancet **1964 II**, 1101.
7. — and Ch. G. Ingram: Effect of propranolol on ventilatory function. Amer. J. Cardiol. **18, 473** (1966).
8. Muscholl, E., u. K. H. Rahn: Adrenerge Betareceptoren und ihre spezifischen Hemmstoffe. Klin. Wschr. **46**, 113 (1968).
9. Zaid, G., and G. N. Beall: Bronchial response to beta-adrenergic blockade. New Engl. J. Med. **275**, 580 (1966).

Diskussionsbemerkungen

W. Ulmer, Bochum:

Auch wir haben uns mit der Wirkung der Beta-Receptorenblocker auf die Broncho-Motorik beschäftigt. Unsere Ergebnisse haben gezeigt, daß durchaus nicht alle Patienten mit erhöhten Strömungswiderständen in den Atemwegen auf die Verabreichung von Beta-Receptorenblockern — wir verwendeten Dociton — bei oraler Verabreichung mit einem Anstieg des Strömungswiderstandes reagieren.

Bei einigen Patienten kommt es allerdings zu einem erheblichen Anstieg des Strömungswiderstandes in den Atemwegen, so daß eine absolute Kontraindikation gegen solche Substanzen besteht. Da aber bei manchen bedrohlichen Herzrhythmusstörungen die Beta-Receptorenblocker ganz Hervorragendes leisten, so scheint es uns gerechtfertigt, mit einer oralen Testdosis das Verhalten der Patienten zu prüfen.

Ich wollte deshalb Herrn Wettengel fragen, ob er auch Patienten mit erhöhten Strömungswiderständen in den Atemwegen gesehen hat, bei denen Beta-Receptorenblocker keine Verschlechterung des Strömungswiderstandes hervorgerufen haben und ob er nicht auch glaubt, daß nach einer Testdosis bei geeigneten Fällen Beta-Receptorenblocker doch nützlich sein können.

R. Wettengel, Hannover:

Auch bei unseren Kranken war die Reaktion auf Beta-Receptorenblocker sehr unterschiedlich. Eine vorherige Testung kam für unsere Fragestellung nicht in Betracht, denn wir interessierten uns für die Nebenwirkungen bei intravenöser Verabreichung des Beta-Receptorenblockers, z. B. zur Behandlung bedrohlicher Herzrhythmusstörungen. Es hat sich gezeigt, daß bei i.v.-Gabe kleinste Dosen (in 2 Fällen 2,5 mg Aptin) einen schweren Bronchospasmus hervorrufen können. Für *diese* Anwendungsform betrachten wir deshalb ein Asthma bronchiale oder eine spastische Bronchitis als absolute Kontraindikation, und bei Unklarheit über die Anamnese sollte anderen antiarrhythmischen Substanzen der Vorzug gegeben werden. Wenn eine orale Therapie vorgesehen ist, halten auch wir die Gabe einer Test-Dosis für geeignet, eine Neigung zum Bronchospasmus nach Beta-Receptorenblockade zu erkennen und damit gefährdete Kranke von der Behandlung auszuschließen.

G. Reichel, Bochum:

Für den Eintritt von Nebenwirkungen bei der Behandlung mit Alupent ist nach unserer Erfahrung die Höhe der Dosierung des Medikamentes von ausschlaggebender Bedeutung. Im allgemeinen liegt die für die Bronchialerweiterung optimale Dosis im unteren Bereich der Herzwirksamkeit. In vielen Fällen läßt sich deshalb bei genauer Dosierung eine Kombination des Orciprenalins mit Beta-Receptorenblockern, die ja die Wirkung des Orciprenalins wieder aufheben, vermeiden.

R. Wettengel, Hannover:

Auch wir halten die Alupent-Dosis möglichst klein und sehen gewöhnlich einen ausreichenden broncholytischen Effekt ohne wesentliche Tachykardie. Beim chronischen Cor pulmonale allerdings besteht häufig eine Tachykardie, und eine weitere Frequenzsteigerung kann unangenehm sein. In diesen Fällen wäre eine Senkung der Pulsfrequenz wünschenswert. Vor 2 Jahren haben deshalb Meyer, Lydtin und Zöllner empfohlen, die Beta-Receptorenstimulation (mit Alupent) mit der Verabreichung eines Beta-Receptorenblockers zu kombinieren. Damit ist in der Tat eine gute Frequenzsenkung zu erreichen. Unsere Untersuchungen haben aber ergeben, daß gleichzeitig ein Bronchospasmus eintritt, so daß diese Kombination nicht sinnvoll, unter Umständen sogar gefährlich ist.

D. W. Behrenbeck, Bonn:

Welche Erfahrungen haben Sie mit der Aufhebung der Beta-Receptoren-blockierenden Wirkung des Dociton durch anschließende Alupent-Verabreichung, d.h. können Sie einen durch Dociton ausgelösten Bronchospasmus durch Alupent lösen? Wir beobachten in der Kardiologie, daß einerseits eine Alupentwirkung durch Dociton aufgehoben werden kann, andererseits bei einer durch Dociton erzwungenen Frequenzsenkung mit voller Absättigung der Beta-Receptoren durch eine Blockersubstanz Pharmaca mit Beta-Receptoren-stimulierender Wirkung keinen Einfluß auf die Frequenz mehr entfalten können.

R. Wettengel, Hannover:

Unsere Erfahrungen auf der Intensivpflegestation stimmen mit Ihrer Beobachtung überein, daß die Senkung der Herzfrequenz nach Beta-Receptorenblockade auch nach anschließender Alupent-Gabe in üblicher therapeutischer Dosis bestehen bleibt. Die Aufhebung der Blocker-Wirkung am Herzen ist u. U. erst mit einem Vielfachen der therapeutischen Dosis möglich.

E. Kehler, Bleckede:

Die Beta-Receptorenblocker schalten nur die noradrenergischen Antagonisten des cholinergischen Bronchoconstrictorentonus aus. Insofern ist die Bronchoconstriction kein Direkteffekt des Dociton. Ein solcher läge nur vor, wenn der Bronchospasmus auch bei gleichzeitiger Gabe des anticholinergischen Atropins aufträte.

Ich möchte den Herrn Referenten fragen, ob er auch über Erfahrungen mit Beta-Receptorenblockern beim akuten Höhenlungenödem oder beim tierexperimentellen Adrenalin-Lungenödem verfügt.

R. Wettengel, Hannover:

Ihre Feststellung, daß die Bronchoconstriction nicht ein Direkteffekt des Dociton ist, wurde nicht bezweifelt und entspricht der allgemeinen Auffassung. Daß nach Atropingabe durch Propranolol kein Bronchospasmus ausgelöst wird, hat u.a. Herxheimer nachgewiesen.

Über Erfahrungen mit Beta-Receptorenblockern beim akuten Höhenlungenödem oder beim tierexperimentellen Adrenalin-Lungenödem verfügen wir nicht, auch sind mir aus der Literatur keine entsprechenden Untersuchungen bekannt. Die negativ inotrope Wirkung der Beta-Receptorenblocker läßt ihre Anwendung beim akuten Höhenlungenödem wie bei allen Formen der Linksherzinsuffizienz allerdings als kontraindiziert erscheinen.

Der Einfluß von Thorax- und Zwerchfellstellung auf das mittels Ganzkörper-Plethysmographie bestimmte intracorporale Gasvolumen

R. Ferlinz *, H. J. Stadeler und F. Kummer **, Bonn

Ausgehend von der Vorstellung, daß das der Messung des intracorporalen Gasvolumens (ICG) mittels der Ganzkörper-Plethysmographie zugrundeliegende Boyle-Mariottesche Gesetz für jede In- und Exspirationsstellung des Thorax zutrifft, versuchten wir, im Rahmen der routinemäßigen Bestimmung des ICG mit dem Ganzkörper-Plethysmographen (GKP) dieses nicht wie üblich durch Berechnung aus der funktionellen Residualkapazität, sondern direkt am Ende einer maximalen Exspiration zu bestimmen. Es zeigte sich jedoch in keinem Falle eine Übereinstimmung zwischen dem nach maximaler Exspiration gemessenen ICG und dem aus der Messung der funktionellen Residualkapazität errechneten ICG. Diese Beobachtung war der Anlaß zu den vorliegenden Untersuchungen.

An 15 gesunden jugendlichen Probanden wurden mittels eines nach dem Volume-Displacement-Prinzip arbeitenden GKP jeweils vier Messungen des ICG nacheinander vorgenommen:

1. am Ende einer normalen Exspiration,
2. am Ende einer normalen Inspiration,
3. am Ende einer maximalen Exspiration,
4. am Ende einer maximalen Inspiration.

Um einen Überblick über meßtechnisch bedingte Abweichungen zu bekommen, wurde vorher an 19 gesunden Probanden bei insgesamt 165 Einzelmessungen die Reproduzierbarkeit der Werte des ICG bestimmt. Die so gewonnenen Werte wurden rechnerisch auf einen gemeinsamen gleichen Mittelwert für alle Probanden korrigiert, von dem aus die Berechnungen durchgeführt wurden. Es ergab sich dabei eine Standardabweichung des im Bereiche von $2s$ gereinigten Kollektivs von $\pm$ 150 ml.

Da das Anatmen gegen den Atemwegsverschluß für die Bestimmung des P_A in maximaler In- und Exspirationsstellung schwierig ist, wählten wir als Probanden Ärzte und Studenten, die mit der Materie vertraut waren. Abb. 1 zeigt die Wiedergabe einer Originalkurve der Versuchsserie. Man kann bei Betrachtung der Kurve erkennen, daß das Verhältnis von ΔV_{GKP} zu ΔP_A bei Messung am Ende einer normalen Ex- bzw. Inspiration annähernd gleich ist, während sich das Verhältnis zwischen ΔV_{GKP} zu ΔP_A bei Messung in maximaler Ex- bzw. Inspirationsstellung doch deutlich davon unterscheidet. Die Auswertung dieser Befunde ergab nach normaler Exspiration ein mittleres ICG von 1920 ml ($s = \pm$ 870 ml), nach normaler Inspiration ein mittleres ICG von 1890 ml ($s = \pm$ 850 ml). Die Differenz von 30 ml zwischen beiden Gruppen liegt innerhalb der oben erwähnten metho-

* Priv.-Doz. Dr. R. Ferlinz, Med. Universitäts-Klinik, 5300 Bonn, Wilhelmstraße 31.
** Als Gast von der II. Medizinischen Universitäts-Klinik, Wien.

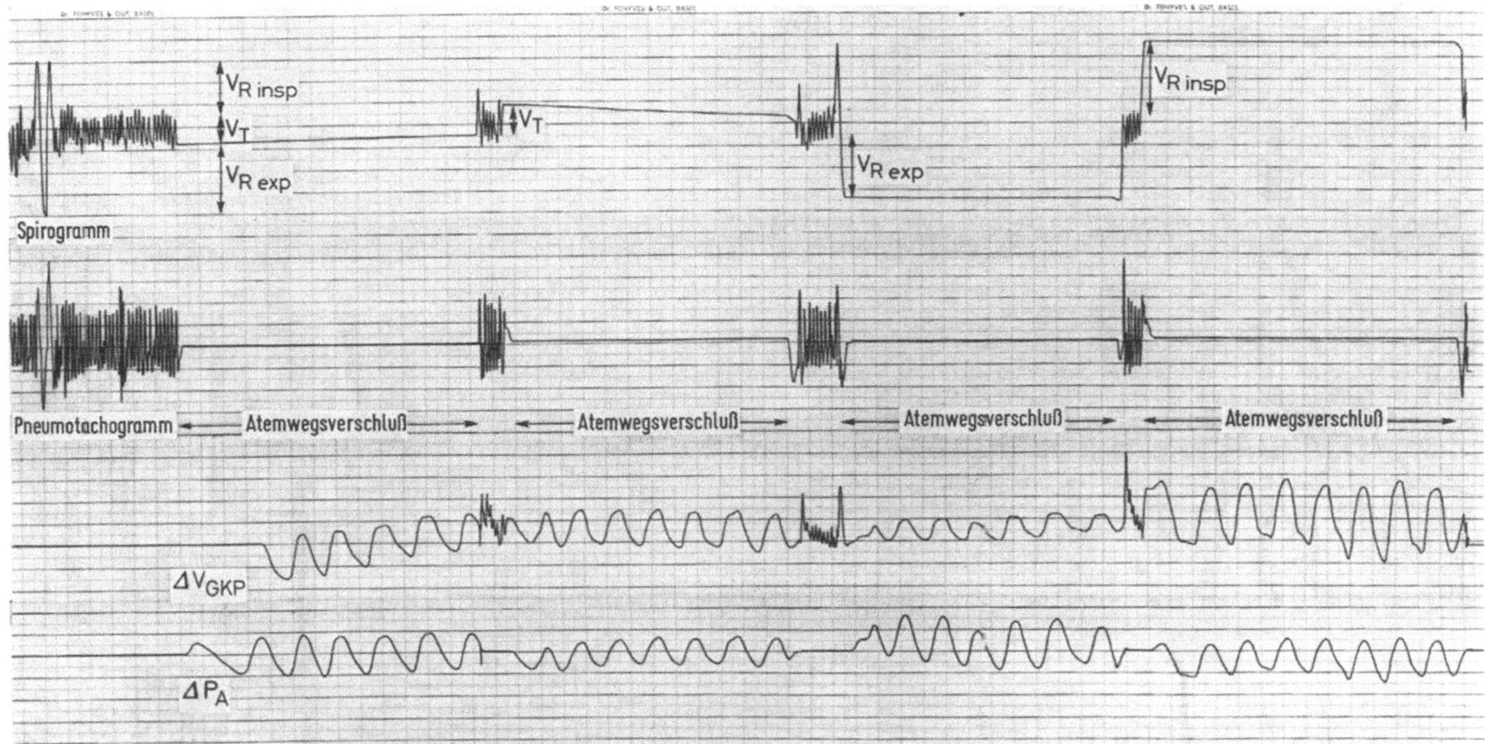

Abb. 1. Reproduktion einer Originalkurve. Die oberste Kurve zeigt das aus dem Pneumotachogramm elektronisch integrierte Spirogramm, die zweite Kurve das Pneumotachogramm, die dritte die Volumenverschiebung im Ganzkörperplethysmographen, die unterste Kurve die Änderungen des Alveolardruckes nach Anatmen gegen den Verschluß der Atemwege. Man erkennt, daß die Messung nacheinander am Ende einer normalen Exspiration, am Ende einer normalen Inspiration, am Ende einer maximalen Exspiration und am Ende einer maximalen Inspiration erfolgte

dischen Meßfehlerbreite, sie kann vernachlässigt werden. Nach maximaler Exspiration erhielten wir ein mittleres ICG von 1230 ml ($s = \pm$ 680 ml), nach maximaler Inspiration betrug der Mittelwert des ICG ebenfalls 1230 ml ($s = \pm$ 590 ml). Diese Differenz zwischen dem nach normaler Ex- bzw. Inspiration errechneten ICG einerseits und dem nach maximaler Ex- bzw. Inspiration andererseits erwies sich im t-Test mit $0{,}02 > p > 0{,}01$ als statistisch signifikant.

Die mittlere Totalkapazität betrug bei der Berechnung des ICG nach normaler Exspiration 7050 ml ($s = \pm$ 1500 ml), bei der Messung nach normaler Inspiration 7100 ml ($s = \pm$ 1660 ml), bei der Messung nach maximaler Exspiration 6500 ml ($s = \pm$ 1400 ml), nach maximaler Inspiration 6350 ml ($s = \pm$ 1350 ml). Diese Differenzen liegen im t-Test statistisch weit außerhalb einer Signifikanz. Das bedeutet, daß sich für die Totalkapazität bei allen vier Versuchen annähernd gleiche Werte ergeben, und daß die Werte, die man für das ICG erhält, wenn man in maximaler In- bzw. Exspirationsstellung mißt, signifikant kleiner sind als die während normaler Atmung gemessenen. Der mittlere prozentuelle Anteil des als ICG bestimmten Residualvolumens beträgt nach diesen Ergebnissen bei der Bestimmung aus der funktionellen Residualkapazität 27%, bei der Bestimmung nach normaler Inspiration 26%. Diese prozentuellen Anteile entsprechen den geläufigen Größen für gesunde jugendliche Erwachsene. Bei der Ermittlung nach maximaler Exspiration, also bei der „direkten" Messung des Residualvolumens, ergab sich hingegen ein Mittelwert von 19% der Totalkapazität. Bei der Bestimmung nach maximaler Inspiration beträgt das daraus berechnete mittlere ICG ebenfalls nur 19% der Totalkapazität und liegt damit unter der physiologisch zu erwartenden Größenordnung (Abb. 2).

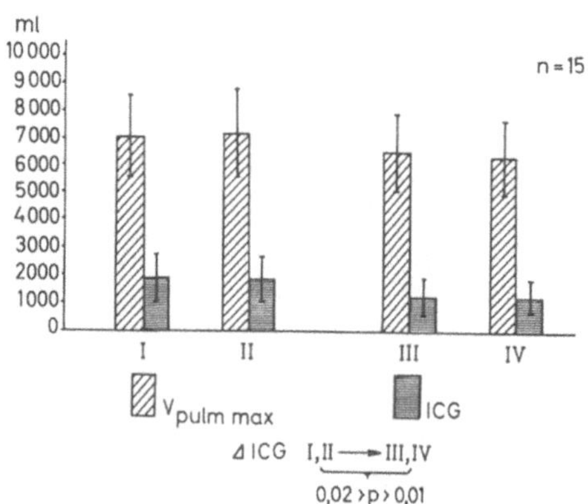

Abb. 2. Die Säulen bedeuten jeweils die Mittelwerte für Totalkapazität und intracorporales Gasvolumen. Die an der Spitze jeder Säule eingetragenen Vertikalen zeigen die Standardabweichung für jedes Kollektiv.

I Werte bei Messung am Ende einer normalen Exspiration,
II Werte bei Messung am Ende einer normalen Inspiration,
III Werte bei Messung am Ende einer maximalen Exspiration,
IV Werte bei Messung am Ende einer maximalen Inspiration.

Während die Säulen für die Totalkapazität keine statistisch zu sichernde Differenz aufweisen, ist die Differenz für das intracorporale Gasvolumen für die Werte der Säulen I und II einerseits und der Säulen III und IV andererseits signifikant. (Einzelheiten s. Text)

Berücksichtigt man, daß die Totalkapazität bei allen Messungen keine wesentliche Differenz zeigt, so ergibt sich daraus, daß das signifikant kleinere ICG, das man bei der Messung in maximaler In- und Exspirationsstellung erhält, durch diese Art der Meßtechnik bedingt sein muß.

Damit stellt sich die Frage, ob diese Differenz auf elektronische Fehlerquellen zurückzuführen ist, die durch die geringere Excursionsfähigkeit von Thorax und Zwerchfell in extremer In- oder Exspirationsstellung zustande kommen, oder ob sie durch die anatomischen Unterschiede zwischen Atemmittellage einerseits und Extremstellung von Thorax und Zwerchfell andererseits bedingt ist. Bei der hohen Empfindlichkeit des von uns verwendeten Meßsystems scheiden u. E. elektronisch bedingte Fehlerquellen als Folge eines ungenügenden Ansprechens auf die geringeren Druck- bzw. Volumenänderungen aus. Wir halten es für am wahrscheinlichsten, daß infolge der starren Verhältnisse von Thorax und Zwerchfell in maximaler Ex- und Inspirationsstellung eine effektive Kompression des ICG nicht mehr möglich ist und damit das gemessene ΔP_A nicht mehr dem aktuellen alveolären Druck entspricht.

Zusammenfassend ergibt sich also:

1. Das ICG, das sich nach normaler Ex- oder Inspiration errechnen läßt, ist dasselbe.

2. Das ICG, das sich nach maximaler Ex- oder Inspiration errechnet, ist ebenfalls gleich, bringt aber signifikant kleinere Werte als die Messung in Atemmittellage.

3. Die Prüfung der Totalkapazität ergibt bei allen vier geprüften Meßtechniken keinen statistisch zu sichernden Unterschied.

4. Die bei Messung in maximaler Ex- oder Inspirationsstellung gewonnenen Werte sind wahrscheinlich durch die dabei vorhandene Starre von Thorax und Zwerchfell unphysiologisch klein. Diese Meßtechnik ist daher nicht zu empfehlen.

Diskussionsbemerkungen

H. J. Brandt, Berlin:

Auch wir haben unter der gleichen Fragestellung einer schnelleren Bestimmung des maximalen bzw. minimalen thorakalen Gasvolumens Messungen der Verschlußdruckkurve in den extremen Atemlagen durchgeführt. Wir glauben, daß durch die besondere Extremlage des Zwerchfells in vermehrten Maße gegensinnige Messungen der intraabdominellen Gase eine Rolle spielen. Wir mußten daher leider wie Sie diese sehr ökonomische Methode aufgeben.

R. Ferlinz, Bonn:

Bei maximaler Exspiration steht das Zwerchfell hoch, der Thorax ist mehr oder minder in Exspirationsstellung fixiert. Bei maximaler Inspiration steht das Zwerchfell tief, der Thorax ist in Inspirationsstellung fixiert. Müßte man dann nicht annehmen, daß in diesen Extremlagen gegensinnige Messungen der intraabdominellen Gase auch gegensinnige Werte für die extreme Ex- bzw. Inspirationsstellung bringen, d.h., daß das so ermittelte Residualvolumen einmal größer und einmal kleiner als das in Atemmittellage gemessene ist? Aber gerade das ist nicht der Fall. Sowohl in maximaler In- als auch Exspiration ist das Residualvolumen kleiner als das in Atemmittellage gemessene. Da das intrathorakale Gasvolumen aus dem Verhältnis $\Delta V_{GKP}/\Delta P_A$ errechnet wird, muß es kleiner werden, wenn der Nenner dieses Bruches, also ΔP_A kleiner wird. So kamen wir schließlich zu dem Erklärungsversuch, daß sowohl in maximaler In- als auch Exspirationsstellung durch die Thoraxstarre eine effektive Kompression des intrathorakalen Gasvolumens nicht mehr möglich ist und deshalb ΔP_A in beiden Fällen kleiner wird und damit auch das errechnete intrathorakale Gasvolumen.

Bodyplethysmographisch kontrollierte Broncholyse

R. SCHINDL, Linz *

Bei klinisch experimentellen Untersuchungen broncholytischer Aerosole ergaben sich einige Beobachtungen von grundsätzlicher [5] und allgemeiner Bedeutung. Wir glauben hieraus die Berechtigung zur Mitteilung ableiten zu dürfen. Die erwähnten Broncholytica selbst sind dabei von zweitrangiger Bedeutung.

Ausgangspunkt dieser Untersuchungen waren zwei Fragestellungen zur Abklärung broncholytischer Kriterien:

A) Feststellung der untersten Wirksamkeitsgrenze eines Broncholytikums als Aerosol im Falle von ST 1512[1].

B) Eruierung der optimalen therapeutischen Konzentration bei Applikation mittels elektrischer Aerosol-Geräte bzw. Handvernebler.

Im Verlaufe von 20 Versuchsreihen mit verschiedenen Konzentrationen des Broncholytikums ST 1512 bzw. Kontroll- und Vergleichsreihen mit Orciprenalin und physiologischer NaCl-Lösung wurden 662 Probanden untersucht und 1483 Bodyplethysmographien geschrieben. Die erhaltenen Zahlen wurden statistisch ausgewertet.

ad A) Zur untersten Wirksamkeitsgrenze

Bei einer Medikamentenprüfung zieht durch alle Versuchsreihen [1] die Frage nach der Dosis. Es muß jene Grenzdosis nach oben mit dem größten Haupteffekt — in diesem Falle die Broncholyse — bei eben noch zumutbaren Nebenwirkungen, und nach unten durch jene mit eben noch nachweisbarer Wirksamkeit ohne jegliche Nebenwirkung ermittelt werden. Dies sind an sich grundsätzliche Fragen. Sie werden aber umso vordringlicher, je größere Diskrepanzen bei der Dosierung zwischen einzelnen Applikationsformen hinsichtlich ihrem Wirkungseffekt vorerst auftreten.

Die Frage läßt sich u.a. optimal beantworten bei Berücksichtigung:

1. eines homogenen Patientenmaterials [4],
2. einer exakt standardisierten Aerosolzufuhr und Aufnahme,
3. einer weitgehend objektiven und patientenunabhängigen Erfassung des broncholytischen Effektes [8, 9],
4. einer entsprechenden statistischen Auswertung.

ad 1. Es ist schwierig ein homogenes Patientenmaterial mit gleicher bronchiolärer Reagibilität zu differenzieren und die Faktoren der Obstruktion zu berücksichtigen. Grundsätzlich handelte es sich bei unseren Patienten um Erkrankte des

* Prim. Dr. R. SCHINDL, 4020 Linz-Donau, Mozartstraße 11.

[1] Bei ST 1512 handelt es sich chemisch um N,N'-Bis-/2-(3',4'-dihydroxyphenyl)-2-hydroxyäthyl/-hemamethylendiamin. Im vorliegenden Fall wurde das Dihydrochlorid von ST 1512 verwendet. ST 1512 wird in Kürze unter dem Markennamen IPRADOL® zu erhalten sein. Hersteller: Österreichische Stickstoffwerke A.G.

Formenkreises des Asthma bronchiale verschiedenster Intensität, unterschiedlich hinsichtlich Alter und Dauer der Erkrankung. Wir suchten einen Ausgleich durch entsprechend repräsentative Zahlen und der Berücksichtigung der Eigenheiten der funktionellen Obstruktion bei der Wahl der statistischen Methode.

ad 2. Zur Aerosolverneblung wurde ein Bird Mark 8 mit zugehörigem Nebulisator verwendet. Er wurde von uns zur exakten inhalativen Allergenprovokation [6] dermaßen ergänzt, daß gleichzeitig mit dem Öffnen bzw. Schließen des Inspirationsventiles ein Zeitnehmer betätigt wird. Damit ist die Summe der Inspirationszeit erfaßbar als Maß für die angebotene Aerosolmenge. Außer dieser Standardisierung wurde eine Atemfrequenz von 20 min berücksichtigt.

ad 3. Das Ausmaß der Obstruktion bzw. der Effekt des Broncholytikums wurde mittels Bodyplethysmographie (Modell Jaeger) erfaßt.

Der Mittelwert aus je drei Kurven kam zur Anwendung. Bei dieser Vorgangsweise zeigte sich statistisch eine Streubreite von nicht mehr als ± 5%.

ad 4. Bei der statistischen Auswertung wurde berücksichtigt, daß die Differenz-Resistance stark von der Resistance vor der Inhalation abhängig ist. Diese Abhängigkeit ließ sich in allen Fällen durch eine lineare Beziehung ausdrücken (Diff. RT $= a + b \cdot$ RT). Deshalb war es grundsätzlich nicht möglich, mit Mittelwerten zu rechnen und Differenzen zu testen. Es mußten die Regressionskoeffizienten der errechneten Wirkungsgeraden betrachtet werden[2].

Ergebnisse und Diskussion (Abb. 1, Tabelle)

Tabelle. *Beeinflussung von Total-Resistance, Funktioneller Residualkapazität und Pulsfrequenz durch broncholytische Aerosole*

		b	tb	b	tb	b	tb
S 2%	B	98	***	11			
S 0,5%	B	28	***	26	**	96	*
S 0,1%	B	27	***	48	**	47	**
S 0,01%	B	25	***	7		28	**
S 0,001%	B	21	***	12		35	**
S 0,00001%	B	0,5		15	**		
NaCl	B	0,4		17			
NaCl	B	0,9		19	**		
O 2%	B	20	**	0,3			
S 0,1%	P	36	**	6		12	**
S 0,01%	P	41	**	8		18	**
S 2%	HP	35	**	21	**	16	*
O 2%	P	54	**	12		63	**

S = ST 1512 verschieden %iger Lösung,
O = Orciprenalin 2%,
P = Inhalation durch 15 Atemzüge innerhalb 1 min mittels Pari-Aerosol,
HP = Inhalation durch 5 Pumpstöße mittels Handvernebler,
B = Inhalation durch 20 Atemzüge innerhalb 1 min mittels Bird-Aerosol,
b = Regressionskoeffizient in % der Ausgleichsgeraden,
tb = Prüfgröße des Regressionskoeffizienten; statistische Sicherheit: *** = 99,9%, ** = 99%, * = 95%.

[2] Die statistische Auswertung ist Herrn F. Voak zu verdanken, dem Leiter des Rechenzentrums, Linz-Donau, St. Peter 224.

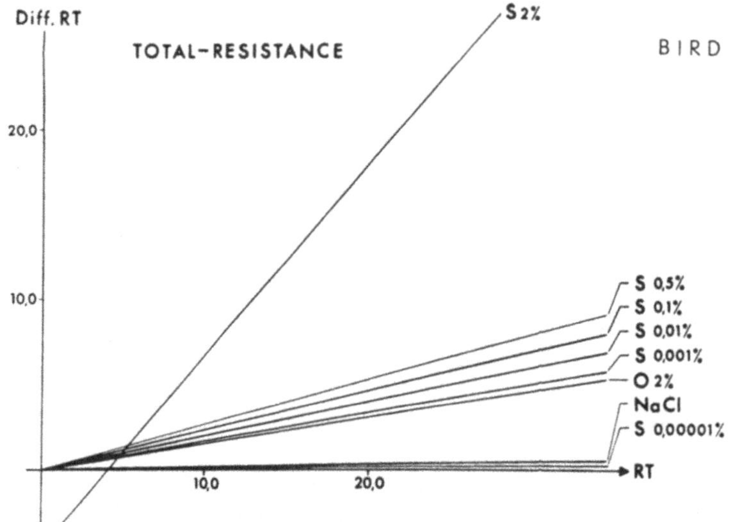
Diff. RT
TOTAL-RESISTANCE
BIRD
S 2%
20,0
10,0
S 0,5%
S 0,1%
S 0,01%
S 0,001%
O 2%
NaCl
S 0,00001%
10,0
20,0
RT

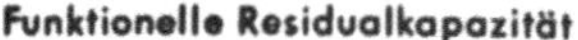
Funktionelle Residualkapazität

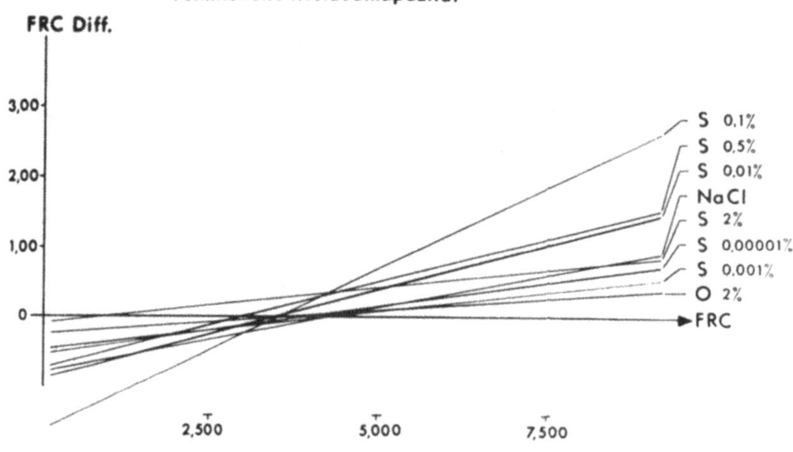
FRC Diff.
3,00
2,00
1,00
0
S 0,1%
S 0,5%
S 0,01%
NaCl
S 2%
S 0,00001%
S 0,001%
O 2%
FRC
2,500
5,000
7,500

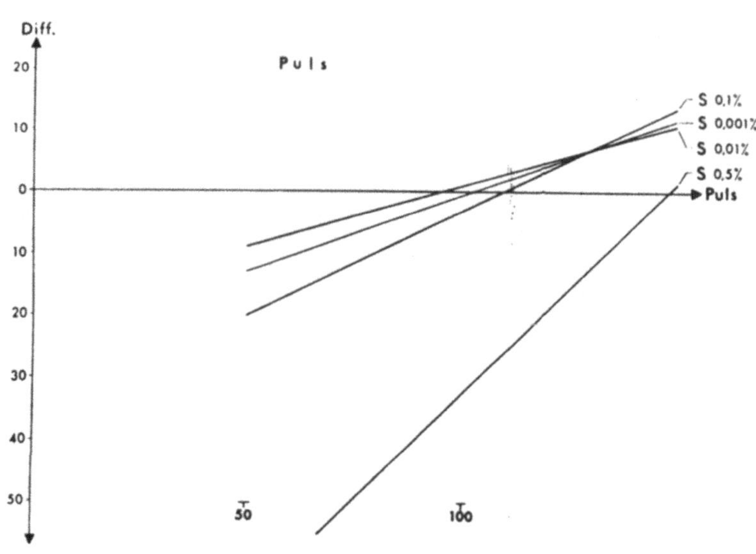
Diff.
Puls
20
10
0
10
20
30
40
50
S 0,1%
S 0,001%
S 0,01%
S 0,5%
Puls
50
100

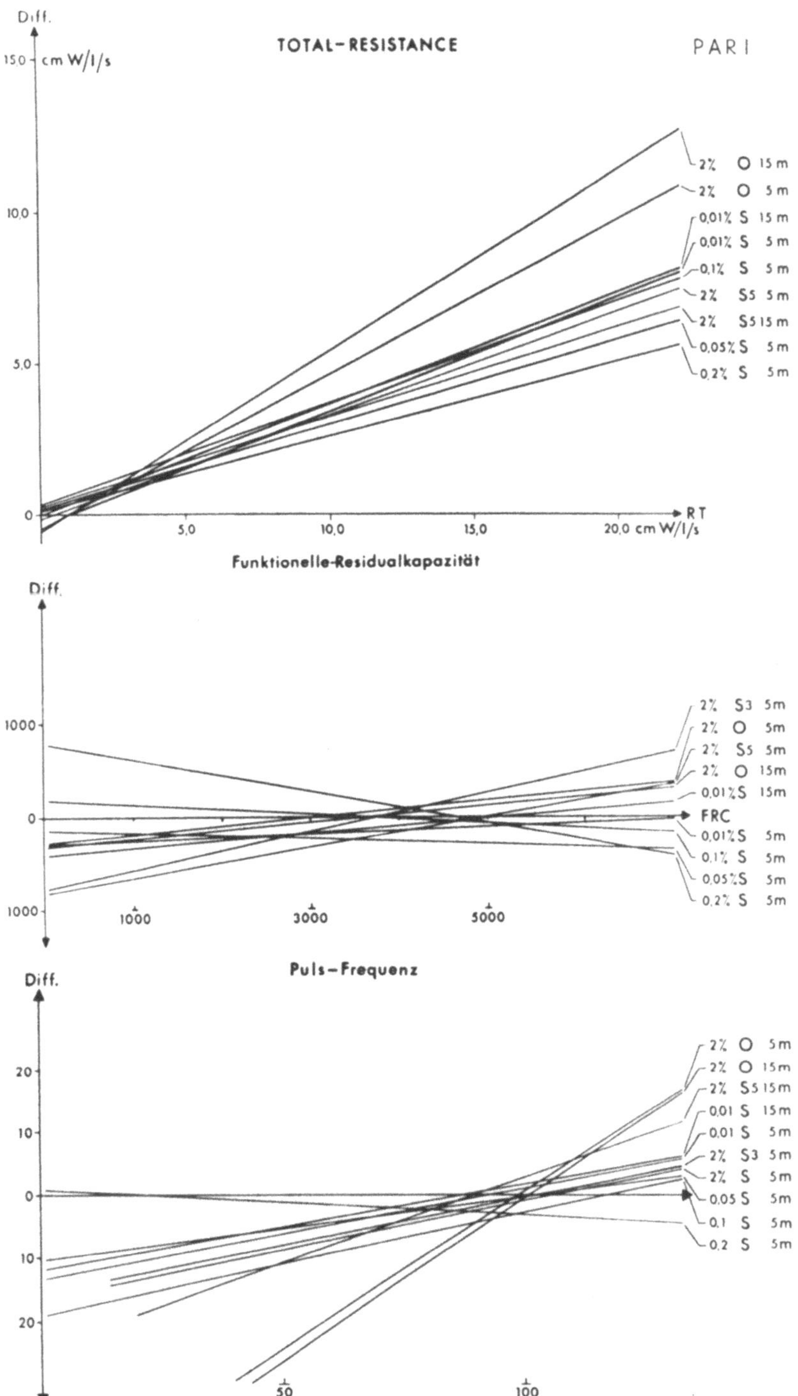

Abb. 1. Graphische Darstellung der statistischen Ergebnisse an Hand der Wirkungs- bzw. Ausgleichsgeraden der bodyplethysmographisch gemessenen Beeinflussung der Total-Resistance und der FRC durch verschiedene Broncholytica bzw. Konzentrationen (S = ST 1512, O = Orciprenalin) sowie der Puls-Frequenzbeeinflussung bei einer Applikation mittels Bird Mark 8 (B) bzw. Pari-Aerosol (P). An der Steilheit der Ausgleichsgeraden ist die Beeinflussung der Resistance, FRC bzw. der Pulsfrequenz zu erkennen

Die Ergebnisse wurden in mehrere Gruppen zusammengefaßt:

Spontan: Patienten mit einer Ausgangs-Resistance über 2,5 cm Wasser l/sec, [3] Probanden mit darunterliegenden Werten wurden ausgeschieden.

Histamin: Patienten mit latentem Asthma, deren Obstruktion für die Versuchsreihe mittels Histamin-Aerosol provoziert werden mußte.

Unter 50 Jahre bzw. über 50 Jahre: Aufteilung dem Alter entsprechend, jedoch ohne Trennung in Spontan- bzw. Histaminobstruktive.

Resistancebeeinflussung

Bei den Spontanobstruktiven kam es zum kontinuierlichen Abfall des broncholytischen Effektes mit einer Resistancesenkung von 98—21% entsprechend der Konzentrationsabnahme von 2—0,001% ST 1512, somit

strenge dosisabhängige Resistance-Beeinflussung,
Hinweis auf standardisierte Aerosol-Applikation,
hohe Empfindlichkeit der Untersuchungsmethode,
kleiner Broncholyse-Unterschied (RT 21—27%),
bei hohem Dosis-Gefälle (0,001—0,5% ST 1512),
hohes Broncholyse-Potential (2%iges ST 1512),
überwiegender muskulärer Obstruktionsanteil.

Zu Vergleichs- und Kontroll-Zwecken ergaben die weiteren Versuchsserien:

1. Aerosol-Inhalation mit physiologischer NaCl-Lösung zeigte unter sonst gleichen Versuchsbedingungen nur eine 0,4 bis 0,9%ige Besserung der Resistance. Eine Verfälschung der Ergebnisse und Beeinflussung der Resistance durch das Verdünnungsmittel, der physiologischen NaCl-Lösung, ebenso durch die Applikationsart, einer kurzfristigen Bird-Überdruckbeatmung, kann somit verneint werden.

2. 2%iges Orciprenalin bessert bei gleicher Applikation nicht mehr als eine 0,001%ige ST 1512-Lösung bei somit sehr differenten Wirkstoffmengen.

3. Die Gruppe der Histamin-Provozierten zeigte eine sehr uneinheitliche RT-Beeinflußbarkeit. Man kommt daher zur Annahme, daß die Verwendung einer experimentell provozierten Obstruktion, trotz wahrscheinlich isoliert muskulär spastischem Anteil, sich für die Beurteilung eines Broncholytikums nicht im erwartetem Ausmaß eignet. Möglicherweise ist der umgekehrte Weg, das Verhalten der Schutzwirkung eines Broncholytikums gegenüber nachher applizierten Histamin-Aerosol günstiger.

4. Die Altersgruppierung zeigt, etwas verfälscht durch die nicht ausgesonderten Histamin-Fälle, im wesentlichen das Erwartete, nämlich eine bessere Beeinflußbarkeit der jüngeren Altersklassen.

5. Die Prüfgrößen bei den einzelnen Werten verweisen auf die erreichbare hohe statistische Sicherheit bei derartigen Versuchsserien.

Funktionelle Residualkapazität (FRC)

Die FRC-Veränderung zeigt eine hohe Streubreite und entsprechend geringe statistische Sicherheit. Ein dosisabhängiger Effekt ist somit nicht sicher nachweisbar. Die Kontrollserie mit physiologischer NaCl-Lösung, verabreicht mittels Bird-Überdruckbeatmung, erbrachte den Nachweis, daß auch bereits hierdurch eine deutliche FRC-Minderung allein erreichbar ist, sogar mit Signifikanz. Eine Verfälschung der durch die Broncholytica gesenkten FRC-Werte ist somit durch NaCl bzw. durch die Bird-Beatmung gegeben.

Die Puls-Frequenzbeeinflussung war bei den kontrollierten Konzentrationen erstaunlich dosisabhängig mit hoher statistischer Sicherheit ebenso wie die Resistance-Beeinflussung.

Nebenwirkungen waren im Bereich der untersten Wirksamkeitsdosen, der Erwartung entsprechend, nicht eingetreten.

Als unterste Wirksamkeitsgrenze von ST 1512 bei einer Applikation als Aerosol war somit problemlos jene zwischen einer 0,001%igen und einer 0,00001%igen Lösung anzusprechen, einer retinierten Wirkstoffmenge von 0,0025—0,000025 mg entsprechend.

ad B) Zur optimalen therapeutischen Konzentration

Es wurden die gleichen Voraussetzungen wie bei der ersten Fragestellung berücksichtigt, bis auf die Art der Aerosolzufuhr:

Auf die standardisierte Aerosolzufuhr mußte verzichtet werden: Die Probanden erhielten 15 Atemzüge ohne zeitliche Anweisung mittels verbreitetem Pari-Aerosol und Tischkompressor. Somit waren Bedingungen der Praxis in der gesamten Streubreite bei dieser Fragestellung einkalkuliert.

Als therapeutisch diskutable Konzentration wurden jene gewählt, die bereits im Vorversuch orientierend eine optimale Broncholyse bei zumutbaren Nebenwirkungen zeigten. Eine ST 1512-Konzentration von 0,5% schied jedoch auf Grund einer 96%igen Puls-Frequenzerhöhung laut Bird-Reihe als therapeutische Dosis bereits aus.

Ergebnisse und Diskussion (Abb. 1, Tabelle)

Resistance-Beeinflussung: Die niederste Konzentration von 0,01% ST 1512 zeigte mit 41% eine bessere RT-Senkung als die 0,1%ige ST 1512-Lösung. Ein derart gegenläufiger Effekt kann auf Grund der Vorversuche nicht dem Broncholytikum angelastet werden. Er ist der durch die Aerosolmethode bedingten Streubreite zu unterstellen. Eine Streubreite der RT-Verfälschung von zumindest 10% ist daher bei dieser Applikation grundsätzlich zu erwarten.

Orciprenalin zeigte hier mit 54% RT-Senkung einen besseren Effekt als ST 1512. Mittels Handzerstäuber war durch ST 1512 nach 5 min bei 3 Pumpstößen noch keine sichere RT-Senkung feststellbar, wohl aber bei einer Vermehrung der Pumpstöße auf 5. Die verschiedene Resorptionslokalisation zwischen den oberen und unteren Luftwegen beim Aerosol bzw. Handzerstäuber ist wahrscheinlich als Ursache anzusprechen.

FRC-Beeinflussung: Die FRC wurde durch keines der verwendeten Broncholytica sicher beeinflußt [7], jedoch zeigten 5 Pumpstöße mittels Handzerstäuber eine FRC-Verminderung, die an den Bird-Effekt erinnert.

Puls-Frequenz-Beeinflussung und Nebenwirkungen

ST 1512 zeigte eine Puls-Frequenz-Beeinflussung in den verwendeten Konzentrationen um 13—18%, Orciprenalin hingegen um 63—68%. Eine zehnfache Dosis von ST 1512 war noch immer ohne nennenswerte Nebenwirkungen bzw. Veränderung der Pulsbeeinflussung. Eine doppelte Orciprenalin-Dosis war diesbezüglich höchst unangenehm bemerkbar.

Die optimale therapeutische Dosis in Beantwortung der ursprünglichen Fragestellung wurde somit der 0,01%igen ST 1512-Lösung mit einer retinierten Wirkstoffmenge von etwa 0,02 mg pro 15 Atemzüge mittels konventionellem Aerosolgerät zuerkannt bei guter Broncholyse und minimalen Nebenwirkungen. Im Falle der 2%igen Orciprenalin-Lösung war dem gegenüber eine Retention von 4,5 mg Wirkstoff anzunehmen.

Vergleich zwischen Bird- und Pari-Reihe

Bei allen Vergleichsinhalationen von ST 1512 und Orciprenalin ist bei Pari-Aerosol im Gegensatz zur Bird-Versuchsreihe die RT-Senkung deutlicher, am stärksten beim Orciprenalin, das nun in der Pari-Reihe ST 1512 übertrifft.

Die Retentionsmengen müssen demnach bei 20 Atemzügen pro Minute mittels Bird-Aerosol und gleichen Aerosolausstoß bzw. Angebot geringer sein als ursprünglich angenommen, bzw. bei 15 Atemzügen pro Minute mittels Pari-Aerosol. Ohne auf die verschiedenen Aerosol-Faktoren einzugehen [2], dürfte der Atemfrequenz ein wesentlicher Anteil an der Retentionsbegünstigung bzw. Abatmung des Aerosol zukommen.

Der RT-senkende Effekt steigt innerhalb mäßiger differenter Wirkstoffmenge beim ST 1512 innerhalb gleicher Konzentrationen nur gering, beim Orciprenalin hingegen sehr steil. Auf Grund dieser Wirkungsbreite folgert sich umgekehrt bei ST 1512 selbst bei großer Dosis-Differenz kein wesentlich unterschiedlicher Resistance-Effekt. Bei Orciprenalin hingegen tritt ein beachtlicher Wirkungsabfall bei auch nur gering verfehltem Dosis-Optimum ein.

Die FRC-Beeinflußbarkeit zeigt sich unabhängig von der Dosis, nicht aber von der Art der Aerosol-Methode. Die statistisch gesicherte FRC-Minderung dürfte demnach eine Öffnung von obturierten Bronchien zur Voraussetzung haben, bewirkt durch aktive, forcierte, inspiratorische Druckerhöhung beim Handzerstäuber oder durch den passiven Atmungsdruck beim Bird-Aerosol. In beiden Fällen wird der Kollapstendenz des Bronchus entgegengewirkt und die Elastizität des umgebenden Gewebes unterstützt, so daß es zum Abfließen der gestauten Blähluft, zur Erniedrigung der erhöhten Atemmittellage und Verminderung der Atemarbeit kommen kann.

Die bodyplethysmographisch bewiesene Beeinflussung der Ventilation läßt sowohl der FRC als doch respektablen Parameter mit erreichbarer Signifikanz, als der selbst kurzfristigen Bird-Beatmung, ebenso wie der gewöhnlichen Handzerstäuber-Atemtechnik objektive Bedeutung beimessen.

Es ermöglicht sich, so auch die Messung ad hoc reversibler Blähluft-FRC sowie das Ausmaß nicht ventilierter, lufthaltiger Lungenanteile abzuschätzen. Helium-Residual-Volumen-Werte sind an die bodyplethysmographisch Ermittelten zumindest durch einfache Imitation der Handzerstäuber-Technik im Verlaufe der Bestimmung angleichbar.

Ergebnisse bodyplethysmographischer Untersuchungen bei längerer Respiratorbeatmung bleiben abzuwarten. Bedeutsam ist dabei die Konstanz der erreichten FRC-Besserung. Bei unseren Versuchen war nach 15 min bereits wieder ein Rückgang zu verzeichnen. Ebenso wichtig ist die Höhe der FRC, ab der damit eine Besserung erreichbar ist. Im Falle des Handzerstäubers war die FRC nach 5 min über 3,580 ml besserungsfähig, nach 15 min jedoch bereits nur mehr über 4,633 ml. Auch die Berücksichtigung dieser Wendemarken ist insbesondere prognostisch nicht zu unterschätzen. Die Puls-Frequenz-Beeinflussung zeigte bei den Vergleichskonzentrationen von ST 1512 in der Pari-Reihe eher einen geringen Abfall. Die Wirkungsbreite liegt deshalb somit noch günstiger. Bei der Pari-Serie folgerten die gleichen ST 1512-Konzentrationen eine 17%ige Puls-Frequenz-Beeinflussung ohne nennenswerte Veränderung bis zur 10fachen Dosierung. Der Orciprenalin-Effekt lag bei 63–68%. Die doppelte Dosis war kaum mehr zumutbar, insbesondere hinsichtlich der subjektiven Nebenwirkungen.

Die Pulsfrequenz wurde palpatorisch festgestellt. Trotz somit fehlender graphischer Beweiskraft muß auf Grund hoch gesicherter statistischer Werte den Ergebnissen eine Aussage eingeräumt werden. Dabei ist die verzeichnete Zunahme der Pulsfrequenz der Konzentration entsprechend noch verständlich. Erstaunlich war aber, daß dieser Frequenzanstieg nur bei niederen Ausgangswerten erfolgte. Darüberliegende Werte erfuhren eine Senkung. Nur bei Orciprenalin und 0,5%igem ST 1512 war vorwiegend eine Frequenzerhöhung zu verzeichnen und eine Senkung nur bei sehr hohen Ausgangswerten. Nachdem diese Tendenz in beiden voneinander unabhängigen Versuchsreihen festgestellt wurde, muß man ihr trotz der palpatorischen Befundmängel wohl eine Verbindlichkeit einräumen.

Zusammenfassung

Bei 662 Patienten des asthmatischen Formenkreises wurden broncholytische Aerosole untersucht und mittels 1483 Bodyplethysmographien objektiviert. Mittels exakter Aerosoldosierung, präsentativer Probandenzahl und entsprechender statistischer Auswertung kann die optimal objektivierende Bodyplethysmographie die broncholytische Wirkung nahe nebeneinanderliegender Dosen differenzieren. Bei Festlegung therapeutischer Dosen muß allerdings die Streubreite der Applikation unter Bedingungen der Praxis berücksichtigt werden. Ein Bird-Respirator-NaCl Aerosol folgerte keine Beeinflussung der Resistance, wohl aber eine deutliche Besserung der FRC somit auch ohne Broncholytikum. Gleiches wird durch die Technik der Handzerstäuberatmung erreicht. Nebenbei wurde auch eine konzentrationsabhängige Pulsfrequenzbeeinflussung durch Broncholytica festgestellt, wobei auch eine Frequenzminderung beobachtet wurde.

Literatur

1. Bucher, K.: Z. naturwiss.-med. Grundlagenforsch. Vol. 1, 85 (1962).
2. Dirnagel, K.: n. Nückel: Aerosoltherapie. Schattauer 1957, S. 25.
3. Fruhmann, G.: Verh. dtsch. Ges. inn. Med. 73. Kongreß 1967, S. 854.
4. Günther, W.: Münch. med. Wschr. **109**, 11, 592 (1967).
5. Schindl, R.: Wien. klin. Wschr. **44**, 890 (1965).
6. — In Fertigstellung.
7. Uhl, O.: Arzneimittel-Forsch. **18**, 1013 (1968).
8. Ulmer, W. T.: Dtsch. med. Wschr. **90**, 41, 1803 (1965).
9. Woitowitz, H. J.: Arbeitsmedizin, Sozialmedizin, Arbeitshygiene **2**, 4 (1967).